U0253627

实用护理学
临床应用与管理

刘春梅 等 主编

江西科学技术出版社

江西·南昌

图书在版编目（CIP）数据

实用护理学临床应用与管理 / 刘春梅等主编 . -- 南昌 : 江西科学技术出版社 , 2020.9（2024.1 重印）

ISBN 978-7-5390-7515-0

Ⅰ . ①实… Ⅱ . ①刘… Ⅲ . ①护理学 Ⅳ . ① R47

中国版本图书馆 CIP 数据核字 (2020) 第 168167 号

选题序号：ZK2020016

责任编辑：宋涛 万圣丹

实用护理学临床应用与管理
SHIYONG HULIXUE LINCHUANG YINGYONG YU GUANLI

刘春梅 等 主编

出版发行	江西科学技术出版社	
社 址	南昌市蓼洲街 2 号附 1 号	
	邮编：330009 电话：（0791）86623491 86639342（传真）	
经 销	全国新华书店	
印 刷	三河市华东印刷有限公司	
开 本	880mm×1230mm 1/16	
字 数	301 千字	
印 张	9.5	
版 次	2020 年 9 月第 1 版 2024 年 1 月第 1 版第 2 次印刷	
书 号	ISBN 978-7-5390-7515-0	
定 价	88.00 元	

赣版权登字：-03-2020-309

编 委 会

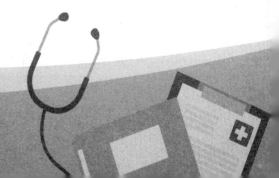

前　言

　　随着科学技术的飞速发展和医学科学的不断进步，临床护士的角色被赋予更高的责任和期望，要求在护理理论、实践及研究之间建立一个有机的、密切的关系。在临床工作中，护理人员要能为具有不同生理、心理、社会等各方面需求的患者提供安全、专业、舒适、满意的护理服务，这就要求护士能在临床实践中对患者健康状况进行评估、分析、判断、决策，从而采取个性化的护理措施以解决患者存在或潜在的护理问题，对促进患者的康复发挥积极作用。护理工作要坚持"以患者为中心"，以患者安全为重点，护理服务让患者满意、让社会满意。为了实现这一目标，护理人员要掌握扎实的医学护理基础知识、熟练的专业技能、规范的技术操作，做到默契的医护配合，这是保证患者安全和医疗护理质量的关键。

　　本书系统地阐述了理论和实践，从治疗到预防，从单一的护理到整体护理，以及对护理学的基本理论、基本知识、基本技能、各科疾病的护理做了详细介绍。本书包括基础护理、呼吸内科疾病、泌尿内科疾病、神经内科疾病、内分泌代谢性疾病、骨科疾病、外科营养支持、外科常见疾病、儿科常见疾病、消毒供应中心护理、手术室护理以及护理管理，知识新颖，时代感强，内容丰富，切合实用，力求开拓护理学的新思路，并能指导临床护理实践。

　　本书编写过程中，参阅了大量相关专业文献书籍，由于作者的临床经验及编书风格有所差异，故各章衔接尚有不足之处，错误与欠缺在所难免，希望诸位同道不惜指正和批评。

编　者

2020 年 9 月

目 录

第一章 基础护理实践

第一节 给药技术

药物在防治疾病和诊断疾病中起着重要的作用。护士是给药的直接执行者，为防止药物的某些不良反应，应熟悉药物的性能、作用及副反应。要掌握正确的给药技术，注意患者的精神状态，个体差异，使药物发挥应有的作用。

一、口服给药法

药物经口服后，被胃肠道吸收和利用，起到局部治疗或全身治疗的作用。

（一）摆药

1. 用物

药柜（内有各种药品）、药盘（发药车）、小药卡、药杯、量杯（10～20 mL）、滴管、药匙、纱布或小毛巾、小水壶内盛温开水、服药单。

2. 操作方法

（1）准备：洗净双手，戴口罩，备齐用物，依床号顺序将小药卡（床号、姓名）插于药盘上，并放好药杯。

（2）按服药单摆药：一个患者的药摆好后，再摆第二个患者的药，先摆固体药再摆水剂药。

①固体药（片、丸、胶囊）：左手持药瓶（标签在外）、右手掌心及小指夹住瓶盖，拇指、示指和中指持药匙取药，不可用手取药。

②水剂：先将药水摇匀，左手持量杯，拇指指在所需刻度，使与视线处于同一水平，右手持药瓶，标签向上，然后缓缓倒出所需药液。应以药液低面的刻度为准。同时有几种水剂时，应分别倒入另一药杯内。更换药液时，应用温开水冲洗量杯。倒毕，瓶口用湿纱布擦净，然后放回原处。

（3）其他

①药液不足1 mL须用滴管吸取计量。1 mL = 15滴，滴管须稍倾斜。为使药量准确，应滴入已盛好少许冷开水药杯内，或直接滴于面包上或饼干上服用。

②患者的个人专用药，应注明姓名、床号、药名、剂量，以防差错。专用药不可借给他人用。

③摆完药后，应根据服药单查对一次，再由第二人核对无误后，方可发药。如需磨碎的药，可用乳钵研碎。用清洁巾盖好药盘待发。清洗滴管、乳钵等，清理药柜。

（二）发药

1. 用物

温度适宜的开水、服药单、发药车。

2. 操作方法

（1）准备发药前先了解患者情况，暂不能服药者，应作交班。

（2）发药查对，督促服药按规定时间，携服药单送药到患者处，核对服药单及床头牌的床号、姓名，并呼唤患者姓名，准确听到回答后再发药，待患者服下后方可离开。

（3）合理掌握给药时间

①抗生素、磺胺类药物应准时给药，以保持在血液中的有效浓度。

②健胃、助消化药物宜在饭前或饭间服。对胃黏膜有刺激的药宜在饭后服。

③对呼吸道黏膜有安抚作用的保护性止咳剂，服后不宜立即饮水，以免稀释药液降低药效。

④某些由肾脏排出的药物，如磺胺类，尿少时可析出结晶，引起肾小管堵塞，故应鼓励多饮水。

⑤对牙齿有腐蚀作用和使牙齿染色的药物，如铁剂，可用饮水管吸取，服后漱口。

⑥服用强心苷类药物应先测脉率、心率及节律，若脉率低于 60/min 或节律不齐时不可服用。

⑦有配伍禁忌的药物，不宜在短时间内先后服用，如呋喃妥因与碳酸氢钠溶液等碱性药液。

⑧安眠药应就寝前服用。

发药完毕，再次与服药单核对一遍，看有无遗漏或差错。药杯集中处理。清洁药盘放回原处。需要时做好记录。

3. 注意事项

（1）严格遵守三查七对制度（操作前、中、后查，对床号、姓名、药名、剂量、浓度、时间、方法），防止发生差错。

（2）老、弱、小儿及危重患者应协助服药，鼻饲者应先注入少量温开水，后将研碎溶解的药物由胃管注入，再注入少量温开水冲胃管。更换或停止药物，应及时告诉患者，若患者提出疑问，应重新核对清楚后再给患者服下。

（3）发药后，要密切观察服药后效果及有无不良反应，若有反应的情况应及时与医生联系，给予必要的处理。

（三）中心药站

有些医院设有中心药站，一般设在距各病房中心的位置，以便全院各病区领取住院患者用药。

病区护士每日上午于查房后把药盘、长期医嘱单、送至中心药站，由药站专人处理医嘱、摆药、核对。口服药摆 3 次 / 天量，注射药物按一日总量备齐。然后由病区护士当面核对无误后，取回病区，按规定时间发药，发药前须经另一人核对。

各病区另设一药柜，备有少量常用药、贵重药、针剂等，作为临时应急用。所备之药须有固定基数，用后及时补充，交接班时按数点清。

二、注射给药法

注射给药是将无菌溶液经皮内、皮下、肌肉、静脉途径注入体内，发挥治疗效能的方法。

（一）药液吸取法

1. 从安瓿内吸取药液

将安瓿尖端药液弹至体部，用乙醇消毒安瓿颈部及砂锯，用砂锯锯出痕迹，然后重新消毒安瓿颈部，以拭去细屑，掰断安瓿。将针尖的斜面向下放入安瓿内的液面中，手持活塞柄抽动活塞吸取所需药量。吸毕将安瓿套于针头上或套上针帽备用。

2. 从密封瓶内吸取药液

除去铅盖的中央部分，用碘酒、乙醇消毒瓶盖、待干。往瓶内注入与所需药液等量空气（以增加瓶内压，避免瓶内负压，无法吸取），倒转药瓶及注射器，使针尖斜面在液面下，轻拉活塞柄吸取药液至所需量，再以示指固定针栓，拔出针头，套上针帽备用。

若密封瓶或安瓿内系粉剂或结晶时，应先注入所需量的溶剂，使药物溶化，然后吸取药液。（密封瓶内注入稀释液后，必须抽出等量空气，以免瓶内压力过高，当再次抽吸药液时，会将注射器活塞顶出而脱屑）。

黏稠、油剂可先加温（遇热变质的药物除外），或将药瓶用双手搓后再抽吸；混悬液应摇匀后再吸取。

3. 注射器内空气驱出术

一手指固定于针栓上，拇指、中指扶持注射器，针头垂直向上，一手抽动活塞柄吸入少量空气，然后摆动针筒，并使气泡聚集于针头口，稍推动活塞将气泡驱出。若针头偏于一侧则驱气时，应使针头朝上倾斜，使气泡集中于针头根部，如上法驱出气泡。

（二）皮内注射法

皮内注射法是指将少量药液注入表皮与真皮之间的方法。

1. 目的

（1）各种药物过敏试验。

（2）预防接种。

（3）局部麻醉。

2. 用物

（1）注射盘或治疗盘内盛 2% 碘酒、70% 乙醇、无菌镊（浸泡于消毒液瓶内）、砂锯、无菌棉签、开瓶器、弯盘。

（2）1 mL 注射器，药液按医嘱。

3. 注射部位

（1）药物过敏试验在前臂掌侧中、下段。

（2）预防接种常选三角肌下缘。

4. 操作方法

（1）备齐用物至患者处，核对无误，说明情况以取得合作。

（2）患者取坐位或卧位，选择注射部位，以 70% 乙醇消毒皮肤、待干。

（3）排尽注射器内空气，示指和拇指绷紧注射部位皮肤，右手持注射器，针尖斜面向上，与皮肤呈 5° 刺入皮内，放平注射器平行将针尖斜面全部进入皮内，左手拇指固定针栓，右手快速推注药液 0.1 mL。也可右手持注射器左手推注药液，使局部可见半球形隆起的皮丘，皮肤变白，毛孔变大。

（4）注射毕，快速拔出针头。对患者的配合致以谢意。

（5）清理用物，归还原处，按时观察。

5. 注意事项

忌用碘酒消毒皮肤，并避免用力反复涂擦。注射后不可用力按揉，以免影响结果的观察。

（三）皮下注射法

皮下注射法是将少量药液注入皮下组织的方法。

1. 目的

（1）需迅速达到药效和此药不能或不宜口服时采用。

（2）局部供药，如局部麻醉用药。

（3）预防接种，如各种疫苗的预防接种。

2. 用物

注射盘，1 ~ 2 mL 注射器，药液按医嘱。

3. 注射部位

上臂三角肌下缘、上臂外侧、股外侧、腹部、后背、前臂内侧中段。

4. 操作方法

（1）备齐用物携至患者处，核对无误，向患者解释以取得合作。

（2）助患者取坐位或卧位，选择注射部位，皮肤作常规消毒（用 2% 碘酒以注射点为中心，呈螺旋形阳外涂擦，直径在 5 cm 以上，待干，然后用 70% 乙醇以同法脱碘两次，待干）。

（3）持注射器排尽空气。

（4）左手示指与拇指绷紧皮肤，右手持注射器、示指固定针栓，针尖斜面向上，与皮肤呈 30° ~ 40°，过瘦者可捏起注射部位皮肤快速刺入针头 2/3，左手抽动活塞观察无回血后缓缓推注药液。

（5）推完药液，用干棉签放于针刺处，快速拔出针头后，轻轻按压。并对患者致以谢意。

（6）清理用物、归原处。

5. 注意事项

（1）持针时，右手示指固定针栓，切勿触及针柄，以免污染。

（2）针头刺入角度不宜超过 45°，以免刺入肌层。

（3）对皮肤有刺激作用的药物，一般不作皮下注射。

（4）少于 1 mL 药液时，必须用 1 mL 注射器，以保证注入药量准确无误。

（5）需经常作皮下注射者，应建立轮流交替注射部位的计划，以达到在有限的注射部位吸收最大药量的效果。

（四）肌肉注射法

肌肉注射法是将少量药液注入肌肉组织的方法。

1. 目的

（1）与皮下注射同，注射刺激性较强或药量较多的药液。

（2）不宜或不能作静脉注射，而要求比皮下注射发挥疗效更迅速。

2. 用物

注射盘、2～5 mL 或 10 mL 注射器，药液按医嘱。

3. 注射部位

一般选肌肉较丰厚、离大神经、大血管较远的部位，其中以臀大肌、臀中肌、臀小肌最为常选，其次为股外侧肌及上臂三角肌。

（1）臀大肌注射区定位法

①十字法：从臀裂顶点向左或向右侧，引一水平线，然后从该侧髂嵴最高点作一垂直平分线，其外上 1/4 处为注射区，但应避开内角（即髂后上棘与大转子连线）。

②连线法：取髂前上棘和尾骨连线的外上 1/3 交界处为注射区。

（2）臀中肌、臀小肌注射区定位法

①构角法：以示指尖与中指尖分别置于髂前上棘和髂嵴下缘处，由髂嵴、示指、中指所构成的三角区内为注射区。

②三横指法：髂前上棘外侧三横指处（以患者自己手指宽度为标准）。

（3）股外侧肌注射区定位法

在大腿中部外侧，位于膝上 10 cm，髋关节下 10 cm，此处血管少，范围较大，约 7.5 cm，适用于多次注射。

（4）上臂三角肌注射区定位法

上臂外侧、自肩峰下 2～3 横指，但切忌向前或向后，以免损伤臂丛神经或桡神经，向后下方则可损伤腋神经。故此只能作小剂量注射。

4. 患者体位

为使患者的注射部位肌肉松弛，应尽量使患者体位舒适：

（1）侧卧位：下腿稍屈膝，上腿伸直。

（2）俯卧位：足尖相对，足跟分开。

（3）仰卧位：适用于病情危重不能翻身的患者。

（4）坐位：座位稍高，便于操作。非注射侧臀部坐于座位上，注射侧腿伸直一般多为门诊患者所取。

5. 操作方法

（1）备齐用物携至患者处，核对无误后，向患者解释，以取得合作。

（2）助患者取合适卧位，选注射部位，按常规消毒皮肤。

（3）排尽空气，左手拇指、示指分开并绷紧皮肤，右手执笔式持注射器，中指固定针栓，以前臂带动腕部的力量，将针头垂直快速刺入肌肉内。一般进针 2.5～3 cm，瘦者或小儿酌减，固定针栓。

（4）松左手，抽动活塞，观察无回血后，缓慢推药液。如有回血，可拔出少许再行试抽，无回血方可推药，仍有回血，须另行注射。

（5）推完药用干棉签放于针刺处，快速拔出针头后，即轻压片刻。并对患者的配合致以谢意。

（6）清理用物、归还原处。

6. 肌肉注射引起疼痛的原因

（1）注射针头不锐利或有钩，致使进针或拔针受阻。

（2）患者体位不良，致使注射部位肌肉处于紧张状态。

（3）注射点选择不当，未避开神经或注射部位肌肉不丰厚。

（4）操作不熟练，进针不稳，固定不牢，针头在组织内摆动，推药过快等。

（5）药物刺激性强，如硫酸阿托品，青霉素钾盐等。

7. 注意事项

（1）切勿将针柄全部刺入，以防从根部衔接处折断。万一折断，应保持局部与肢体不动，速用止血钳夹住断端取出。若全部埋入肌肉内，即请外科医生诊治。

（2）臀部注射，部位要选择正确，偏内下方易伤及神经、血管，偏外上方易刺及髂骨，引起剧痛及断针。

（3）推药液时必须固定针栓，推速要慢，同时注意患者的表情及反应。如系油剂药液更应持牢针栓，以防用力过大针栓与针头脱开，药液外溢；若为混悬剂，进针前要摇匀药液，进针后持牢针栓，快速推药，以免药液沉淀造成堵塞或因用力过猛使药液外溢。

（4）需长期注射者，应经常更换注射部位，并用细长针头，以避免或减少硬结的发生。若一旦发生硬结，可采用理疗、热敷或外敷活血化瘀的中药如蒲公英、金黄散等。

（5）两岁以下婴幼儿不宜在臀大肌处注射，因幼儿尚未能独立行走，其臀部肌肉一般发育不好，有可能伤及坐骨神经，应选臀中肌、臀小肌处注射。

（6）两种药液同时注射又无配伍禁忌时，常采用分层注射法。当第一针药液注射完，随即拧下针筒，接上第二副注射器，并将针头拔出少许后向另一方向刺入试抽无回血后，即可缓慢推药。

（五）静脉注射法

1. 目的

（1）药物不宜口服、皮下或肌肉注射时，需要迅速发生疗效者。

（2）作诊断性检查，由静脉注入药物，如肝、肾、胆囊等检查须注射造影剂或染料等。

2. 用物

注射盘、注射器（根据药液量准备）、止血带、胶布、药液按医嘱。

3. 注射部位

（1）四肢浅静脉肘部的贵要静脉、正中静脉、头静脉；腕部、手背及踝部或足背浅静脉等。

（2）小儿头皮静脉额静脉、颞静脉。

（3）股静脉：位于股三角区股鞘内，在腹股沟韧带下方，紧靠股动脉内侧，如在髂前上棘和耻骨结节之间划一连线，股动脉走向和该线的中点相交。

4. 操作方法

（1）四肢浅表静脉注射术

①备齐用物携至患者处，核对无误后，说明情况，以取得合作。

②选静脉，在注射部位上方6 cm处扎止血带，止血带末端向上。皮肤常规消毒，同时嘱患者握拳，使静脉显露。备胶布2～3条。

③注射器接上头皮针头，排尽空气，在注射部位下方，绷紧静脉下端皮肤并使其固定。右手持针头使其针尖斜面向上，与皮肤呈15°～30°，由静脉上方或侧方刺入皮下，再沿静脉走向刺入静脉，见回血后将针头与静脉的角度调整好，顺静脉走向推进0.5～1 cm左右后固定。

④松止血带，嘱患者松拳，用胶布固定针头。若采血标本者，则止血带不放松，直接抽取血标本所需量，

也不必胶布固定。

⑤推完药液，以干棉签放于穿刺点上方，快速拔出针头后按压片刻，无出血为止。对患者的配合致以谢意。

⑥清理用物，归原处。

（2）股静脉注射术：常用于急救时作加压输液、输血或采集血标本。

①患者仰卧，下肢伸直略外展（小儿应有人扶助固定），局部常规消毒皮肤，同时消毒术者左手示指和中指。

②于股三角区扪股动脉搏动最明显处，予以固定。

③右手持注射器，排尽空气，在腹股沟韧带下一横指、股动脉搏动内侧 0.5 cm 垂直或呈 45° 刺入，抽动活塞见暗红色回血，提示已进入股静脉，固定针头，根据需要推注药液或采集血标本。

④注射或采血毕，拔出针头，用无菌纱布加压止血 3 ~ 5 min，以防出血或形成血肿。对患者或家属的配合致以谢意。

⑤清理用物，归原处，血标本则及时送检。

5. 注意事项

①严格执行无菌操作规则，防止感染。

②穿刺时务必沉着，切勿乱刺。一旦出现血肿，应立即拔出，按压局部，另选它处注射。

③注射时应选粗直、弹性好、不易滑动而易固定的静脉，并避开关节及静脉瓣。

④需长期静脉给药者，为保护静脉，应有计划地由小到大，由远心端到近心端选血管进行注射。

⑤对组织有强烈刺激的药物，最好用一副等渗生理盐水注射器先行试穿，证实针头确在血管内后，再换注射器推药。在推注过程中，应试抽有无回血，检查针梗是否仍在血管内，经常听取患者的主诉，观察局部体征，如局部疼痛、肿胀或无回血时，表示针梗脱出静脉，应立即拔出，更换部位重新注射，以免药液外溢而致组织坏死。

⑥药液推注的速度，根据患者的年龄、病情及药物的性质而定，并随时听取患者的主诉和观察病情变化，以便调节。

⑦股静脉穿刺时，若抽出鲜红色血，提示穿入股动脉，应立即拔出针头，压迫穿刺点 5 ~ 10 min，直至无出血为止。一旦穿刺失败，切勿再穿刺，以免引起血肿，有出血倾向的患者，忌用此法。

6. 静脉注射失败的常见原因

（1）穿刺未及静脉，在皮下及脂肪层留针过多。

（2）针头刺入过深，穿过对侧血管壁，可见回血，如只推注少量药液时，患者有痛感，局部不一定隆起。

（3）针尖斜面刺入太少，一半在管腔外，虽可见回血，但当推注药液时局部隆起，患者诉胀痛。

（4）外观血管很清楚，触之很硬。针头刺入深度及方向皆正确，但始终无回血。大多因该血管注射次数过多，或药液的刺激，使血管壁增厚，管腔变窄，而难以刺入。

（5）皮下脂肪少，皮肤松弛，血管易滑动，针头不易刺入。

7. 特殊情况下静脉穿刺法

（1）肥胖患者静脉较深，不明显，但较固定不滑动，可摸准后再行穿刺。

（2）消瘦患者，皮下脂肪少，静脉较滑动，穿刺时须固定静脉上下端。

（3）水肿患者可按静脉走向的解剖位置，用手指压迫局部，以暂时驱散皮下水分，显露静脉后再穿刺。

（4）脱水患者静脉塌陷，可局部热敷、按摩，待血管扩张显露后再穿刺。

三、吸入给药法

（一）雾化吸入法

雾化吸入法是利用氧气或压缩空气的压力，使药液形成雾状，使患者吸入呼吸道，以达到治疗目的。

1. 目的

（1）治疗呼吸道感染，消除炎症和水肿。

（2）解除支气管痉挛。

（3）稀释痰液，帮助祛痰。

2. 用物

（1）雾化吸入器。

（2）氧气吸入装置一套（不用湿化瓶）或压缩空气机一套。

（3）药物根据病情而定。要求药液为水溶性、黏稠度低、对黏膜无刺激性、pH 呈中性、对患者无过敏反应时方可作雾化吸入用。

3. 操作方法

（1）按医嘱抽取药液，并用生理盐水或蒸馏水稀释至 3 ～ 5 mL 后注入雾化器。

（2）能起床者可在治疗室内进行。不能下床者则将用物携至患者处，核对无误后向患者解释，以取得合作。

（3）助患者取舒适卧位，半卧位或坐位，助患者漱口，以清洁口腔。

（4）将雾化器 A 管口与氧气胶管相连接，调节氧流量达 6 ～ 10 L/min，使药液喷成雾状，即可使用。

（5）助患者持雾化器，将喷气 E 管口放入口中，并嘱紧闭口唇，吸气时以手指按住 B 管口，呼气时松开 B 管口。如此反复进行，若患者感到疲劳，可松开手指，休息片刻再进行吸入，直到药液全部雾化为止。一般 10 ～ 15 min 即可将 5 mL 药液雾化完。

（6）治疗结束，取下雾化器，关闭氧气，助患者漱口，询问患者有无需要，对患者的配合致以谢意。

（7）清理用物，按要求消毒、清洁雾化器，待干后备用。

（二）超声波雾化吸入法

超声波雾化吸入是应用超声波声能，将药液变成细微的气雾，随患者的吸气而进入呼吸道及肺泡。超声波雾化的特点是雾量大小可以调节、雾滴小而均匀，直径在 5 μm 以下。药液随患者深而慢的呼吸可到达终末支气管及肺泡。

1. 目的

（1）消炎、镇咳、祛痰。

（2）解除支气管痉挛，使气道通畅，从而改善通气功能。

（3）呼吸道烧伤或胸部手术者，可预防呼吸道感染。

（4）配合人工呼吸器，湿化呼吸道或间歇雾化吸入药液。

（5）应用抗癌药物治疗肺癌。

2. 用物

治疗车上放超声波雾化器一套，药液，蒸馏水。

3. 超声波雾化的原理

超声波雾化器通电后超声波发生器输出高频电能，使水槽底部晶体换能器发生超声波声能，声能振动雾化罐底部的透声膜，作用于雾化罐内的液体，破坏了药液表面的张力和惯性，成为微细的雾粒，随患者吸气而进入呼吸道，吸入肺泡。

4. 操作方法

（1）水槽内放冷蒸馏水 250 mL。水要浸没雾化罐底部的透声膜。

（2）按医嘱将药液 30 ～ 50 mL 放入雾化水槽盖盖紧。

（3）备齐用物携至患者处，核对无误后说明情况，以取得合作。

（4）接通电源，先开电源开关，指示灯亮，预热 3 min，再开雾化开关，指示灯亮，根据需要调节雾量（高档 3 mL/min、中档 2 mL/min、低档 1 mL/min），一般用中档。

（5）患者吸气时，将面罩置于口鼻上，呼气时启开，或将口含嘴放口中，闭口作深吸气，呼气时张口。

（6）治疗毕，先关雾化开关，再关电源开关，否则电子管易损坏。若有定时装置则到"OFF"位雾化自动停止，这时要关上电源开关。助患者取舒适卧位，对患者配合致以谢意。

（7）整理用物，放掉水槽内水，按要求消毒清洗雾化罐、送风管、面罩或吸气管等，并擦干备用。

5. 注意事项

（1）水槽内无水切勿开机，否则会烧毁机心。

（2）若需连续使用时，须间歇 30 min，并更换水槽内蒸馏水，保证水温不超过 60℃。

（3）水槽底部的压电晶体片和雾化罐的透声膜，质脆且薄易破损，操作中不可用力按压，操作结束只能用纱布轻轻吸水。

（4）每次用毕切断电源开关，雾量调节应旋至"0"位。

四、滴入给药法

（一）眼滴药法

1. 目的

（1）防治眼病。

（2）眼部检查：如散瞳验光或查眼底。

（3）用于诊断性染色，如滴荧光素检查结膜、角膜上皮有无缺损或泪道通畅试验。

2. 用物

治疗盘内按医嘱备眼药水或眼药膏，消毒干棉球罐，弯盘，治疗碗内置浸有消毒液的小毛巾。

3. 操作方法

（1）洗净双手。备齐用物携至患者处，核对无误后向患者解释，以取得合作。

（2）助患者取仰卧位或坐位，头略后仰，用于棉球拭去眼分泌物、眼泪。

（3）嘱患者眼向上视，左手取一干棉球置于下眼睑处，并轻轻拉下，以露出下穹隆部，右手滴一滴眼药于下穹隆部结膜囊内后，轻提上眼睑覆盖眼球，使药液充满整个结膜囊内。

（4）以干棉球拭去溢出的眼药水，嘱患者闭眼 1 ~ 2 min。

4. 注意事项

（1）用药前严格遵守查对制度，尤其对散瞳、缩瞳及腐蚀性药物更要谨慎。每次为每位患者用药前，均须用消毒液消毒手指，以免交叉感染。

（2）药液不可直接滴在角膜上，并嘱患者滴药后勿用力闭眼，以防药液外溢。

（3）若用滴管吸药，每次吸入不可太多，亦不可倒置，滴药时不可距眼太近，应距眼睑 2 ~ 3 cm。勿使滴管口碰及眼睑或睫毛，以免污染。

（4）若滴阿托品、依色林、青光胺等有一定毒性的药液，滴药后应用棉球压迫泪囊区 2 ~ 3 min，以免药液经泪道流入泪囊和鼻腔，被吸收后引起中毒反应，对儿童用药时应特别注意。

（5）易沉淀的混悬液，如可的松眼药水，滴药前要充分摇匀后再用，以免影响药效。

（6）正常结膜囊容量为 0.02 mL，滴眼药每次一滴即够用，不宜太多，以免药液外溢。

（7）一般先右眼后左眼，以免用错药，如左眼病较轻，应先左后右，以免交叉感染。角膜有溃疡或眼部有外伤或眼球手术后，滴药后不可压迫眼球，也不可拉高上眼睑。

（8）数种药物同时用，前后两种药之间必须稍有间歇，不可同时滴入，如滴眼药水与涂眼膏同时用，应先滴药水，后涂眼膏

（二）鼻滴药法

1. 目的

治疗鼻部疾病或术前用药。

2. 用物

治疗盘内按医嘱备滴鼻药水或药膏、无菌干棉球罐、弯盘。

3. 操作方法

（1）备齐用物至患者处，说明情况，以取得合作。嘱患者先排出鼻腔内分泌物，或先行洗鼻。

（2）仰头位：适用于后组鼻窦炎或鼻炎患者。助患者仰卧，肩下垫枕头垂直后仰或将头垂直后仰悬于床缘，前鼻孔向上，手持一棉球以手指轻轻拉开鼻尖，使鼻孔扩张。一手持药液向鼻孔滴入每侧 2 ~ 3 滴，棉球轻轻塞于前鼻孔。

（3）侧头位：适用于前组鼻炎患者。卧向患侧，肩下垫枕，使头偏患侧并下垂，将药液滴入下方鼻孔 2 ~ 3 滴，棉球轻轻塞入前鼻孔。

4. 注意事项

（1）滴药时，滴瓶或滴管应置于鼻孔上方，勿触及鼻孔，以免污染药液。

（2）为使药液分布均匀和到达鼻窦的窦口，滴药后可将头部略向两侧轻轻转动，保持仰卧或侧卧 3 ~ 5 min，然后捏鼻起立。

（三）耳滴药法

1. 目的

（1）治疗中耳炎、外耳道炎或软化耵聍。

（2）麻醉或杀死昆虫类异物。

2. 用物

治疗盘内按医嘱备滴耳药无菌干棉球罐、弯盘、小棉签。

3. 操作方法

（1）备齐用物至患者处，说明情况，以取得合作。

（2）助患者侧卧，患耳向上或坐位偏向一侧肩部，使患耳向上。先用小棉签清洁耳道。

（3）手持棉球，然后轻提患者耳郭（成人向上方，小儿则向下方）以拉直外耳道。

（4）顺外耳道后壁缓缓滴入 3 ~ 5 滴药液，并轻提耳郭或在耳屏上加压，使气体排出，药液易流入。然后用棉球塞入外耳道口。

（5）滴药后保持原位片刻再起身，以免药液外流。

4. 注意事项

（1）若系软化耵聍，每次滴药量可稍多些。以不溢出外耳道为度。滴药前也不必清洁耳道。每天滴 5 ~ 6 次，3 天后予以洗出或取出。并向患者说明滴药后耵聍软化，可能引起耳部发胀不适。若两侧均有耵聍，不宜两侧同时进行。

（2）若系昆虫类异物，滴药目的在于使之麻醉或窒息死亡便于取出，可滴乙醚（有鼓膜穿孔者忌用，因为可引起眩晕）或乙醇。也可用各种油类如 2% 酚甘油、各种植物油、甘油等。使其翅或足粘着以限制活动，并因空气隔绝使之窒息死亡。滴后 2 ~ 3 min 便可取出。

五、栓剂给药法

1. 目的

（1）全身或局部用药，如治疗哮喘、阴道炎、宫颈炎及肛肠疾患。

（2）刺激肠蠕动促进排便。

2. 用物

治疗盘内盛：消毒手套、手纸、弯盘、药栓按医嘱。

3. 操作方法

（1）备齐用物至患者处，核对无误后，说明情况，以取得合作。

（2）给药前助患者清洗肛门周围或会阴部，然后助其屈膝左侧卧位或俯卧位，脱裤露出臀部，若为妇科用药者，则屈膝仰卧露出会阴部。

（3）右手戴手套，左手用手纸分开臀部露出肛门，右手持药栓底部将尖端置入肛门 6 ~ 7 cm，置入后嘱患者夹紧肛门防止栓剂滑出。妇科给药者，必须看清阴道口，可利用置入器或戴手套，将栓剂以向下、向前的方向置入阴道内。置入栓剂后患者应平卧 15 分钟。

（4）清理用物，归还原处。

4. 注意事项

（1）应予入睡前给药，以便药物充分吸收，并可防止药栓遇热溶解后外流。

（2）治疗妇科疾病者，经期停用。有过敏史者慎用。

（3）需多次使用栓剂而愿意自己操作者，可教其方法，以便自行操作。

第二节　鼻饲管的使用技术

对于不能吞咽进食、严重口腔或咽部损伤及昏迷患者，可由医院医护人员从患者鼻腔插入一鼻饲管，通过管道以保持患者食物营养供给。

（一）用品

在家庭护理下鼻饲管的患者应准备：纱布、不锈钢饭盒、别针、食用漏斗、冲洗器或 50 ～ 100 mL 注射器空筒。

（二）方法

医院给患者由鼻腔插入胃管后，在家中使用方法如下。

1. 平时保证胃管清洁，胃管头部用消毒纱布包裹后结扎，用别针别在患者胸前或肩部衣服上。

2. 使用时将胃管取出，用食用漏斗或注射器放入胃管口内，大小适宜，以免过小食物外漏，过大撕裂管口。将温度适宜的流食缓慢灌入。

3. 灌完食物或药物后应注入少许温开水，以免食物堵塞胃管。

4. 灌食可根据医生要求或病情给予：豆浆、牛奶、米汤、水果汁、蔬菜汁、肉汤等流食。食物要温度适宜，一般在 38 ～ 40℃左右，以手背试之不烫手即可。

5. 灌食完毕用蒸过的纱布包好胃管并结扎好、固定。

6. 一般成人一日需 10 450 KJ（2 500 Kcal）热量，故要保证患者热量供给。如有糖尿病或肾病、心脏病等要注意控制糖和盐的摄入。

7. 2 000 ～ 3 000 mL 混合奶要分 5 ～ 6 次注入胃内，每次不可太多太快。

第三节　冷敷、热敷法

一、冷敷法

冷敷可以使血管收缩，对局部有止痛、止血、制止化脓的作用，一般用于全身降温和镇痛、止血作用。

（一）冰袋冷敷

1. 用品

冰袋或冰囊、冰帽、冰块、布套或毛巾、盆。

2. 方法

（1）将冰块或适量冰砸成核桃大小的碎块，放入盆中，用水冲一下融掉锐利的棱角，以防损坏冰袋及患者不适。

（2）将冰块装入冰袋内至一半，再加入适量冷水，充填冰块间隙，将冰袋放平，用手压出气体将盖拧紧或扎紧。外边用布套或毛巾包裹好。

（3）放入患者需要处，一般降温放在头部、腋下、腹股沟处等。放后要经常观察局部皮肤颜色有无改变，询问患者有无麻木感觉或不适，如有应停用防止冻伤等。

（二）温水擦浴（或酒精擦浴）

1. 用品

（1）面盆、内盛 32 ～ 34℃温水至 2/3 满。或 25% ～ 35% 酒精 200 mL，温度 30℃。

（2）小方毛巾两条，浴巾一条。

（3）冰袋、热水袋各 1。

（4）必要的内衣、裤。

2. 方法

（1）将物品放置患者床旁，关闭门窗，调节室温至 22 ～ 24℃。

（2）将患者头部放一冰袋，以减轻头部充血，热水袋放置患者脚底。

（3）将小方毛巾浸温水或酒精，依次擦颈部两侧、两上臂、背、两下肢、每部位约擦 3 min。

（4）擦至腋下、肘部、腹股沟及膝下腘窝处等大血管附近时，要擦至皮肤发红，才能达到散热目的。

（5）擦时注意避免过多暴露患者，以免受凉；如患者突然寒战，面色苍白、呼吸、脉搏不正常要立即停止，并给饮热饮料。

（6）禁擦患者胸前区、腹部、后颈等刺激敏感部位，以免引起不良反应。

（7）擦浴后 30 min 测量体温。

（三）冷湿敷

1. 用品

面盆、小毛巾或干净软布折叠数层、冰水或冷水。

2. 方法

（1）将小毛巾或软布放入冰水或冷水中浸湿，拧成半干以不滴水为度，敷于局部。

（2）最好有两块敷布交替使用，每隔 1 ～ 3 min 更换一次，连续 15 ～ 20 min。

（3）如用于降温时，除头部冷敷外，还可在腋窝、肘窝、腹股沟处同时使用冷湿敷。

二、热敷法

热敷可使患者温暖舒适，肌肉松弛，血管扩张而减轻疼痛，促进血液循环及加速渗出物的吸收。有消肿、消炎的作用，并有保暖，减轻深部组织充血的功效。

（一）热水袋热敷

1. 用品

热水袋、毛巾或布套、水温计，盛水器皿内装 60 ～ 70℃热水；若给昏迷、老人、小儿、局部知觉迟钝者时，水温应调节至 50℃。

2. 方法

（1）将调节好温度的热水灌入热水袋中约二分之一或三分之二满，放平热水袋，排尽袋内空气，拧紧塞子，并倒提热水袋检查是否有漏水现象。

（2）擦干热水袋表面后将其装入布袋中或用毛巾包裹，放置患者所需部位。

（3）给患者放置热水袋后，要观察局部皮肤有无发红等异常改变，如有应暂停使用，以防烫伤等情况。

（二）热湿敷

1. 用品

小面盆，凡士林或润肤油，小毛巾或软布数块。

2. 方法

（1）将面盆内倒入热水，小毛巾或软布浸湿。

（2）患者需热敷局部皮肤上涂些润滑油，盖上一层薄布，将热毛巾或软布拧干敷在患处，上面加盖毛巾，以保持热度。

（3）敷布温度以患者能耐受不觉烫为原则，约 3 ～ 5 min 要换一次，连续湿敷 20 ～ 30 min。也可在湿敷布上放置热水袋保持温度。

（4）眼鼻等部疖肿可用热水杯蒸气熏敷。时间 15 ～ 20 min。

（三）热水坐浴

常用于减轻或消除会阴部及肛门部的充血、水肿、疼痛，保持清洁舒适，预防伤口感染，促进伤口愈合。

1. 用品

（1）座浴盆、毛巾、水温计。

（2）备 38 ～ 40℃温开水或 0.02% 高锰酸钾温溶液。另备一壶 70℃开水作为加温用。

2. 方法

（1）嘱患者排空大小便，洗手、准备坐浴。

（2）将准备好的温开水倒入坐浴盆内，让患者坐入盆内，随时调节水温，坐浴时间为 10 ～ 20 min。

（3）坐浴完毕，用毛巾擦干臀部，有伤口时用无菌纱布包扎。

（4）坐浴时注意保温，注意水温及药液温度，防止烫伤。

（5）注意观察患者反应，如有异常，停止坐浴。妇女月经期、阴道出血，产褥期，盆腔器官急性炎症期，不宜坐浴，以免引起上行感染。

第二章 呼吸系统疾病的护理

第一节 肺炎

肺炎是指终末气道、肺泡和肺间质的炎症，可由病原微生物、理化因素、免疫损伤、过敏及药物所致。

一、常见病因

以感染为最常见病因，如细菌、病毒、真菌、寄生虫等，还有理化因素、免疫损伤、过敏及药物等。正常的呼吸道免疫防御机制使气管隆突以下的呼吸道保持无菌。是否发生肺炎决定于两个因素：病原体和宿主因素。如果病原体数量多，毒力强和（或）宿主呼吸道局部和全身免疫防御系统损害，即可发生肺炎。

病原体可通过下列途径引起肺炎：①空气吸入；②血行播散；③邻近感染部位蔓延。当病原体直接抵达下呼吸道后，滋生繁殖，引起肺泡毛细血管充血、水肿，肺泡内纤维蛋白渗出及细胞浸润。

二、临床表现

1. 症状

细菌性肺炎的常见症状为咳嗽、咳痰，或原有呼吸道症状加重，并出现脓性痰或血痰，伴或不伴痛。肺炎病变范围大者可有呼吸困难、呼吸窘迫。大多数患者有发热。

2. 体征

早期肺部体征无明显异常，重症者可有呼吸频率增快，鼻翼扇动，发绀。肺实变时有典型的体征，如叩诊浊音、语颤增强和支气管呼吸音等，也可闻及湿啰音。并发胸腔积液者，患侧胸部叩诊浊音、语颤减弱、呼吸音减弱。

三、辅助检查

1. 胸部 X 线

以肺泡浸润为主。呈肺叶、段分布的炎性浸润影，或呈片状或条索状影，密度不均匀，沿支气管分布。

2. 血液检查

细菌性肺炎可见白细胞计数和中性粒细胞增高，核左移，或细胞内见中毒颗粒。年老体弱、酗酒、免疫功能低下者白细胞计数可不增高，但中性粒细胞比例仍高。

3. 病原学检查

痰涂片革兰染色有助于诊断，但易受咽喉部寄殖菌污染。为避免上呼吸道污染，应在漱口后取深部咳出的痰液送检，或经纤维支气管镜取标本送检，结合细菌培养，诊断敏感性较高。必要时做血液、胸腔积液细菌培养，以明确诊断。

4. 血清学检查

补体结合试验适用于衣原体感染。间接免疫荧光抗体检查多用于军团菌肺炎等。

四、治疗原则

给予对症和支持治疗，选用抗生素应遵循抗菌药物治疗原则，即对病原体给予针对性治疗。

五、护理

1. 评估

（1）病史。①患病及治疗经过：询问本病的有关病因，如有无着凉、淋雨劳累等诱因，有无上呼吸道感染史；有无 COPD、糖尿病等慢性病史；是否使用过抗生素、激素、免疫抑制药等；是否吸烟，吸烟量有多少。②目前病情与一般情况：日常活动与休息、饮食、排便是否规律，如是否有食欲缺乏、恶心、呕吐、腹泻等表现。

（2）身体评估。①一般状态：意识是否清楚，有无烦躁、嗜睡、反复惊厥、表情淡漠等；有无急性病容、鼻翼扇动。有无生命体征异常，有无血压下降、体温升高或下降等。②皮肤、淋巴结：有无面颊绯红、口唇发绀、皮肤黏膜出血、浅表淋巴结肿大。③胸部：有无三凹征；有无呼吸频率、节律异常；有无胸部压痛、叩诊实音或浊音；有无肺泡呼吸音减弱或消失、异常支气管呼吸音、干湿啰音、胸膜摩擦音等。

（3）实验室检查。①血常规：有无白细胞计数升高、中性粒细胞核左移、淋巴细胞升高；②X 线检查：有无肺纹理增粗、炎性浸润影等；③痰培养：有无细菌生长，药敏试验结果如何；④血气分析：是否有 PaO_2 减低和（或）$PaCO_2$ 升高。

2. 护理要点及措施

（1）休息与生活护理：发热病人应卧床休息，以减少氧耗量，缓解头痛、肌肉酸痛等症状。病房安静，环境适宜，室温 18 ~ 20℃，湿度 50% ~ 60%，定时通风。

（2）口腔护理：高热及咳痰的患者应加强口腔护理，保持口腔清洁，预防口舌炎、口腔溃疡的发生。每日 2 次口腔护理，饭前、饭后漱口，口唇干燥者涂液状石蜡。

（3）饮食与补充水分：给予能提供足够热量、蛋白质和维生素的流质或半流质，以补充高热引起的营养物质消耗。鼓励病人多饮水，每日 1 ~ 2 L。轻症者无须静脉补液，失水明显者可遵医嘱给予静脉补液，保持血钠 < 145 mmol/L，尿比重 < 1.020，补充因发热而丢失较多的水和盐，加快毒素排泄和热量散发，尤其是食欲差或不能进食者。心脏病或老年人应注意补液速度，避免过快导致急性肺水肿。

（4）降温护理：高热时可采用乙醇擦浴、冰袋、冰帽等物理降温措施，以逐渐降温为宜，防止虚脱。儿童要预防惊厥，不宜用阿司匹林或其他解热药，以免大汗和干扰热型观察。病人出汗时，及时协助擦汗，更换衣服，避免受凉，使病人感觉舒适。

（5）病情观察：监测并记录生命体征，以便观察热型，协助医生明确诊断。重症肺炎不一定有高热，重点观察儿童、老年人、久病体弱者的病情变化。

（6）用药护理：遵医嘱使用抗生素，观察疗效和不良反应。应用头孢唑啉钠可出现发热、皮疹、胃肠道不适等不良反应，偶见白细胞减少和丙氨酸氨基转移酶增高；喹诺酮类药偶见皮疹、恶心等；氨基糖苷类抗生素有肾、耳毒性，老年人和肾功能减退者，应特别注意观察是否有耳鸣、头晕、唇舌发麻等不良反应的出现。

（7）呼吸困难、咳嗽、咳痰护理：①抬高床头取舒适的平卧位，根据病情及血气分析结果选择给氧方式，重症肺炎或伴有低氧血症的病人出现明显呼吸困难、发绀者，要给予鼻导管或面罩吸氧。②实施胸部物理疗法指导并鼓励病人进行有效的咳嗽、咳痰，以利于排痰；对无力咳嗽或痰液干燥不易咳出时，给予雾化吸入、变换体位、翻身叩背等，使其保持呼吸道通畅。

（8）感染性休克的护理

①病情监测。a. 生命体征：有无心率加快、脉搏细速、血压下降、脉压变小、体温不升或高热、呼吸困难等，必要时进行心电监护；b. 精神和意识状态：有无精神萎靡、表情淡漠、烦躁不安、神志模糊等；c. 皮肤、黏膜：有无发绀、肢端湿冷；d. 出入量：有无尿量减少，疑有休克者每小时应测尿量及尿比重；e. 实验室检查：有无血气分析等指标的改变。

②感染性休克的抢救配合：发现异常情况，立即通知医师，并备好物品，积极配合抢救。a. 体位：病人取仰卧中凹位，头胸部抬高 20°、下肢抬高约 30°，有利于呼吸和静脉血回流。b. 吸氧：给予高流量吸氧，维持 $PaO_2 > 60$ mmHg，改善缺氧症状。c. 补充血容量：快速建立两条静脉通路，遵医嘱给予右旋糖酐或平衡液以维持有效血容量，降低血液黏稠度，防止弥散性血管内凝血；有明显酸中毒可应用5% 碳酸氢钠静脉滴注，因其配伍禁忌较多，宜单独输入。随时监测病人一般情况、血压、尿量、尿比重、血细胞比容等；监测中心静脉压，作为调整补液速度的指标，中心静脉压 < 5 cmH₂O 可加快输液速度，达到 10 cmH₂O 应慎重，输液不宜过快，以免诱发急性心力衰竭。下列证据提示血容量已补足：口唇红润、肢端温暖、收缩压 > 90 mmHg，每小时尿量 > 30 mL 以上。如血容量已补足，每小时尿量 < 400 mL，比重 < 1.018，应及时报告医师，注意有无急性肾衰竭。d. 用药护理：遵医嘱输入多巴胺、间羟胺等血管活性药物。根据血压调整滴速，以维持收缩压在 90 ～ 100 mmHg 为宜，保持重要器官的血液供应，改善微循环。输注过程中注意防止液体溢出血管外，以引起局部组织坏死和影响疗效。联合使用广谱抗菌药物控制感染时，应注意药物疗效和不良反应。

（9）心理护理：评估患者的心理状态，有无焦虑等不良情绪，疾病是否影响了患者的日常生活和睡眠。对于病情危重者，医护人员应该陪在病人身边，安慰病人，使其保持情绪稳定，增强战胜疾病的信心。

3. 健康教育

（1）病人及家属了解肺炎的病因及诱因，避免受凉、淋雨、吸烟、酗酒，防止过度劳累。有皮肤痛、疖、伤口感染、毛囊炎、蜂窝织炎时应及时治疗，尤其是免疫功能低下者（糖尿病、血液病、艾滋病、肝病、营养不良等）和慢性支气管炎、支气管扩张者。

（2）保证饮食均衡、营养充足，多饮水，并适当活动锻炼，以增强体质。

（3）室内常通风换气，在天气晴朗时，到室外呼吸新鲜空气，晒太阳。在感冒流行季节，应尽量避免去人多拥挤的场所。必要时佩戴口罩。

（4）指导病人遵医嘱按时服药，了解肺炎治疗药物的疗效、用法、疗程、不良反应，防止患者自行停药或减量，定时随访。

（5）特殊患者的康复护理，慢性病、长期卧床、年老体弱者，应注意经常改变体位、翻身、拍背，咳出气道痰液，有感染征象及时就诊。

（6）根据气温变化合理增减衣服。衣着宽松，保持呼吸通畅。

（7）积极治疗原有的慢性疾病，定期随访。

第二节　支气管哮喘

支气管哮喘是由多种细胞（如嗜酸性粒细胞、肥大细胞、T 淋巴细胞、中性粒细胞、气道上皮细胞等）和细胞组分参与的气道慢性炎性疾病。这种慢性炎症与气道高反应性相关，通常出现广泛多变的可逆性气流受限，并引起反复发作性的喘息、气急、胸闷或咳嗽等症状，常在夜间和（或）清晨发作、加剧，多数患者可自行缓解或经治疗缓解。

一、病因与发病机制

1. 病因

哮喘的病因还不十分清楚，患者个体过敏体质及外界环境的影响是发病的危险因素。环境因素中主要包括某些激发因素，如尘螨、花粉、真菌、动物毛屑、二氧化硫、氨气等各种特异和非特异性吸入物；感染，如细菌、病毒、原虫、寄生虫等；食物，如鱼、虾、蟹、蛋类、牛奶等；药物，如普萘洛尔（心得安）、阿司匹林等；气候变化、运动、妊娠等都可能是哮喘的激发因素。

2. 发病机制

哮喘的发病机制不完全清楚，可概括为免疫 - 炎症反应、神经机制和气道高反应性及其相互作用。

二、临床表现

1. 症状

为发作性伴有哮鸣音的呼气性呼吸困难或发作性胸闷和咳嗽。严重者被迫采取坐位或呈端坐呼吸，干咳或咳大量白色泡沫痰，甚至出现发绀等，有时咳嗽可为唯一的症状（咳嗽变异型哮喘）。哮喘症状可在数分钟内发作，经数小时至数天，用支气管舒张药或自行缓解。某些患者在缓解数小时后可再次发作。在夜间及凌晨发作和加重常是哮喘的特征之一。

2. 体征

发作时胸部呈过度充气状态，有广泛的哮鸣音，呼气音延长。但在轻度哮喘或非常严重哮喘发作，哮鸣音可不出现。心率增快、奇脉、胸腹反常运动和发绀常出现在严重哮喘患者中。非发作期体检可无异常。

三、辅助检查

1. 痰液检查

涂片在显微镜下可见较多嗜酸性粒细胞。

2. 呼吸功能检查

（1）通气功能检测：在哮喘发作时呈阻塞性通气功能改变，呼气流速指标均显著下降，1秒钟用力呼气容积（FEV1）、1秒率[1秒钟用力呼气量占用力肺活量比值（FEV1/FVC%）]以及最高呼气流量（PEF）均减少。肺容量指标可见用力肺活量减少、残气量增加、功能残气量和肺总量增加，残气占肺总量百分比增高。缓解期上述通气功能指标可逐渐恢复。病变迁延、反复发作者，其通气功能可逐渐下降。

（2）支气管激发试验（BPT）用以测定气道反应性。吸入激发剂后其通气功能下降、气道阻力增加。运动亦可诱发气道痉挛，使通气功能下降。一般适用于通气功能在正常预计值的 70% 以上的患者。如 FEV1 下降 ≥ 20%，可诊断为激发试验阳性。

（3）支气管舒张试验（BDT）用以测定气道可逆性。有效的支气管舒张药可使发作时的气道痉挛得到改善，肺功能指标好转。常用吸入型的支气管舒张药如沙丁胺醇、特布他林及异丙托溴铵等。舒张试验阳性诊断标准：① FEV1 较用药前增加 12% 或以上，且其绝对值增加 200 mL 或以上；② PEF 较治疗前增加每分钟 60 L 或增加 ≥ 20%。

（4）呼气峰流速（PEF）及其变异率测定：PEF 可反映气道通气功能的变化。哮喘发作时 PEF 下降。此外，由于哮喘有通气功能时间节律变化的特点，常于夜间或凌晨发作或加重，使其通气功能下降。若 24 小时内 PEF 或昼夜 PEF 波动率 ≥ 20%，也符合气道可逆性改变的特点。

3. 动脉血气分析

哮喘发作时由于气道阻塞且通气分布不均，通气/血流比值失衡，可致肺泡气–动脉血氧分压差（$PA-aDO_2$）增大；严重发作时可有缺氧，PaO_2 降低，由于过度通气可使 $PaCO_2$ 下降，pH 上升，表现呼吸性碱中毒。若重症哮喘，病情进一步发展，气道阻塞严重，可有缺氧及 CO_2 潴留，$PaCO_2$ 上升，表现呼吸性酸中毒。若缺氧明显，可合并代谢性酸中毒。

4. 胸部 X 线检查

早期在哮喘发作时可见两肺透亮度增加，呈过度通气状态；在缓解期多无明显异常。如并发呼吸道感染，可见肺纹理增加及炎性浸润阴影。同时要注意肺不张、气胸或纵隔气肿等并发症的存在。

5. 特异性变应原的检测

哮喘患者大多数伴有过敏体质，对众多的变应原和刺激物敏感。测定变应性指标结合病史有助于对患者的病因诊断和脱离致敏因素的接触。

四、治疗原则

目前尚无特效的治疗方法，但长期规范化治疗可使哮喘症状能得到控制，减少复发乃至不发作。

1. 脱离变应原

2. 药物治疗

（1）缓解哮喘发作：此类药物主要作用为舒张支气管，故也称支气管舒张药。

①β_2肾上腺素受体激动药（简称 β_2激动药）：β_2激动药是控制哮喘急性发作的首选药物。常用的短效 β_2受体激动药有沙丁胺醇、特布他林和非诺特罗，作用时间为 4～6 小时。长效 β_2受体激动药有福莫特罗、沙美特罗及丙卡特罗，作用时间为 10～12 小时。

②抗胆碱药：吸入抗胆碱药如异丙托溴铵，为胆碱能受体（M受体）拮抗药，可以阻断节后迷走神经通路，降低迷走神经兴奋性而起舒张支气管作用，并有减少痰液分泌的作用。与 β_2受体激动药联合吸入有协同作用，尤其适用于夜间哮喘及多痰的患者。

③茶碱类：是目前治疗哮喘的有效药物。茶碱与糖皮质激素合用具有协同作用。口服给药：包括氨茶碱和控（缓）释茶碱，后者且因其昼夜血药浓度平稳，不良反应较少，且可维持较好的治疗浓度，平喘作用可维持 12～24 小时，可用于控制夜间哮喘。最好在用药中监测血浆氨茶碱浓度，其安全有效浓度为 6～15μg/mL。

（2）控制或预防哮喘发作：此类药物主要治疗哮喘的气道炎症，亦称消炎药。由于哮喘的病理基础是慢性非特异性炎症，糖皮质激素是当前控制哮喘发作最有效的药物。可分为吸入、口服和静脉用药。

①吸入治疗是目前推荐长期消炎治疗哮喘的最常用方法。常用吸入药物有倍氯米松、布地奈德、氟替卡松、莫米松等，后两者生物活性更强，作用更持久。吸入治疗药物全身性不良反应少，少数患者可引起口腔念珠菌感染、声音嘶哑或呼吸道不适，吸药后用清水漱口可减轻局部反应和胃肠吸收。

②口服剂：有泼尼松（强的松）、泼尼松龙（强的松龙）。

③静脉用药：重度或严重哮喘发作时应及早应用琥珀酸氢化可的松，注射后 4～6 小时起作用，常用量为每日 100～400 mg，或甲泼尼龙（甲基强的松龙，每日 80～160 mg）起效时间更短（2～4 小时）。地塞米松因在体内半衰期较长、不良反应较多，宜慎用，一般为每日 10～30 mg。

④LT调节剂：通过调节 LT 的生物活性而发挥消炎作用，同时具有舒张支气管平滑肌的作用，可以作为轻度哮喘的一种控制药物的选择。常用半胱氨酰 LT 受体拮抗药，如孟鲁司特 10 mg。

3. 免疫疗法

分为特异性和非特异性两种。采用特异性变应原（如螨、花粉、猫毛等）做定期反复皮下注射，剂量由低至高，以产生免疫耐受性，使患者脱（减）敏。除常规的脱敏疗法外，季节前免疫法对于一些季节性发作的哮喘患者（多为花粉致敏），可在发病季节前 3～4 个月开始治疗。非特异性疗法，如注射卡介苗、转移因子、疫苗等生物制品抑制变应原反应的过程，有一定辅助的疗效。

五、护理

1. 评估

（1）病史

①患病及治疗经过：询问病人发病时的症状，如喘息、呼吸困难、胸闷或咳嗽的程度、持续时间、诱发和缓解因素。了解既往和目前的检查结果、治疗经过和病人的病情程度。了解病人对所用药物的名称、剂量、用法、疗效、不良反应等知识的掌握情况，尤其是病人能否掌握药物吸入技术，是否进行长期规律的治疗，是否熟悉哮喘急性发作先兆和正确处理方法，急性发作时有无按医嘱治疗等。评估疾病对病人日常生活和工作的影响程度。

②评估与哮喘有关的病因和诱因：a. 有无接触变应原：室内是否密封窗户，是否使用毛毯、尼龙饰品，或使用空调等而造成室内空气流通减少；室内有无尘螨滋生、动物的皮毛和排泄物、花粉等。b. 有无主动或被动吸烟，吸入污染空气如臭氧、杀虫剂、油漆和工业废气等。c. 有无进食虾蟹、鱼、牛奶、蛋类等食物。d. 有无服用普萘洛尔、阿司匹林等药物史。e. 有无受凉、气候变化、剧烈运动、妊娠等诱发因素。f. 有无易激动、紧张、烦躁不安、焦虑等精神因素。g. 有无哮喘家族史。

③心理－社会状况：哮喘是一种气道慢性炎症性疾病，病人对环境多种激发因子易过敏，发作性症

状反复出现，严重时可影响睡眠、体力活动。应注意评估病人有无烦躁、焦虑、恐惧等心理反应。由于哮喘需要长期甚至终身防治，可加重病人及家属的精神、经济负担。注意评估病人有无忧郁、悲观情绪，以及是否对疾病失去信心等。评估家属对疾病知识的了解程度、对病人关心程度、经济情况和社区医疗服务状况等。

（2）身体评估

①一般状态：评估病人的生命体征和精神状态；有无失眠，有无嗜睡、意识模糊等意识状态改变，有无痛苦面容。观察呼吸频率和脉率的情况，有无奇脉。

②皮肤和黏膜：观察口唇、面颊、耳郭等皮肤有无发绀，唇舌是否干燥，皮肤弹性是否降低。

③胸部体征：胸部有无过度膨胀，观察有无辅助呼吸肌参与呼吸和三凹征出现。听诊肺部有无哮鸣音、呼吸音延长，有无胸腹反常运动。但应注意轻度哮喘或非常严重哮喘发作时，可不出现哮鸣音。

（3）实验室及其他检查

①血常规：有无嗜酸性粒细胞增高、中性粒细胞增高。

②动脉血气分析：有无 PaO_2 降低，$PaCO_2$ 是否增高，有无呼吸性酸中毒、代谢性碱中毒。

③特异性变异原的检测：特异性 IgE 有无增高。

④痰液检查：涂片有无嗜酸性粒细胞，痰培养有无致病菌。

⑤肺功能检查：有无 FEV1、FEV1/FVC%、VC 等下降，有无残气量、功能残气量、肺总量增加，有无残气/肺总量比值增高。

⑥X 线检查：有无肺透亮度增加。若出现肺纹理增多和炎性浸润阴影，提示并发现感染。注意观察有无气胸、纵隔气肿、肺不张等并发症的征象。

2. 护理要点及措施

（1）病情观察：观察病人意识状态，呼吸频率、节律，深度及辅助呼吸肌是否参与呼吸运动等，监测呼吸音、哮鸣音变化，监测动脉血气分析和肺功能情况，了解病情和治疗效果。哮喘严重发作时，如经治疗病情无缓解，做好机械通气准备工作。加强对急性期病人的监护，尤其是夜间和凌晨哮喘易发作，严密观察有无病情变化。

（2）环境与体位：有明确过敏源者，应尽快脱离。提供安静、舒适、温湿度适宜的环境，保持室内清洁、空气流通。根据病情提供舒适体位，如为端坐呼吸者提供床旁桌支撑，以减少体力消耗。病室不宜摆放花草，避免使用皮毛、羽绒或蚕丝织物。

（3）氧疗护理：重症哮喘病人常伴有不同程度的低氧血症，应遵医嘱给予鼻导管或面罩吸氧，吸氧流量为每分钟 1 ~ 3 L，吸入浓度一般不超过 40%。为避免气道干燥和寒冷气流的刺激而导致气道痉挛，吸入的氧气应尽量温暖湿润。在给氧过程中，检测动脉血气分析。如哮喘严重发作，经一般药物治疗无效，或病人出现神志改变，$PaO_2 < 60$ mmHg，$PaCO_2 > 50$ mmHg 时，应准备进行机械通气。

（4）饮食护理：约 20% 的成年病人和 50% 的患儿可因不适当饮食而诱发或加重哮喘，应提供清淡、易消化、足够热量的饮食，避免进食硬、冷、油煎食物，若能找出与哮喘发作有关的食物，如鱼、虾、蟹、蛋类、牛奶等，应避免食用。某些食物添加剂如酒石黄、亚硝酸盐（制作糖果、糕点中用于漂白或防腐）也可诱发哮喘发作，应当引起注意。戒酒、戒烟。哮喘急性发作时，病人呼吸增快、出汗，常伴脱水、痰液黏稠，形成痰栓阻塞小支气管加重呼吸困难。应鼓励病人每天饮水 2 500 ~ 3 000 mL，以补充丢失的水分，稀释痰液。重症者应建立静脉通道，遵医嘱及时、充分补液，纠正水、电解质和酸碱平衡紊乱。

（5）口腔与皮肤护理：哮喘发作时，病人常会大量出汗，应每天以温水擦浴，勤换衣服和床单，保持皮肤的清洁、干燥和舒适，协助并鼓励病人咳嗽后用温水漱口，保持口腔清洁。

（6）用药护理：观察药物疗效和不良反应。

① β_2 受体激动药：指导病人按医嘱用药，不宜长期、规律、单一、大量使用。因为长期应用可引起 β_2 受体功能下降和气道反应性增高，出现耐药性。指导病人正确使用雾化吸入器，以保证药物的疗效。静脉滴注沙丁胺醇时应注意控制滴速（每分钟 2 ~ 4 μg）。用药过程观察有无心悸、骨骼肌震颤、低血钾等不良反应。

②糖皮质激素：吸入药物治疗，全身性不良反应少，少数病人可出现口腔念珠菌感染、声音嘶哑或呼吸道不适，指导病人喷药后必须立即用清水充分漱口以减轻局部反应和胃肠吸收。口服用药宜饭后服用，以减少对胃肠道黏膜的刺激。气雾吸入糖皮质激素可减少其口服量，当用吸入剂时，通常需同时使用2周后再逐步减少口服量，指导病人不得自行减量或停药。

③茶碱类：静脉注射时浓度不宜过高、速度不宜过快、注射时间宜在10分钟以上，以防中毒症状发生，其不良反应有恶心、呕吐等胃肠道症状，心律失常、血压降低和兴奋呼吸中枢作用，严重者可致抽搐甚至死亡，用药时监测血药浓度可减少不良反应发生，其安全浓度为6～15 ph/mL，发热、妊娠、小儿或老年有心、肝、肾功能障碍及甲状腺功能亢进症者不良反应增加。合用西咪替丁（甲氰咪胍）、喹诺酮类、大环内酯类药物等可影响茶碱代谢而使其排泄减慢，应加强观察。茶碱缓（控）释片有控释材料，不能嚼服，必须整片吞服。

④其他：色甘酸钠及尼多酸钠，少数病人吸入后可有咽喉不适、胸闷、偶见皮疹，孕妇慎用。抗胆碱药吸入后，少数病人可有口苦或干感。酮替芬有镇静、头晕、口干、嗜睡等不良反应，对高空作业人员、驾驶员、操控精密仪器者应予以强调。

（7）促进排痰：痰液黏稠者可定时给予蒸汽或氧气雾化吸入。指导病人进行有效咳嗽、协助叩背有利于痰液排出，无效者可用负压吸引器吸痰。

（8）心理护理：缓解紧张情绪，哮喘新近发生和重症发作的病人，通常感到情绪紧张，甚至惊恐不安，应多巡视病人，耐心解释病情和治疗措施，给予心理疏导和安慰，消除过度的紧张状态，对减轻哮喘发作的症状和控制病情有重要意义。

3. 健康教育

（1）疾病知识指导：指导病人增加对哮喘的激发因素、发病机制、控制目的和效果的认识，以提高病人在治疗中的依从性。通过教育使病人懂得哮喘虽不能彻底治愈，但只要坚持充分的正规治疗，完全可以有效控制哮喘的发作，即病人可达到没有或仅有轻度症状，能坚持日常工作和学习。

（2）避免诱发因素：针对个体情况，指导病人有效控制可诱发哮喘发作的各种因素，如避免摄入引起过敏的食物；避免强烈的精神刺激和剧烈运动；避免持续的喊叫等过度换气动作；不养宠物；避免接触刺激性气体及预防呼吸道感染；戴围巾或口罩避免冷空气刺激；缓解期应加强体育锻炼、耐寒锻炼及耐力训练，以增强体质。

（3）自我检测病情：指导病人识别哮喘发作的先兆表现和病情加重的征象，学会哮喘发作时进行简单的紧急自我处理方法。学会利用峰流速仪来检测最大呼气峰流速（PE-FR），做好哮喘日记，为疾病预防和治疗提供参考资料。峰流速仪的使用方法：取站立位，尽可能深吸一口气，然后用唇齿部分包住口含器后，以最快的速度，用1次最有力的呼气吹动游标滑动，游标最终停止的刻度，就是此次峰流速值。峰流速测定是发现早期哮喘发作最简便易行的方法，在没有出现症状之前，PEFR下降，提示早期哮喘的发生。临床试验观察证实，每天测量的PEFR与标准的PEFR进行比较，不仅能早期发现哮喘的发作，还能判断哮喘控制的程度和选择治疗措施。如果PEFR经常地、有规律地保持在80%～100%，为安全区，说明哮喘控制理想，如果PEFR为50%～80%，为警告区，说明哮喘加重需要及时调整治疗方案；如果PEFR＜50%，为危险区，说明哮喘严重，需要立即到医院就诊。

（4）用药指导：哮喘病人应了解自己所用各种药物的名称、用法、用量及注意事项，了解药物的主要不良反应及如何采取相应的措施来避免。指导病人或家属掌握正确的药物吸入技术，遵医嘱使用β_2受体激动药和（或）糖皮质激素吸入剂。与病人共同制订长期管理、防止复发的计划。

（5）心理-社会指导：精神-心理因素在哮喘的发生发展过程中起重要作用，培养良好的情绪和战胜疾病的信心是哮喘治疗和护理的重要内容。哮喘病人的心理反应可有抑郁、焦虑、恐惧、性格改变等，应给予心理疏导，使病人保持规律的生活和乐观情绪，积极参加体育锻炼，最大程度保持劳动能力，可有效减轻病人的不良心理反应。此外，病人常有社会适应能力下降（如信心及适应能力下降、交际减少等）的表现，应指导病人充分利用社会支持系统，动员与病人关系密切的家人和朋友参与对哮喘病人的管理，为其身心健康提供各方面的支持。

第三节　支气管扩张

支气管扩张症是由于不同病因引起气道及其周围肺组织的慢性炎症，造成气道壁损伤，继之管腔扩张和变形。临床表现为慢性咳嗽、咳痰、间断咯血和反复肺部感染。

一、流行病学

支气管扩张症的发病率并不清楚，其起病多在儿童或青少年时期，由于抗生素和疫苗的应用，发病率有减少的趋势。

二、病因

1. 感染

细菌、真菌、病毒、结核分枝杆菌及非结核分枝杆菌。

2. 遗传性或先天性缺陷

囊性纤维化、肺隔离症、支气管软骨缺损等。

3. 免疫缺陷

原发性低 γ 球蛋白血症、HIV 感染、肺移植等。

4. 物理化学因素

放射性肺炎、毒气吸入、吸入性肺炎等。

5. 全身相关疾病

类风湿关节炎等。

三、发病机制

不同原因所致支气管和周围组织慢性炎症，使管壁弹力纤维、平滑肌和软骨受到破坏，管壁变形和扩张，而炎症引起支气管黏膜充血、肿胀、黏液分泌增多，造成支气管堵塞。支气管肺组织反复感染和支气管堵塞，两者相互作用、互为因果，促使支气管扩张的发生和进展。

四、护理评估

（一）健康史

1. 了解患者有无儿童时期诱发支气管扩张的呼吸道感染史或其他先天因素。

2. 了解患者患病的年龄、发生时间、诱因，主要症状的性质、严重程度和持续时间、加剧因素等。

3. 询问患者咳嗽的时间、节律，观察患者痰液的颜色、性状、量和气味及有无肉眼可见的异常物质等。

4. 详细询问患者有无咯血，评估患者咯血的量。

5. 了解患者有关的检查和治疗经过，是否按医嘱进行治疗，是否掌握有关的治疗方法。

（二）临床表现

因病情轻重不一，临床表现各异，病变早期临床可无症状，随着病情进展可出现以下临床常见症状。

1. 症状

（1）慢性咳嗽、大量黏液脓痰：咳嗽和咳痰与体位改变有关，卧床或晨起时咳嗽痰量增多。呼吸道感染急性发作时，黄绿色脓痰明显增加。

（2）间断咯血：因病变部位支气管壁毛细血管扩张形成血管瘤，而反复咯血，咯血程度可分为小量咯血至大量咯血，与病情无相关性。有些患者仅有反复咯血，而无咳嗽、脓痰等症状，或仅有少许黏液痰，临床上称为干性支气管扩张。

（3）全身症状：若支气管引流不畅，痰不易咳出，反复继发感染，可出现畏寒、发热、食欲缺乏、消瘦、贫血等症状。有的患者存在鼻窦炎，尤其先天性原因引起的支气管扩张。

2. 体征

轻症或干性支气管扩张体征不明显。病变典型者可于下胸部、背部的病变部位闻及固定性、局限性湿啰音，呼吸音减低，严重者可伴哮鸣音。慢性患者可伴有杵状指（趾）。

（三）辅助检查

1. 胸部 X 线

可见一侧或双侧下肺纹理增多或增粗，典型者可见多个不规则的蜂窝状透亮阴影或沿支气管的卷发状阴影。

2. CT 检查

外周肺野出现囊状、柱状及不规则形状的支气管扩张，囊状支气管扩张其直径比伴行的血管粗大，形成印戒征。

3. 纤维支气管镜检查

敏感性可达 97%，是主要的诊断方法。可直接观察气道黏膜病变，可做支气管肺泡灌洗液检查，能进行细菌、细胞病理学、免疫学的检查，可进一步明确病因，指导诊断和治疗。

4. 痰微生物检查

包括痰涂片、痰细菌培养、抗生素敏感试验等，以指导用药。

5. 血清免疫球蛋白和补体检查

有助于发现免疫缺陷病引起呼吸道反复感染所致的支气管扩张。

（四）心理社会评估

支气管扩张的患者多数为青年、幼年期发病，其病程之长，反复发作，使患者产生焦虑、悲观的心理，呼吸困难，反复咯血等症状又使患者感到恐惧，因此应了解患者的心理状态及应对方式；了解患者是否知道疾病的过程、性质以及防治和预后的认知程度；评估患者的家庭成员的文化背景、经济收入，及对患者的关心、支持程度。

五、护理问题

1. 清理呼吸道无效

与痰液黏稠、量多、无效咳嗽引起痰液不易排出有关。

2. 有窒息的危险

与痰多、黏稠、大咯血而不能及时排出有关。

3. 营养失调；低于机体需要量

与慢性感染导致机体消耗增加、咯血有关。

4. 焦虑

与疾病迁延不愈、不能正常生活工作有关。

六、计划与实施

（一）目标

1. 患者能正确进行有效咳嗽、使用胸部叩击等措施，达到有效的咳嗽、咳痰。
2. 患者能保持呼吸道通畅，及时排出痰液和气道内的血液，不发生窒息的危险。
3. 患者能认识到增加营养物质摄入的重要性并能接受医务人员对饮食的合理化建议。
4. 患者能表达其焦虑情绪，焦虑减轻，能配合治疗和康复。

（二）实施与护理

1. 生活护理

患者居室应经常通风换气，换气时注意保护患者避免受凉。室内温湿度适宜，温度保持在 22 ~ 24℃，相对湿度保持在 50% ~ 60%，保持气道湿润，利于纤毛运动，维护气道正常的廓清功能。因患者慢性长期咳嗽和咳大量脓性痰，机体消耗大，故应进食营养丰富的饮食，特别是供给优质蛋白，如：蛋、奶、鱼、虾、瘦肉等。加强口腔护理，大量咳痰的患者，口腔内残有痰液，易发生口腔感染及口腔异味，因此，应嘱患者随时漱口，保持口腔清洁。

2. 心理护理

应为患者提供一个良好的休息环境，多巡视、关心患者，建立良好的护患关系，取得患者的信任，告知患者通过避免诱因，合理用药可以控制病情继续进展，缓解症状；相反，焦虑会加重病情。并教育家属尽可能地陪伴患者，给予患者积极有效的安慰、支持和鼓励。

3. 治疗配合

（1）病情观察：慢性咳嗽、咳大量脓性痰、反复咯血、反复肺部感染是支气管扩张的主要临床表现，痰量在体位改变时，如起床时或就寝后最多每日可达 100 ~ 400 mL，痰液经放置数小时后可分三层，上层为泡沫，中层为黏液，下层为脓性物和坏死组织，当伴有厌氧菌感染时，可有恶臭味。有 50% ~ 70% 支气管扩张患者有咯血症状，其咯血量差异较大，可由血痰到大咯血，应注意观察，及时发现患者有无窒息的征兆。

（2）体位引流

①应根据病变的部位和解剖关系确定正确的体位。通过调整患者的体位，将患肺置于高位，引流支气管开口向下，以利于淤积在支气管内的脓液随重力作用流入大支气管和气管而排出。病变位于上叶者，取坐位或健侧卧位。病变位于中叶者，取仰卧位稍左侧。病变位于舌叶者，取仰卧位稍向右侧。病变位于下叶尖段者，取俯卧位。

②体位引流每日 2 ~ 4 次，每次 15 ~ 20 min，两餐之间进行。如痰液黏稠可在引流前行雾化吸入，并在引流时用轻叩患者背部，使附于支气管壁的痰栓脱落，促进引流效果。

③引流过程中注意观察患者反应，如发现面色苍白、出冷汗、头晕、脉率增快、血压下降及有大咯血等，应立即停止引流，并采取相应措施。

（3）咯血的护理：根据咯血量临床分为痰中带血、少量咯血（ < 100 mL/d ）、中等量咯血（ 100 ~ 500 mL/d ）或大量咯血（ > 500 mL/d，或 1 次 300 ~ 500 mL ）。

①咯血量少者适当卧床休息，取患侧卧位，以利体位压迫止血。进食少量温凉流质饮食。

②中等或大量咯血时应严格卧床休息，应用止血药物，必要时可经纤维支气管镜止血，或插入球囊导管压迫止血。

③大量咯血时取侧卧或头低足高位，预防窒息，并暂禁食。咯血停止后进软食，忌用咖啡、浓茶等刺激性食品。备好抢救物品及各种抢救药物。

④观察再咯血征象，如患者突感胸闷、气急、心慌、头晕、咽喉部发痒、口有腥味并烦躁、发绀、神色紧张、面色苍白、冷汗、突然坐起，甚至抽搐、昏迷、尿失禁等，提示再咯血的可能。应立即置患者于头低足高侧卧位，通知医师并准备抢救。大咯血时可因血块堵塞大气管而致窒息或肺不张，故须立即将口腔血块吸出，抽吸同时辅以轻拍背部，使气管内的血液尽快进入口腔。

4. 用药护理

合并严重感染时可根据细菌药敏选用抗生素，用法用量应遵医嘱，并及时观察药物过敏反应、毒副作用。局部用药，如：雾化吸入，及时协助患者排出痰液。咯血患者常规留置套管针，建立有效的静脉通路。大咯血时遵医嘱应用止血药，如垂体后叶素，用药过程中注意观察止血效果和不良反应，如发现患者出现惊慌、面色苍白、腹痛等，除通知医师外立即减慢滴速。及时给予氧气吸入，备好抢救物品。如：吸引器、简易呼吸器、气管插管、呼吸机、急救药品等。

5. 健康教育

（1）患有其他慢性感染性病灶如慢性扁桃体炎、鼻窦炎、龋齿等患者，应劝其积极治疗，以防复发。

（2）指导患者有效咳嗽进行体位排痰，可指导患者将以往确定的病变肺叶和肺段置于高位，引流支气管开口向下，使痰液顺体位流至气管，嘱患者深呼吸数次，然后用力咳嗽将痰液咳出，如此反复进行。

（3）指导患者和家属了解疾病的发生、发展和治疗、护理过程及感染、咯血等症状的监测。

（4）嘱患者戒烟，注意保暖，预防感冒，并加强体育锻炼，增强机体免疫力和抗病能力。

（5）建立良好生活习惯，养成良好的心态，防止疾病的进一步发展。

七、预期结果与评价

1. 能有效咳痰，痰液易咳出。

2. 能正确应用体位引流、胸部叩击等方法排出痰液。

3. 及时发现患者窒息征兆，避免窒息发生。

4. 营养状态改善。

5. 能运用有效的方法缓解症状，减轻心理压力。

微信扫码
◆临床科研
◆医学前沿
◆临床资讯
◆临床笔记

第三章　　泌尿系统疾病的护理

第一节　急性肾小球肾炎

急性肾小球肾炎（acute glomerulonephritis，AGN）简称急性肾炎，是一种常见的肾脏疾病。以急性起病，不同程度的血尿、蛋白尿、水肿、高血压、少尿及一过性氮质血症为常见的临床表现。其表现为一组临床综合征，又称为急性肾炎综合征。急性肾炎常见于感染之后（潜伏期约 2 ～ 4 周），故又称急性感染后肾小球肾炎。以链球菌感染后最为常见，称之为急性链球菌感染后肾炎，偶见于其他细菌或病原微生物感染之后。急性肾炎任何年龄均可发病，但以儿童多见，青年次之，中老年少见，一般男性发病率较高，男女之比约为（2 ～ 3）：1。

急性链球菌感染后肾小球肾炎（post-streptococcal glomerulone-phritis，PSGN）多为 β 溶血性链球菌"致肾炎菌株"（常为 A 组链球菌中的XII型）感染后所致。常在上呼吸道感染、皮肤感染、猩红热等链球菌感染后发生。易感人群为酗酒、药瘾者、先天性心脏病患者等。本病主要是链球菌胞壁成分 M 蛋白或某些分泌产物所引起的免疫反应导致肾脏损伤。其发病机制有①免疫复合物沉积于肾脏；②抗原原位种植于肾肝；③改变肾脏正常抗原，诱导自身免疫反应。急性肾炎的病理变化随病程及病变的轻重而有所不同。病轻者肾脏活组织检查仅见肾小球毛细血管充血，轻度内皮细胞和系膜细胞增生，肾小球基底膜上，免疫复合物的沉积不显著，在电镜下无致密沉着物。典型病例在光学显微镜下可见弥漫性肾小球毛细血管内皮细胞增生、肿胀，使毛细血管腔发生程度不等的阻塞。系膜细胞亦增生肿胀，伴中性及嗜酸性粒细胞单核细胞浸润及纤维蛋白的沉积，肾小球毛细血管内血流受到障碍，引起缺血，使肾小球滤过率降低。少数严重病例肾小球囊的上皮细胞也有增生，形成新月小体，囊腔内可有大量红细胞。应用免疫荧光技术在电子显微镜下观察时，可见到肾小球基底膜上皮细胞下面呈丘状沉积物，主要成分是补体（C_3）与免疫球蛋白（IgG），表明这是免疫复合体所构成。

本病病人的治疗以休息、对症处理为主，不宜用激素及细胞毒药物。急性肾衰竭病人应予短期透析。积极预防本病并发症的发生，如高血压脑病、急性左心衰竭等。具体措施：①一般治疗：急性期注意休息、保暖，待肉眼血尿消失、水肿消退、血压恢复正常后逐渐增加活动量。②对症治疗：利尿治疗可消除水肿，降低血压，通常利尿治疗有效。利尿后高血压控制不满意时，可加用降压药物。③控制感染灶：以往主张使用青霉素或其他抗生素 10 ～ 14 天，现其必要性存在争议。对于反复发作的慢性扁桃体炎，待肾炎病情稳定后，可作扁桃体摘除，手术前后两周应注射青霉素。④高血压脑病的治疗：降压：利血平 1 mg，肌注，或肼苯哒嗪 20 mg，肌注。氯苯甲噻二嗪 300 mg，于 15 ～ 30 秒钟内静注，此药可使血压在数分钟内降至正常。硝普钠 25 mg，加入 5% ～ 10% 葡萄糖液 250 mL 中，缓慢静滴，10 ～ 15 滴 / 分，可根据血压调整滴数，一般在 72 h 内逐渐停药，改口服药物治疗。脱水：20% 甘露醇 250 mL，快速静滴或静注，应用次数根据临床情况而定。⑤心力衰竭的治疗：主要措施为限制水钠入量，利尿降压，必要时可应用酚妥拉明或硝普钠静脉注射，以减轻心脏前后负荷。洋地黄类药物对急性肾炎合并心衰效果不肯定，仅于必要时试用。经各种治疗仍不能控制心衰时，可行腹膜透析或血液透析脱水治疗。⑥急性肾功能衰竭的治疗：可参阅急性肾衰章节。少数急性肾炎患者可出现少尿或无尿，可有明显水肿、高血压或循环性充血状态，可用速尿静注，开始按 1 ~ 2 mg/kg 一次，若效果不明显可增加剂量，每次 3 ~ 5 mg/kg，重复 2 ~ 3 次，多可发生利尿反应。不需要持续用药，否则须注意药物蓄积引起耳中毒。

一、护理评估

（一）病史

大部分病人有明确的前驱感染史，如扁桃体炎、咽炎、丹毒、化脓性皮肤病、猩红热等，于感染后 7 ~ 21 天发病。感染与发病之间有一定的潜伏期，通常 1 ~ 3 周，平均 10 天左右，起病轻重不一，多呈急性肾炎综合征的表现。

（二）身体状况

1. 症状

（1）血尿：常为起病的首发症状和患者的就诊原因，几乎所有的患者都有血尿。30% ~ 40% 为肉眼血尿，呈洗肉水样、红茶色或酱油状，但无血凝块。严重血尿患者可有排尿困难及尿道不适感，但无典型的尿路刺激症状。

（2）少尿：患者初期常有少尿，可由少尿引起氮质血症，经 2 周后，随尿量增多，肾功能可恢复。少数病例由少尿发展成无尿，表明肾功能损伤严重，应警惕出现急性肾衰。

（3）全身症状：患者常表现为疲乏、腰痛、厌食、恶心、呕吐、头晕、嗜睡等。

2. 体征

（1）水肿：常为起病的早期症状，约 80% 以上的患者出现水肿。典型表现为晨起眼睑水肿或伴有下肢轻度可凹性水肿，严重的波及全身，甚至发生胸腹水及心包积液，急性肾炎水肿指压凹陷可不明显。大部分患者 2 ~ 4 周后自行消肿，少于 20% 的病例可出现肾病综合征。若水肿或肾病综合征持续发展，常提示预后不佳。

（2）高血压：见于 80% 左右的病例，多为轻中度高血压（130 ~ 140/90 ~ 100 mmHg），其高血压与水肿的程度有关，利尿后血压逐渐恢复正常。少数患者出现严重高血压，甚至高血压脑病。若血压持续升高 2 周以上面无下降趋势者，表明肾脏病变较严重。

（3）眼底病变：较少见，多由高血压引起。轻者可见视网膜小动脉痉挛，重者见眼底出血和视神经盘水肿。

（三）实验室及其他检查

1. 尿液检查

血尿沉渣有多量红细胞和数量不等的白细胞，有各种管型。少尿时尿比重多 > 1.02。所有病人均有不同程度的蛋白尿，尿蛋白定量一般 24 h 在 1 ~ 3 g。

2. 肾功能检查

若有肾功能不全者，可有血尿素氮及肌酐升高，低血钠，高血钾和代谢性酸中毒。

3. 其他检查

血沉多数加速。80% 患者有血清抗链球菌溶血素 "O" 滴定度升高。80% ~ 93% 病人有血清补体 C_3 及 CH_{50} 低，多于病后 2 周内出现，8 周内恢复正常。95% 病人血清 IgG 和 IgM 升高。尿 FDF 增高，轻度贫血及低蛋白血症。测定抗链球菌激酶（ASK）和抗脱氧核糖核酸酶 B（ADNaSeB）可阳性。

二、护理目标

1. 叙述水肿促成因素和预防水肿方法，水肿有所减轻。
2. 病人能说出焦虑的原因，焦虑感减轻、心理状态逐渐稳定。

三、护理措施

（一）一般护理

1. 急性发作期应卧床休息，直至症状完全消失，小便恢复正常为止。

2. 病室阳光充足、空气新鲜，保持一定的湿度、温度，避免交叉感染。

3. 给予高热量、高维生素、低蛋白、低盐易消化饮食。血压较高、浮肿明显者应限制液体入量。

（二）病情观察与护理

1. 密切观察体温、脉搏、呼吸、血压的变化。特别要注意病人有无肾功能不全、高血压脑病、心功能不全的症状。如出现剧烈头痛、意识障碍、惊厥、昏迷、呼吸困难、发绀、尿少或无尿等表现，应及时通知医生并备好抢救药品，同时配合抢救，做好对症护理。

2. 浮肿严重病儿应记录 24 h 出入量，及时做好各项化验检查，防止水、电解质紊乱的发生。

3. 使用利尿剂、降压药、抗生素等治疗时观察疗效及药物副作用。按医嘱定时留尿送检。如并发肾功能不全、心力衰竭、高血压脑病及时通知医生，配合抢救。

4. 尽量避免肌肉和皮下注射，因水肿常致药物吸收不良。注射后需按压较长时间，以免药液自针孔处向外渗出，并注意局部清洁，防止继发感染。

四、健康教育

一般来说，近期和远期的预后均良好。大部分急性肾炎患者经 2 ~ 4 周，均可消肿、血压下降，但尿检查异常可持续时间较长，成人患者尿中红细胞可延续 1 ~ 2 年才消退，故急性肾炎患者出院后要定期门诊检查，直到完全恢复。

预防链球菌感染极重要，有慢性扁桃体炎患者应做扁桃体切除，上呼吸道感染易发季节，应注意预防。要保持皮肤清洁，预防皮肤化脓感染。急性肾炎自然痊愈率高，成人迁延为慢性肾炎发生率比小儿高，少数患者因严重并发症而死亡。

第二节　慢性肾小球肾炎

慢性肾小球（chronic glomerulonephritis，CGN）简称慢性肾炎，是由多种原因引起的，不同病理类型组成的原发于肾小球的一组疾病。该组疾病起病方式各异、病情迁延、病变缓慢进展、病程绵长，并以蛋白尿、血尿、水肿及高血压为其基本临床表现，常伴有不同程度的肾功能损害。本病可发生于不同年龄，性别，但以青壮年男性居多。

绝大多数病人起病即为慢性肾炎，但在发病前 1 周内常有感染或诱发因素。一般认为本病的起始因素为免疫介导炎症，但随着疾病的进展，也有非免疫非炎症性因素的参与，如肾小球的高压、高灌注、高滤过等，促进肾小球硬化；此外，疾病过程中出现的高脂血症、蛋白尿等会加重肾脏的损伤。由于本组疾病的病理类型及病期不同，主要临床表现可各不相同，疾病表现呈多样化。

慢性肾炎的治疗应以防止或延缓肾功能进行性恶化、改善或缓解临床症状及防治严重合并症为主要目的，而不以消除蛋白尿和尿红细胞为目标，故一般不宜使用糖皮质激素及细胞毒药物。综合治疗措施包括：积极控制高血压，限制食物中蛋白质及磷的摄入，应用抗血小板药及避免加重肾脏损害的因素。

一、护理评估

（一）病史

慢性肾炎可发生于任何年龄，以青、中年为主，男性居多。仅少数是由急性肾炎发展所致（直接迁延或临床痊愈若干年后再发）。

（二）身体状况

慢性肾炎可发生于任何年龄，但以青中年为主，男性多见。多数起病缓慢、隐袭。临床表现呈多样性，蛋白尿、血尿、高血压、水肿为其基本临床表现，可有不同程度肾功能减退，病情时轻时重、迁延，渐进性发展为慢性肾衰竭。

1. 水肿

可有可无，可轻可重，慢性肾炎前几年水肿可持续存在，后期因肾功能显著减退，蛋白尿减少，水肿不如前期显著。

2. 高血压

一部分慢性肾炎患者会有高血压症状，血压可持续升高，也可间歇出现，以舒张压升高（高于12 kPa）为特点，后期并发小动脉硬化后，血压可持续升高。

3. 肾功能不全

肾小球滤过率下降，内生肌酐清除率在正常的50%以上，血肌酐与血尿素氮在正常范围或仅轻度升高，稍后即有肾小管功能不全的表现，如夜尿、尿比重降低及酚红排泄率下降等。遇有应激状态如感染、创伤及应用肾毒药物等，使处于代偿阶段的肾功能急骤恶化发展成为尿毒症。

4. 中枢神经系统症状

可有头痛、头晕、疲乏、失眠等表现。

5. 全身症状

常有食欲不振，劳动耐力差，轻、中度贫血。

6. 并发症常

伴有呼吸道、泌尿道及皮肤感染。

7. 临床分型

根据临床表现可分以下几种亚型：

（1）普通型：少数病人起病可与急性肾炎相似，有明显的血尿、浮肿、高血压等。以后病情暂时缓解或进行性恶化，几年后发展至尿毒症。大多数病人起病时可无症状，或在劳累感冒后有浮肿、腰酸、乏力等，经尿检查才发现本病。病程进行很慢，经历多年或数十年后，逐渐进入肾功能衰竭期。病人有蛋白尿（蛋白 + ~ + + + 或24 h少于3.5 g），尿沉查红细胞数每高倍镜视野大于10个，有不同程度管型尿；轻度至中度浮肿；血压升高（但非主要表现）；一定程度的肾功能障碍，如肌酐清除率下降、酚红排泌试验降低、尿浓缩功能下降（比重在1.015以下）、氮质血症等。普通型是慢性肾炎中较多见的一种类型。

（2）肾病型：又称原发性肾病综合征Ⅱ型。其特点为大量蛋白尿，血浆蛋白降低，血胆固醇增高，明显水肿，不同程度的血尿和高血压。

（3）高血压型：多以血压升高为主要症状，常持续在21.3 ~ 24.0/12.0 ~ 14.7 kPa。伴头痛，眩晕、视力障碍、贫血等。可因肾血管痉挛导致肾功能进一步恶化，多伴有眼底改变。

（4）混合型：临床上既有肾病型表现又有高血压型表现，同时多伴有不同程度肾功能减退征象。

（5）急性发作型：在病情相对稳定或持续进展过程中，由于细菌或病毒等感染或过劳等因素，经较短的潜伏期（多为1 ~ 5天），而出现类似急性肾炎的临床表现，经治疗和休息后可恢复原先稳定水平或病情恶化，逐渐发生尿毒症；或是反复发作多次后，肾功能急剧减退出现尿毒症一系列临床表现。

（三）实验室及其他检查

1. 尿常规

尿蛋白 ± ~ + + +，呈选择或非选择性蛋白尿。镜下血尿较为常见，可见颗粒管型和透明管型，晚期可有蜡样管型。一般尿蛋白多少对判断预后并无重要意义，尿中红细胞增多反映疾病处于活动期。

2. 肾功能检查

主要表现为肾小球滤过功能下降，内生肌酐清除率降低。疾病早期并不明显，但在后期内生肌酐清除率可降至正常的50%以下，血肌酐和尿素氮升高。肾小管功能也受到损害，出现夜尿增多，酚红排泄率下降，尿比重降低。晚期还出现电解质紊乱和代谢性酸中毒。

3. 血常规

肾功能受损后出现贫血，呈正常细胞正色素性贫血。

4. X 线及超声检查

可见双肾影对称性缩小。

5. 肾活体组织检查

可确定病理类型，对选择治疗方案、判断病情和预后有重要价值。

二、护理目标

1. 水肿明显减轻或消退。
2. 膳食合理，能摄取足够的营养，贫血及低蛋白血症得到纠正。
3. 能正确面对疾病的现状，情绪稳定，焦虑感减轻或消失。

三、护理措施

（一）一般护理

1. 恢复期适当休息，急性发作期或高血压、水肿严重时，应绝对卧床休息。
2. 给予高热量、高维生素、低盐易消化饮食。大量蛋白尿及肾功能正常者，给优质高蛋白饮食：明显水肿及高血压者应限制钠盐和水的摄入。
3. 以 1：5 000 洗必泰漱口，保持口腔清洁，防止细菌繁殖。
4. 防止感冒，避免受凉及交叉感染。
5. 因高血压致头痛时，头部可放冰袋，如视力模糊，应在生活上加强护理。
6. 保持皮肤清洁，严防因尿素氮刺激而抓破皮肤，发生感染及褥疮。
7. 准确记录出入量，尿少、尿闭时及时通知医师处理。
8. 每日定时测血压 2 次并记录，防止高血压脑病的发生，注意病人安全。
9. 每周测体重 2 次并记录。
10. 做好精神护理，让病人对疾病有所认识，鼓励病人树立与疾病长期斗争以及战胜疾病的信心。

（二）病情观察与护理

1. 认真观察病情变化

注意有无尿毒症早期征象，如头痛、嗜睡、食欲不振、恶心、呕吐、尿少和出血倾向等；定时测量血压，血压过高者注意有无高血压脑病征象。如发现异常及时通知医生。此外，应密切观察药物治疗的疗效及药物副作用。如应用激素易引起继发感染：环磷酰胺等易出现胃肠道毒性反应。

2. 注意观察药物疗效及药物副作用

按医嘱定时留尿送检。如并发高血压脑病、心力衰竭、肾功能衰竭，应协助医师抢救。

四、健康教育

1. 如无明显水肿或高血压可坚持上班，但不能从事重体力劳动，避免劳累。
2. 进行呼吸道抵抗力的锻炼。因为呼吸道感染（特别是反复感染）常会加重病情。
3. 禁忌吸烟、饮酒。不宜盲目服用"偏方秘方"。
4. 一般认为持续肾功能减退或明显高血压者、新月体性肾炎、局灶／节段性肾小球硬化预后较差，局灶／节段性肾小球肾炎、系膜增生性肾炎预后相对较好。

第三节 急性肾衰竭

急性肾衰竭（acute renal failure，ARF 简称急肾衰）是一组由多种原因使两肾排泄功能在短时间内急剧下降，导致氮质代谢产物积聚和水、电解质紊乱，从而出现急性尿毒症的临床综合征。本综合征如能早期诊断、及时抢救和合理治疗，多数可逆。急性肾衰常伴少尿或无尿，但这并不是诊断的必要条件，近来已认识到，由于同时存在的肾小管功能损害程度变化很大，故尿量有很大不同，有很多急性肾衰患者仍能维持每日 1 000 ~ 2 000 mL 尿量。

造成急性肾功能衰竭的病因很多，可概括为肾前性、肾性和肾后性三种类型。

1. 肾前性

肾脏本身无原发性病变，系由多种原因造成肾血流量不足，以致肾血管收缩、肾小球滤过率降低而出现少尿或无尿。如严重创伤、失血、感染等原因造成的休克等。在早期多属功能性变化，如及时处理，肾功能可很快恢复，否则肾脏将出现器质性损害。

2. 肾性

由肾脏本身的病变引起。常见病因分肾实质病变和肾外病理因素 2 种。肾实质病变多为肾小球肾炎、肾盂肾炎等；肾外病理因素包括药物类如庆大霉素、卡那霉素、新霉毒、两性霉素、磺胺类、氯仿、甲醇、四氯化碳等；重金属类如汞、砷、铅、银、锑、铋等；生物毒素如蛇毒、蕈毒、斑蝥等；内生毒素如挤压伤、烧伤、误输异型血等。大量肌红蛋白、血红蛋白、肌酸及其他酸性代谢产物释出并进入血循环，造成肾小管堵塞，引起上皮细胞坏死。

3. 肾后性

由肾以下的尿路梗阻性病变所致，如双侧输尿管同时被结石堵塞，手术误扎两侧输尿管，盆腔晚期肿瘤压迫输尿管等。肾后性急性肾功能衰竭如能及时发现并解除梗阻，肾功能即可恢复，不发生器质性损害。

上述各种病因中，以急性肾小管坏死为引起急性肾衰最常见的类型。本节将重点讨论。各种病因引起急性肾小管缺血性或肾毒性损伤，导致肾功能急骤减退，其中大多数为可逆性肾功能衰竭，治疗得当，可获临床痊愈。

急性肾衰竭治疗的基本环节是尽量减少因少尿引起的内环境紊乱，不再对肾造成新的损害。除了防治基础病因外，治疗的重点是调整水、电解质代谢和酸碱平衡，尤其是防治高钾血症，控制氮质血症，早期透析疗法是帮助病人度过少尿期必不可少的重要措施，同时应供给足够的营养和治疗原发病。

一、护理评估

（一）病史

对病情的判断有非常重要的意义。致病因素有：

1. 肾前性急性肾功能衰竭原因

（1）血容量不足：出血；皮肤丢失（烧伤、大汗），胃肠道丢失（呕吐、腹泻），肾脏丢失（多尿、利尿、糖尿病），液体在第 3 间隙潴留（腹膜炎、胸膜炎）等。

（2）心输出量减少：充血性心力衰竭、心律失常、低流量综合征、肺动脉高压、败血症、过敏性休克等。

2. 肾实质性急性肾功能衰竭原因

在于各种原因所致的肾实质病变均可发生急性肾功能衰竭。可以急性，也可在肾脏疾病中突然恶化。多见于急性肾小管坏死和急性肾皮质坏死、急性肾小球肾炎和细小血管炎、急性肾大血管疾病、急性间质性肾炎等。

（1）肾小管病变：急性肾小管坏死（占40%）。常由肾脏缺血、中毒、肾小管堵塞（血红蛋白、肌红蛋白引起）。

（2）肾小球疾病：约占25% ~ 26%，见于各种类型急性肾炎、包括狼疮性肾炎、紫癜性肾炎等。

（3）肾间质疾病：约占90%，由药物过敏引起急性间质性肾炎多由磺胺类、新型青霉素、氨基青霉素、止痛药、非激素类抗炎药等引起。

（4）肾血管疾病：约占25%。诸如坏死性和过敏性血管炎、恶性高血压，肾动脉闭塞、肾静脉血栓形成、妊娠子痫、DIC 等。

（5）其他：移植肾的肾排斥，或慢性肾炎急性发作等。

3. 肾后性急性肾功能衰竭原因

尿路单侧或双侧梗阻（结石、肿物、血凝块），单侧或双侧肾静脉堵塞（血栓形成、肿物、医源性）等。

（二）身体状况

突然少尿（或逐渐减少），进入本病时期，临床经过可分为少尿期、多尿期和恢复期。

1. 症状

急骤地发生少尿（＜ 400 mL/24 h），但亦有非少尿型者无少尿表现，个别严重病例可无尿（＜ 100 mL/24 h）。如处理恰当，数日至数周后会出现多尿期。此外，病人可出现不同程度的腰部疼痛，软弱无力，食欲不振，或口中有尿臭味，甚者出现胸闷气急、烦躁不安、嗜睡、意识障碍。

2. 体征

由于少尿期水钠潴留，患者可出现水肿，甚则全身浮肿，高血压；合并肺水肿者，可出现两肺布满湿啰音；高钾血症者，可见心律缓慢、心律不齐，甚至心室纤颤、停搏；酸中毒者，可见呼吸深大。

3. 主要并发症

（1）感染：是急性肾衰的常见并发症，也是主要死亡原因之一。尿路感染最为常见，其次为肺部感染和败血症。

（2）循环系统并发症：常见心律失常、心力衰竭、心包炎、高血压，甚至心包填塞。

（3）电解质紊乱：常见高钾血症或低钾血症。

（三）实验室及其他检查

1. 血液检查

少尿期可出现①轻、中度贫血；②血浆肌酐每日升高 44.2 ～ 88.4 μ mol/L 多在 353.6 ～ 884 μ mol/L 或更高；血尿素氮每日升高 3.6 ～ 10.7 mmol/L，多在 21.4 ～ 35.7 mmol/L；③血清钾浓度升高，部分可正常或偏低；④血 pH 常低于 7.35，碱储负值增大；⑤血清钠浓度可正常或偏低；⑥血清钙可降低，血磷升高；⑦血氯低、血镁高。

2. 尿液检查

①尿量改变，少尿期尿量在 400 mL/ 天以下，非少尿型可正常或增多；②尿常规检查：外观多混浊，尿色深，尿蛋白多 + ～ ++，部分可为 +++ ～ ++++，以中小分子蛋白质为主。尿沉渣检查可见肾小管上皮细胞、上皮细胞管型、颗粒管型及少许红、白细胞；③尿比重低而固定，多在 1.015 以下；④尿渗透浓度低于 350 mol/kg，尿与血渗透浓度之比低于 1.1；⑤尿钠含量增高，多在 40 ～ 60 mmol/L；⑥尿尿素与血尿素之比降低，常低于 10；⑦尿肌酐与血肌酐之比降低，常低于 10；⑧肾衰指数 ＞ 2；⑨滤过钠排泄分数（FeNa），FeNa ＞ 1 为急性肾小管坏死致肾衰；FeNa ＜ 1 为肾前性少尿性肾衰。

3. 影像学检查

包括 B 超、肾区腹部平片、CT、尿路造影、放射性核素扫描等，应结合患者具体情况，权衡检查本身对病情影响后选择进行。B 超可观察到肾脏的大小、肾脏结石，同时提示有无肾盂积水。但如果检查肾大小正常，有轻度肾盂积水，也可能仅反映为输尿管或肾盂蠕动无力。反流性肾病或者尿崩症尿量过多伴失水而致的肾前性肾衰竭，有时也能观察到肾盂积水，必须予以注意。腹部平片也可观察到肾脏大小，同时能发现阳性结石。CT 对判断结石、肾盂积水、有无梗阻及梗阻原因，特别是对确定有无后腹膜病变引起急性肾衰竭等有帮助。有时常需配合膀胱镜、进行肾盂造影或静脉肾盂造影等检查结果来判断。

4. 肾穿刺

使用于可以完全排除肾前、肾后性引起的急性肾衰竭，而肾内病变不能明确者，特别是各型急进性肾炎、血管炎、溶血尿毒症综合征以及急性间质性肾炎等。

二、护理目标

1. 身心不适减轻或去除。
2. 维持水、电解质、酸碱平衡。
3. 维持正常的营养状况。
4. 无感染和其他并发症发生。
5. 无意外事故的发生。

微信扫码
◆临床科研
◆医学前沿
◆临床资讯
◆临床笔记

三、护理措施

（一）一般护理

1. 休息

一旦急性肾功能衰竭的诊断确立后，应对患者进行临床监护。患者应卧床休息以减轻肾脏的负担，降低代谢率，减少蛋白质分解代谢，从而减轻氮质血症。

2. 保证营养与热量的摄入

急性肾衰少尿期营养很重要，应尽可能供给足够的热量。补充营养的方法有：

（1）口服法：能口服的病人，尽量鼓励口服。

（2）管饲法：恶心呕吐，无法进食而胃肠功能正常可采用鼻饲。胃管尽量选用小号、软管。

可间歇性灌注，也可用泵持续滴入要素饮食。注入液的量与浓度宜逐步增加，直至满足需要。

（3）静脉营养：不能口服、鼻饲者必须行静脉营养。可经中心静脉导管或动静脉外瘘管（透析用）输入高渗葡萄糖、脂肪乳剂及氨基酸等。定时测血糖，根据需要加入胰岛素。

3. 预防感染

（1）清洁病室环境，每日早晚通风 1 h。

（2）病床环境每日紫外线消毒 1 次。

（3）患者每日早晚 1 次口腔护理和会阴部冲洗。每次所用创口换药，所有静脉导管拔除后应做血培养。每日 2 次用呋喃西林作膀胱冲洗。每 2 周更换 1 次尿管。

（4）由于患者病情较重，长期卧床应帮助病人翻身、擦背、按摩，减少皮肤受压时间，保持床单的平整、无渣、无皱折，不拖拉患者，避免发生褥疮和皮肤感染。

（5）年老体弱患者注意保持呼吸道通畅，避免发生上呼吸道感染及肺炎。

（二）病情观察与护理

1. 做好生命体征的观察，定时测量体温、呼吸、脉搏、血压并记录，密切观察神志，注意有无嗜睡、感觉迟钝、呼吸深而大、昏迷等酸中毒表现。注意有无高血压脑病及心力衰竭征象。发现异常，及时报告医生。

2. 急性肾衰临床最显著的特征是尿的变化。凡是有引起急性肾衰的病因存在，即应密切观察尿量及尿比重的变化，必要时查血生化，以期尽早发现急性肾衰初期病人。

3. 水与电解质平衡的观察，严格记录 24 h 出入量，包括尿液、粪便、引流液、呕吐物、出汗等，如条件允许，每日应测体重 1 次。每日测定电解质及肌酐，密切观察补液量是否合适，可参考下列指标：①每日体重 0.2 ～ 0.5 kg。②血钠保持在 140 mmol/L（130 mEq/L）。如血钠明显降低，则提示可能有水过多。③中心静脉压 > 1 kPa（10 cmH_2O）、颈静脉怒张、水肿急剧加重、血压增高、脉压增宽、心搏增强等表现，提示体液过多。

4. 高血钾是急性肾衰病人常见的致死原因，应密切监测心电变化。一旦出现嗜睡、肌张力低下、心律失常、恶心呕吐等高血钾症状时，应立即建立静脉通路，备好急救药品，并根据医嘱准备透析物品。

5. 水中毒是急性肾衰的严重并发症，也是引起死亡的重要原因之一。如发现病人有血压增高，头痛、呕吐、抽搐、昏迷等脑水肿表现，或肺部听诊闻及肺底部啰音伴呼吸困难、咳血性泡沫痰等肺水肿表现时，应及时报告医生，并采取急救措施。

（三）症状护理

1. 手足抽搐

肾功能衰竭时，磷酸盐排泄障碍，形成高磷酸症，此时因主要由肠道排泄而加速钙的消耗，妨碍消化道对钙的吸收，造成低钙血症。可引起手足抽搐，应按医嘱及时补充钙剂。

2. 心律不齐及心率缓慢

病人由于肾功能衰竭而钾的排泄减少，引起钾的潴留，可发生高钾血症。同时，由于病人低钙，增强了高钾对心脏的毒性。病人表现为心动过缓、心律不齐、心室颤动、心脏停搏等护士应密切观察心率、心律及病情变化。高血钾症时应及时检查心电图。同时测定血钾。钾高于 5.5 mmol/L 即为高血钾，应严格控制病人摄含钾盐和保钾利尿剂等。输血治疗时，不要输库存过久的血液。输液时不用含钾的溶液，如林格氏液等。

3. 低钠血症

常因呕吐腹泻等丢失盐或输入过多不含钠的液体等致低钠血症，临床表现头晕倦怠、眼球下陷、神志淡漠、肌肉痉挛等。严重低钾血症可有抽搐或癫痫样发作或导致昏迷。护理人员应密切观察患者的临床表现，发现以上症状时，应及时补充钠盐。

4. 高血压

肾功能衰竭时，肾缺血及肾素产生过多而发生高血压。应每日测量并做好记录，观察高血压症状，并对症处理。如血压逐渐下降并恢复正常，说明病情有所好转。

5. 水中毒

必须严格控制入水量，尤其输液量和控制点滴速度。如有血压明显上升、浮肿、气促、心悸或其他原因不能解释的左心衰竭症候群，常提示有水中毒发生，应及时处理。

（四）心理护理

1. 向病人介绍急性肾功能衰竭的病因、治疗方法，说明通过治疗，大多数病人可恢复正常。并可用实例来鼓励病人，提高战胜疾病的信心。

2. 建议家属多以温暖、关切的态度接近病人，护理人员应关心体贴病人，并参与病人的活动，积极配合治疗。

四、健康教育

急性肾功能衰竭的预后与原发病性质，病人年龄，原有慢性疾患，肾功能损害的严重程度，早期诊断和早期透析与否，有无多脏器功能衰竭和并发症等因素有关。随着透析疗法的不断改进和早期预防性透析的广泛开展，直接死于肾功能衰竭本身的病例显著减少，而主要死于原发病和并发症，尤其是多脏器功能衰竭。

应教育急性肾衰病人积极治疗原发疾病，及时发现与治疗血容量不足，增加抵抗力，减少感染的发生，避免伤肾的食物、药物和毒物等进入体内。

第四节　慢性肾衰竭

慢性肾衰竭（chronic renal failure，CRF）是在各种原发或继发性慢性肾脏病的基础上，缓慢地出现肾功能减退而至衰竭。临床以代谢产物和毒素潴留，水、电解质和酸碱平衡紊乱以及某些内分泌功能异常等表现为特征。1998 年美国的统计资料显示，慢性肾脏疾病的年发生率为约 2% ～ 3%，尿毒症的年发生率为约百万分之 100 ～ 130，且患者人数呈逐年增多的趋势。

慢性肾衰竭的常见病因有：①原发性肾脏疾病，如肾小球肾炎，慢性肾盂肾炎，小管间质性肾炎，遗传性肾炎，多囊肾等；②继发性肾脏病变，如系统性红斑狼疮性肾病，糖尿病肾病，高血压肾小动脉硬化症，各种药物及重金属所致的肾脏病：③尿路梗阻性肾病，如尿路结石，神经性膀胱、前列腺肥大等。

本病的发病机制未完全明了，有以下主要学说：①"健存"肾单位学说：部分肾单位（包括肾小球及肾小管）损毁，丧失功能；而"健存"的肾单位往往发生代偿性肥大，如肾小球增大并增多滤过率，肾小管扩张并增加流经肾小管的原尿量，以便进行选择性再吸收。当"健存"肾单位尚有足够的数量，则肾功能得到代偿，病人可不出现临床症状。随着病情的发展，"健存"肾单位逐渐减少，肾功能不全的症状就会表现出来，最终发展成尿毒症。②"矫枉失衡"学说：肾功能不全导致机体代谢失衡，可通过机体神经－体液调节，可使不平衡部分重新达到平衡，但这种调节本身却又可引起新的失衡。如当肾小球滤过率下降时，钠潴留使机体增加利钠激素的分泌，可使尿钠排出增加。但利钠激素却影响细胞膜的 Na^+-K^+-ATP 酶，使钠、钾交换障碍，影响细胞特别是中枢神经细胞的正常功能。这个学说，不仅补充、完整了尿毒症的发病机制，并且是指导防治尿毒症的重要理论根据。

慢性肾衰竭的治疗包括：①治疗基础疾病和去除使肾衰竭恶化的诱发因素，纠正某些可逆因素，如水、电解质紊乱、感染、尿路梗阻、心力衰竭等；②对症处理及饮食调整等防止肾功能进一步恶化，延缓肾功能不全发展至终末期的进程；③透析治疗和肾移植，提高生活质量。

一、护理评估

（一）病史

慢性肾衰竭的病人一般有多年的原发性或继发性慢性肾病史，因此应详细询问病人的患病经过，包括首次起病前有无明显的诱因，疾病类型、病程长短、病程中出现了哪些主要症状、有何特点，既往有无加重，有何诱因，治疗经过。病情有无逐渐加重、出现新的症状等。

了解既往治疗及用药情况（包括曾用药物的种类、剂量、用法、疗程、病人对药物的反应及副作用等）。

（二）身体状况

慢肾衰的早期，除氮质血症外，往往无临床症状，而仅表现为基础疾病的症状，到了病情发展到残余单位不能调节适应机体最低要求时，尿毒症症状才会逐渐表现出来。

1. 脱水与水肿

患者对水的适应和调节能力差，既可出现脱水，也可出现水潴留甚至水中毒。如病人感染发热、呕吐腹泻或水摄入不足时，易发生脱水和血容量不足；肾衰晚期 GFR < 10 mL/min，出现少尿或无尿，若液体入量过多，不仅水肿加重，还会导致高血容量性急性左心衰竭。

2. 低钠与高钠血症

在较长的病程中多能保持血清钠正常水平。低钠多见于肾小管间质疾病、镇痛剂肾病和多囊肾等导致的 CRF，恶心呕吐，钠摄入减少，腹泻及使用渗透性或排钠性利尿剂也可引起，低钠主要表现为头晕乏力、表情淡漠，重者血压降低甚至休克、昏迷。突然增加钠负荷，肾不能很快排出，钠在细胞外液增加，出现水潴钠留，引起水肿、高血压和心力衰竭等。

3. 低钾血症及高钾血症

较急性肾功能不全时少见。一般血钾偏低多见，除与厌食、腹泻、排钾利尿、限制钾摄入有关外，还有酸中毒促使细胞钾外逸和细胞膜 Na^+-K^+-ATP 酶活性降低使细胞内钾量减少有关主要表现肌力减退、肢体瘫痪、胃肠道麻痹、尿潴留、反射减退、心律失常、严重时心脏骤停等。高钾血症主要发生在创伤、手术、麻醉、输血、酸中毒加重或一次摄入钾过多时，因病人对高钾血症较正常人耐受性高，故多无症状。少数人可有肌肉软弱或感觉异常，严重者出现心脏骤停。

4. 高磷血症、低钙血症及高镁血症

因排磷减少，导致血磷升高。磷从肠道代谢性排出时与钙结合，影响了钙的吸收；加之病人营养不良使血浆蛋白降低，进而蛋白结合钙量减少；再者因肾组织破坏，使 1，25 二羟胆固化醇合成减少等，均可造成低钙血症。但由于常伴有酸中毒使游离钙降低不多，故一般不出现低钙性搐搦，而多发生在纠正酸中毒的补碱过程中。尿毒症时，由于排镁能力降低，且酸中毒使镁从细胞内转至细胞外可造成高镁血症，抑制心脏。一般与高钾血症同时发生。

5. 代谢性酸中毒

酸中毒是慢性肾衰进展中的一种常见症状,轻者血浆二氧化碳结合力在 15.71 ~ 22.45 mmol/L(35.50 Vol/dl),重者可降至 4.49 mmol/L(10 Vol/dl)以下,伴疲乏、软弱、恶心、胸闷、Kussmaul 呼吸等。严重酸中毒是本症重要死亡原因之一。

6. 各系统症状

(1)心血管系统症状

①高血压:既可以是原有高血压的持续进展,也可在肾功能衰竭过程中出现。主要原因为水钠潴留,还可与下列因素有关:肾素活性增高、血管张力增强、尿毒症毒素、前列腺素分泌减少。收缩压和舒张压均上升,程度轻重不等。

②纤维素性心包炎:发生率超过 50%,但有明显症状者不多。患者可有胸痛,卧位及深呼吸时加重,心前区可闻及粗糙的心包摩擦音或扪及摩擦感,也可有不同程度的心包积液体征其发生机制未完全阐明,主要的形成因素是代谢异常、废物或尿素积聚、尿酸沉积、容量负荷过度、感染、抗体形成、甲状旁腺素水平增高等。

③心力衰竭:容量性负荷过度是最主要的因素,同时与高血压、心肌病、心律失常、严重贫血有关。

(2)胃肠道症状:此为患者最早出现和最突出的症状,且随肾衰进展而加剧,主要因尿素在胃肠道被细菌分解为氨和碳酸铵刺激黏膜所引起,表现为口中有氨味、畏食、恶心呕吐、腹胀、呃逆,重症病人可有口腔黏膜溃烂、假性肠梗阻和消化道大量出血等。

(3)精神、神经系统症状:早期表现为头昏、疲乏、记忆力减退、注意力不集中、失眠、健忘等,渐出现情绪及性格改变,如表情淡漠无欲、沉默寡言、精神萎靡;晚期出现嗜睡、幻觉、谵语、大小便失禁直至昏迷。周围神经病变以感觉异常为多见,患者感肢体麻木、皮肤烧灼感,部分病人下肢酸痛难忍,被迫不停地活动下肢。上述症状的发生机理系尿毒症毒素,水、电解质酸碱平衡紊乱等综合性因素所致。

(4)呼吸系统症状:因机体免疫功能低下,易合并肺部感染;间质性肺炎也较为常见:尿毒症肺是一种独特形式的肺部充血、水肿,X 线特征性表现是肺门区呈中心性肺水肿,周围肺区正常,呈蝴蝶翼状分布;15% ~ 20% 的患者发生脑膜炎,单侧或双侧胸腔积液均可发生。转移性肺钙化也时有发生正引起临床重视。

(5)皮肤表现:患者面色萎黄,色素沉着,皮肤干燥脱屑无光泽、弹性差,尿素随汗液排出沉积于皮肤;或因继发性不旁亢钙沉积于皮肤,引起顽固性瘙痒。

(6)造血系统症状:贫血是尿毒症病人必有的症状。贫血的原因:①肾脏产生红细胞生成因子不足;②潴留的代谢产物(如甲基胍、胍基琥珀酸等)抑制了红细胞的生长成熟;③血中存在毒性物质如红细胞生成素抑制因子;④食欲减退致缺铁、缺叶酸和蛋白质(特别是缺转铁蛋白);⑤从尿中丢失蛋白质;⑥各种原因所致的失血(鼻衄、消化道出血等)由于贫血是由多种原因造成的,故对各种抗贫血的治疗反应差。除贫血外尚有血小板功能障碍、集聚力低、容易破坏,加上尿毒症时多种凝血因子的活性增高,而且在酸中毒环境下,毛细血管的脆性增高,故患者有容易出血的倾向。

(7)骨骼系统:由于钙磷代谢障碍,继发性甲状旁腺功能亢进,引起肾性骨病。可发生严重的全身骨痛或病理性骨折或畸形。临床表现为骨软化症、纤维性骨炎、骨硬化症。

(8)内分泌系统表现:男性可表现为性机能减退,男性乳房女性化,女性可表现为月经不调,少数病人可有甲状腺机能低下症状。

(9)继发感染:尿毒症病人因体液免液和细胞免疫功能低下,极易继发感染。常见部位为肺、泌尿系及腹膜腔等,常可引起死亡。

(10)代谢失调及其他

①体温过低:本病基础代谢率常下降,患者体温常低于正常人约 1%,故在估计患者的发热程度时,这点要估计在内。体温与氮质血症程度呈负相关,透析后体温可恢复正常。

②碳水化合物代谢异常:空腹血糖正常或轻度升高。许多患者糖耐量减低,通常不需处理,可能是由于尿毒症毒素使外周组织对胰岛素的应答受损,因而糖利用率下降。慢肾衰时原有的糖尿病需胰岛素

量会减少，因为胰岛素平时在远端小管降解，慢肾衰时降解减少。

③高尿酸血症：尿酸主要由肾清除。当 GRF ＜ 20 mL/min 时，则有持续性高尿酸血症。发生痛风性关节炎者少见。

④脂代谢异常：尿毒症患者常有高甘油三酯血症，高密度脂蛋白血浆水平降低，极低及低密度脂蛋白升高，而胆固醇水平正常。其原因仍未明，可能与尿毒症毒素、胰岛素的代谢异常等因素有关，透析不能纠正脂代谢异常，慢性透析患者过早地发生动脉硬化。

（三）实验室及其他检查

1. 血液检查

（1）常有明显的贫血，血红蛋白常在 80 g/L 以下，多数 40 ~ 60 g/L，为正常红细胞贫血，感染时白细胞升高，血小板常减少。

（2）血浆白蛋白下降，多低于 30 g/L。

（3）血尿素氮、血肌酐升高。

（4）酸中毒时，二氧化碳结合力下降。

（5）血钙低、血磷高、血钾、血钠依病情而异。

2. 尿液检查

尿蛋白量为 + ~ + + +（随原发病和尿量多少而定），晚期因肾小球大部分已损坏，尿蛋白反而减少。尿沉渣检查，可有为数不等的红细胞、白细胞、上皮细胞和颗粒管型；如能发现粗而短，均质性、边缘有裂口的蜡样管型有诊断意义。尿渗透压降低为晨尿在 450 mmol/L（450 mOSm/kg）以下，尿相对密度降低为等张尿（固定在 1.010 左右）。

3. 肾功能检查

血尿素氮、肌酐早期可不高，晚期明显升高。内生肌酐清除率、尿浓缩稀释试验均明显减退。诊断时应按肾功能损害的程度进行临床分期：

（1）肾功能不全代偿期：内生肌酐清除率降低至每分钟 70 ~ 50 mL，血尿素氮大于 7.1 mmol/L、小于 8.9 mmol/L。血肌酐大于 132.6 μ mol/L、小于 176.0 μ mol/L，可无肾功能损害的临床症状。

（2）肾功能不全失代偿期：内生肌酐清除率小于每分钟 50 mL、大于每分钟 25 mL，血尿素氮大于 8.9 mmol/L，血肌酐大于 176.0 μ mol/L，可有轻度乏力、食欲减退和不同程度贫血症状。

（3）尿毒症期：内生肌酐清除率降至每分钟 25 mL 以下，血尿素氮大于 21.4 mmol/L，血肌酐大于 440 μ mol/L，已有较明显的尿毒症临床症状。依内生肌酐清除率可分为：尿毒症早期：每分钟 10 ~ 20 mL；尿毒症晚期：每分钟 5 ~ 10 mL；尿毒症末期：每分钟 ≤ 5 mL。

4. 血生化检查

血浆蛋白降低，总蛋白 ＜ 60 g/L，白蛋白降低更显著，常可在 30 g/L 以下。血钙偏低，而血磷高，血钾、血钠则随病情而定，可高、可低或正常。

5. 血液气体分析

提示代谢性酸中毒。

6. 其他检查

X 线尿路平片和造影、同位素肾图、肾扫描、肾穿刺活组织检查等，对病因诊断常有重要意义。

二、护理目标

1. 病人能保持足够的营养物质的摄入，身体营养状况有所改善。

2. 水肿减轻或消退。

3. 自诉活动耐力增强。

4. 住院期间不发生感染。

5. 无上消化道大量出血、心力衰竭、尿毒症性肺炎等并发症发生。

6. 避免病人受伤的危险。

7. 病人能说出绝望的因素，精神状态较好，增加了战胜疾病的信心。

三、护理措施

（一）一般护理

1. 对病人表示同情和关心，鼓励病人说出焦虑的心理感受，耐心倾听病人的诉说，鼓励病人树立战胜疾病的信心和参加有益的活动。

2. 允许家属陪伴，上家属理解病人所受躯体和精神上的痛苦，争取家庭、单位、社区及社会保险系统的支持，解决病人的后顾之忧。

3. 给病人创造一个安静、整洁的休息环境。病人休息时尽量不要干扰病人。控制探视人数和时间，防止交互感染。根据病人对活动的耐受情况制定合适的活动量，在生活上给予适当的照顾。

4. 一般给予高热量、高维生素、高钙、低磷和低蛋白饮食，（一般每日每千克体重 0.5 ~ 0.8 g），其中优质蛋白质量为每日每千克体重 0.35 ~ 0.5 g，避免进食植物蛋白，应保证足够的热量，以减少体内蛋白质的消耗，每日每千克体重宜供应 125.5 W 的热量，主食以麦淀粉为主，糖占 2/3，其余由脂肪（植物油）补充。同时注意供给富含维生素 C、B 和叶酸的食物，对伴有高分解代谢或长期热量摄入不足的病人，遵医嘱经胃肠道外补充热量、应用必需氨基酸和纠正电解质紊乱，以减慢血氮升高速度和增加抗感染能力。病人有高钾血症时，应限制含钾高的食物的摄入，如白菜、萝卜、榨菜、橘子、香蕉、梨、桃、葡萄、西瓜等。对有低钙血症的病人，应供含钙量较高的食物如牛奶，并遵医嘱使用活性维生素。及钙剂等。

5. 观察病人呕吐的次数、时间、量及性质，给予易消化、流质饮食，少量多餐。注意口腔护理、去除口臭，减少恶心感，防止细菌和真菌生长；晚间睡前饮水 1 ~ 2 次，以免夜间脱水使血液浓缩致血尿素氮相对增高，而致晨起后恶心、呕吐。

（二）病情观察与护理

1. 观察体温、脉搏、呼吸、血压的变化

每日应定时测量血压并记录之，在血压高的情况下须密切注意是否有剧烈头痛、呕吐、烦躁、抽搐或昏迷等高血压脑病征象，一经发现就要立即报告医生并按医嘱给予相应的处理，对于体温升高则应考虑是否有感染，首先应观察有否咽喉痛、咳嗽、尿急、尿痛等呼吸道和泌尿道感染症状。若有感染则应通过医生并按医嘱给予抗感染药物治疗。若病人出现脉搏频率和节律的改变，同时伴呼吸困难等，应考虑是否有心功能不全的可能，及时通知医生尽早确定诊断并进行处理，如立即取半卧位、吸氧、备好抢救物品协助抢救。

2. 观察有无意识改变

如嗜睡、谵妄、昏迷。这是由于代谢产物潴留、电解质平衡失调、代谢性酸中毒，共同对中枢神经作用的结果，是病情恶化的征象。一经发现就应报告医生，按医嘱执行治疗措施。

3、观察呼吸情况

注意观察病人有无深大呼吸及呼出的气中有无尿臭味。这是由于大量代谢产物潴留所致。一经发现就应报告医生，按医嘱立即采血查尿素氮、pH 或二氧化碳结合力，并应及时联系检验结果通知医生，按医嘱纠正代谢性酸中毒。

4. 注意观察病人恶心、呕吐、腹泻的次数，粪便的性质和数量

必要时应留取标本送检。若发现病人晨间起床时有严重呕吐，则是由于病人夜间喝水少，血液浓缩，致使血尿素氮、肌酐浓度相对增高所引起，应嘱病人夜间睡前喝适量的水，若发现病人呕吐、黑粪，应立即通知医生，并按上消化道出血进行护理。

5. 注意病人是否有乏力、表情淡漠、厌食、恶心呕吐

这是由于尿毒症病人对钠的调节功能差而产生的低钠血症，应按医嘱在严格观察监护下给予高钠饮食。如果病人呈高度水肿，则可能是稀释性低钠血症。相反，若发现水肿、血压升高，应考虑为高钠血症，应按医嘱采血查血钠协助确诊。

6. 若发现病人四肢软弱无力，活动困难，腹胀，心律失常，嗜睡

应考虑为利尿、厌食、腹泻等引起的低钠血症。应根据医嘱采血查血钾确诊。相反，尿毒症病人可因感染、酸中毒、长期应用保钾利尿剂或晚期无尿，可引起高钾血症。应特别注意的是，高钾血症与低钾血症临床表现相似，都可出现四肢软弱无力，活动困难，心律失常等。要注意辨别，正确诊治。

7. 慢性肾衰患者

每月检测尿素氮、肌酐、电解质，用以了解肾功能动态变化，及时调整治疗方案。

8. 注意观察药物治疗的疗效及副作用

如使用利尿剂引起的脱水和循环衰竭；使用降压药引起的直立性低血压或脑缺血发作等。若发现异常，及时报告医生并协同处理。

9. 行透析疗法者

应做好透析前后的护理。

四、健康教育

慢性肾功能衰竭病程拖延可长达数年，一般为不可逆病变，故要加强健康教育。如饮食教育，瘘管护理，定期复查血肌酐、尿素氮值及血常规、电解质，嘱病人注意适当锻炼身体，多饮水，勤排尿，保持外阴清洁，增加自我保健意识，预防感染，避免各种应激因素。要建立病情观察监测表，记录每日血压、体重、尿量，每月肾功能检查数值，透析次数及反应，来院就诊时供医师参考。

微信扫码
◆临床科研
◆医学前沿
◆临床资讯
◆临床笔记

第四章　神经系统疾病的护理

第一节　短暂性脑缺血发作

短暂性脑缺血发作（TIA）是指颅内血管病变引起的一过性或短暂性、局灶性或可逆性神经功能障碍。症状一般持续 10 ~ 15 min，多在 1 h 内恢复，最长不超过 24 h，可反复发作，不遗留神经功能缺损的症状和体征。TIA 发作好发于老年人，男性多于女性。临床研究结果表明：症状持续 3 h 以上的 TIA 病人有影像学及病理学改变，故目前对 TIA 发作时间的限定尚存争议。伴有大脑半球症状的 TIA 和伴有颈动脉狭窄的病人，70% 预后不佳，2 年内发生脑卒中的概率是 40%。一般椎 – 基底动脉系统 TIA 发生脑梗死的较少，年轻的 TIA 病人发生脑卒中的危险较低，单眼视觉症状的病人预后较好。

一、病因与发病机制

主要的病因是动脉粥样硬化、动脉狭窄、心脏病、血液成分改变及血流动力学变化等。

（一）微栓子形成

微栓子主要来源于动脉粥样硬化的不稳定斑块或附壁血栓的破碎脱落、瓣膜性或非瓣膜性心源性栓子及胆固醇结晶等。微栓子阻塞小动脉常导致其供血区域脑组织缺血，当栓子破碎或溶解移向远端时，血流恢复，症状缓解。此型 TIA 的临床症状多变，发作频度不高，数周或数月发作 1 次，每次发作持续时间较长，可达数十分钟至 2 h。

（二）血流动力学改变

基本病因可能是由各种原因（如动脉硬化和动脉炎等）所致的颈内动脉系统或椎 – 基底动脉系统的动脉严重狭窄，在此基础上血压急剧波动导致原来靠侧支循环维持的脑区发生一过性缺血。此型 TIA 的临床症状比较刻板，发作频度较高，每天或每周可有数次发作，每次发作持续时间多不超过 10 min。

（三）其他因素

如锁骨下动脉盗血综合征，某些血液系统疾病，如真性红细胞增多症、血小板增多、各种原因所致的严重贫血和高凝状态等。

二、临床表现

TIA 症状取决于受累血管的分布。

（一）颈动脉系统 TIA

常表现为单眼或大脑半球症状。视觉症状表现为一过性黑蒙、雾视、视野中有黑点等；大脑半球症状多为一侧面部或肢体的无力或麻木。一过性单眼盲是颈内动脉分支眼动脉缺血的特征性症状，优势半球缺血时可有失语。

（二）椎 – 基底动脉系统 TIA

通常表现为眩晕、头晕、构音障碍、发作性跌倒、共济失调、复视、眼球震颤、交叉性运动或感觉障碍、偏盲或双侧视力障碍。一侧脑神经麻痹，对侧肢体瘫痪或感觉障碍为椎 – 基底动脉系统

TIA 的典型表现。

三、实验室检查

CT 或 MRI 检查大多正常，部分病例（发作时间 > 60 min）于弥散加权 MRI 可见片状缺血灶。CTA、MRA 及 DSA 检查可见血管狭窄、动脉粥样硬化斑。TCD 检测可发现颅内动脉狭窄，并可进行血流状况评估和微栓子监测。血常规和生化检查也是必要的，神经心理学检查可能发现轻微的脑功能损害。

四、治疗要点

（一）病因治疗

确诊 TIA 后应针对病因进行积极治疗，如控制血压，治疗心律失常、心肌病变，稳定心脏功能，治疗脑动脉炎，纠正血液成分异常等。

（二）药物治疗

1. 抗血小板聚集剂

可能减少微栓子的发生，对预防复发有一定疗效。常用药物有：阿司匹林 75 ～ 150 mg/d；双嘧达莫，每次 25 ～ 50 mg，3/ 天；噻氯匹定、氯吡格雷和奥扎格雷。

2. 抗凝治疗

对伴有房颤、频繁发作的 TIA，或发作持续时间长，每次发作症状逐渐加重，同时又无明显的抗凝治疗禁忌者（无出血倾向、无严重高血压、无肝肾疾病、无溃疡病等），可及早进行抗凝治疗。首选肝素 100 mg 加入生理盐水 500 mL 中静滴，20 ～ 30/min；根据凝血活酶时间（APTT）调整肝素剂量，维持治疗前 APTT 值的 1.5 ～ 2.5 倍为完全抗凝标准，5 天后可改口服华法林或低分子肝素钠腹壁皮下注射。

3. 钙通道阻滞药

钙通道阻滞药可扩张血管，阻止脑血管痉挛，如尼莫地平 20 ～ 40 mg/d。

4. 中医药治疗

常用川芎、丹参、红花等药物。

5. 外科手术和血管内介入治疗

经血管造影确定 TIA 是由颈部大动脉病变如动脉硬化斑块引起明显狭窄或闭塞者，为了消除微栓塞，改善脑血流量，建立侧支循环，可考虑外科手术和血管内介入治疗（一般颈动脉狭窄 > 70%，病人有与狭窄相关的神经系统症状，可考虑颈动脉内膜切除术或血管内介入治疗）。

五、护理措施

（一）基础护理

1. 发作时卧床休息，枕头不宜过高，以 15° ～ 20° 为宜。
2. 指导病人转头或仰头时动作缓慢，幅度不宜过大，避免因颈部活动过度或过急而导致发作。
3. 指导病人合理休息与运动，采取适当防护措施预防跌倒或坠床。
4. 必要时协助如厕、沐浴，外出活动时有专人陪伴。

（二）疾病护理

1. 频繁发作的病人

观察和记录每次发作的持续时间、间隔时间和伴随症状，观察病人肢体无力或麻木是否减轻或加重，有无头痛、头晕或其他脑功能受损的表现，警惕完全性缺血性脑卒中的发生。

2. 注意观察药物的作用和不良反应

肝素抗凝治疗时应密切观察有无出血倾向；使用阿司匹林、氯吡格雷或奥扎格雷等抗血小板聚集剂治疗时，应注意观察有无食欲缺乏、皮疹或白细胞减少等不良反应。

（三）健康指导

1. 帮助病人和家属了解脑血管病的病因、危害、主要危险因素、早期症状、就诊时机以及治疗与预后的关系。指导掌握本病的防治措施和自我护理方法。

2. 帮助寻找和去除自身的危险因素，主动采取措施，改变不健康的生活方式。

3. 定期体检，了解心功能、血糖、血压和血脂水平；积极治疗高血压、动脉硬化、心脏病、糖尿病、高脂血症和肥胖症。

4. 选择低盐、低脂、充足蛋白质和丰富维生素的饮食，限制钠盐（< 6 g/d）和动物性脂肪的摄入；戒烟、限酒；控制食物热量，保持理想体重。

5. 保持良好的心态和稳定的情绪，多参加有益身心的社交活动。

第二节　脑梗死

脑梗死（CI）又称缺血性脑卒中，包括脑血栓形成、腔隙性脑梗死和脑栓塞等，是指因各种原因导致脑部血液供应障碍，缺血、缺氧所致的局限性脑组织的缺血性坏死或软化。临床上最常见的有脑血栓形成、脑栓塞和腔隙性梗死。

脑血栓形成（CT）是脑梗死最常见的类型，约占全部脑梗死的 60%。是在各种原因引起的血管壁病变基础上，脑动脉主干或分支动脉管腔狭窄、闭塞或血栓形成，引起脑局部血流减少或供应中断，使脑组织缺血、缺氧性坏死，出现局灶性神经系统症状和体征。

脑栓塞是由各种栓子（血流中异常的同体、液体、气体）沿血液循环进入脑动脉，引起急性血流中断而出现相应供血区脑组织缺血、坏死及脑功能障碍。只要产生栓子的病原不消除，脑栓塞就有复发的可能。复发发生在第 1 次发病后的 1 年之内。脑栓塞急性期病死率与脑血栓形成大致接近，死因多为严重脑水肿引起的脑疝、肺炎和心力衰竭等。有 10% ~ 20% 在 10 天内发生第 2 次栓塞，再发时病死率更高。约 2/3 病人留有偏瘫、失语、癫痫发作等不同程度的神经功能缺损。

腔隙性梗死是指大脑半球或脑干深部的小穿通动脉，在长期高血压基础上，血管壁发生病变，最终管腔闭塞，导致缺血性微梗死，缺血、坏死和液化的脑组织由吞噬细胞移走形成空腔，主要累及脑的深部白质、基底节、丘脑和脑桥等部位，形成腔隙性梗死灶。

一、病因与发病机制

（一）脑血栓形成

1. 脑动脉粥样硬化：是脑血栓形成最常见的病因，它多与主动脉弓、冠状动脉、肾动脉及其他外周动脉粥样硬化同时发生。但脑动脉硬化的严重程度并不与其他部位血管硬化完全一致。高血压常与脑动脉硬化并存，两者相互影响，使病变加重。高脂血症、糖尿病等则往往加速脑动脉硬化的进展。

2. 脑动脉炎：如钩端螺旋体感染引起的脑动脉炎。

3. 胶原系统疾病、先天性血管畸形、巨细胞动脉炎、肿瘤、真性红细胞增多症、血液高凝状态等。

4. 颈动脉粥样硬化的斑块脱落引起的栓塞称为血栓栓塞。

在颅内血管壁病变的基础上，如动脉内膜损害破裂或形成溃疡，在睡眠、失水、心力衰竭、心律失常等情况时，出现血压下降、血流缓慢，胆固醇易于沉积在内膜下层，引起血管壁脂肪透明变性、纤维增生、动脉变硬、纤曲、管壁厚薄不匀、血小板及纤维素等血液中有形成分黏附、聚集、沉着、形成血栓。血栓逐渐扩大，使动脉管腔变狭窄，最终引起动脉完全闭塞。缺血区脑组织因血管闭塞的快慢、部位及侧支循环能提供代偿的程度，而出现不同范围、不同程度的梗死。

脑部任何血管都可发生血栓形成，但以颈内动脉、大脑中动脉多见。血栓形成后，血流受阻或完全中断，若侧支循环不能代偿供血，受累血管供应区的脑组织则缺血、水肿、坏死。经数周后坏死的脑组织被吸收，胶质纤维增生或瘢痕形成，大病灶可形成中风囊。

（二）脑栓塞

脑栓塞的栓子来源可分为心源性、非心源性、来源不明性三大类。

1. 心源性

为脑栓塞最常见的原因。在发生脑栓塞的病人中约一半以上为风湿性心脏病二尖瓣狭窄并发心房颤动。在风湿性心脏病病人中有 14% ~ 48% 的病人发生脑栓塞。细菌性心内膜炎心瓣膜上的炎性赘生物易脱落，心肌梗死或心肌病时心内膜病变形成的附壁血栓脱落，均可成为栓子。心脏黏液瘤、二尖瓣脱垂及心脏手术、心导管检查等也可形成栓子。

2. 非心源性

主动脉弓及其发出的大血管动脉粥样硬化斑块与附着物及肺静脉血栓脱落，也是脑栓塞的重要原因。其他如肺部感染、败血症引起的感染性脓栓；长骨骨折的脂肪栓子；寄生虫虫卵栓子；癌性栓子；胸腔手术、人工气胸、气腹以及潜水员或高空飞行员所发生的减压病时的气体栓子；异物栓子等均可引起脑栓塞。

3. 来源不明性

有些脑栓塞虽经现代先进设备、方法进行仔细检查仍未能找到栓子的来源。

（三）腔隙性梗死

主要病因为高血压导致小动脉及微小动脉壁脂质透明变性，管腔闭塞产生腔隙性病变。有资料认为舒张压增高对于多发性腔隙性梗死的形成更为重要。病变血管多为 100 ~ 200 μm 的深穿支，如豆纹动脉、丘脑穿通动脉及基底动脉中央支；多为终末动脉，侧支循环差。

二、临床表现

（一）脑血栓形成

1. 本病好发于中老年人

多见于 50 ~ 60 岁以上的动脉硬化者，且多伴有高血压、冠心病或糖尿病；年轻发病者以各种原因的脑动脉炎为多见；男性稍多于女性。

2. 通常病人可有某些未引起注意的前驱症状

如头晕、头痛等；部分病人发病前曾有 TIA 史。

3. 多数病人在安静休息时发病

不少病人在睡眠中发生，次晨被发现不能说话，一侧肢体瘫痪。病情多在几小时或几天内发展达到高峰，也可为症状进行性加重或波动。多数病人意识清楚，少数病人可有不同程度的意识障碍，持续时间较短。神经系统体征主要决定于脑血管闭塞的部位及梗死的范围，常见为局灶性神经功能缺损的表现如失语、偏瘫、偏身感觉障碍等。

4. 临床分型

根据起病形式可分为以下几种。

（1）可逆性缺血性神经功能缺损：此型病人的症状和体征持续时间超过 24 h，但在 1 ~ 3 周完全恢复，不留任何后遗症。可能是缺血未导致不可逆的神经细胞损害，侧支循环迅速而充分地代偿，发生的血栓不牢固，伴发的血管痉挛及时解除等。

（2）完全型：起病 6 h 内病情达高峰，为完全性偏瘫，病情重，甚至出现昏迷，多见于血栓栓塞。

（3）进展型：局灶性脑缺血症状逐渐进展，阶梯式加重，可持续 6 h 至数日。临床症状因血栓形成的部位不同而出现相应动脉支配区的神经功能障碍。可出现对侧偏瘫、偏身感觉障碍、失语等，严重者可引起颅内压增高、昏迷、死亡。

（4）缓慢进展型：病人症状在起病 2 周以后仍逐渐发展。多见于颈内动脉颅外段血栓形成，但颅内动脉逆行性血栓形成亦可见。多与全身或局部因素所致的脑灌流减少有关。此型病例应与颅内肿瘤、硬膜下血肿相鉴别。

（二）脑栓塞

1. 任何年龄均可发病，风湿性心脏病引起者以中青年为多，冠心病及大动脉病变引起者以中老年居多。

2. 通常发病无明显诱因，安静与活动时均可发病，以活动中发病多见。起病急骤是本病的主要特征。在数秒钟或很短的时间内症状发展至高峰。多属完全性脑卒中，个别病人可在数天内呈阶梯式进行性恶化，为反复栓塞所致。

3. 常见的临床症状为局限性抽搐、偏盲、偏瘫、偏身感觉障碍、失语等，意识障碍常较轻且很快恢复。严重者可突起昏迷、全身抽搐，可因脑水肿或颅内压增高，继发脑疝而死亡。

（三）腔隙性梗死

多见于中老年，男性多于女性，半数以上的病人有高血压病史，突然或逐渐起病，出现偏瘫或偏身感觉障碍等局灶症状。通常症状较轻、体征单一、预后较好，一般无头痛、颅高压和意识障碍，许多病人并不出现临床症状而由头颅影像学检查发现。

腔隙状态是本病反复发作引起多发性腔隙性梗死，累及双侧皮质脊髓束和皮质脑干束，出现严重精神障碍、认知功能下降、假性延髓麻痹、双侧锥体束征、类帕金森综合征和尿便失禁等。

三、实验室检查

1. 血液检查

血常规、血生化（包括血脂、血糖、肾功能、电解质）血流动力学、凝血功能。

2. 影像学检查

（1）CT 检查：是最常用的检查，发病当天多无改变，但可除外脑出血，24 h 以后脑梗死区出现低密度灶。脑干和小脑梗死 CT 多显示不佳。

（2）MRI 检查：可以早期显示缺血组织的大小、部位，甚至可以显示皮质下、脑干和小脑的小梗死灶。

（3）血管造影 CTA、MRA、DSA：可以发现血管狭窄、闭塞及其他血管病变，如动脉炎、脑底异常血管网、动脉瘤和动静脉畸形等，可以为脑卒中的血管内治疗提供依据。其中 DSA 是脑血管病变检查的金标准，缺点为有创，费用高，技术要求条件高。

3. TCD

对判断颅内外血管狭窄或闭塞、血管痉挛、侧支循环建立程度有帮助，还可用于溶栓监测。

4. 放射性核素检查

可显示有无脑局部的血流灌注异常。

5. 心电图检查

作为确定心肌梗死和心律失常的依据。超声心电图检查可证实是否存在心源性栓子，颈动脉超声检查可评价颈动脉管腔狭窄程度及动脉硬化斑块情况，对证实颈动脉源性栓塞有一定意义。

四、治疗要点

脑梗死病人一般应在卒中单元中接受治疗，由多科医师、护士和治疗师参与，实施治疗、护理康复一体化的原则，以最大限度地提高治疗效果和改善预后。

1. 一般治疗

主要为对症治疗，包括维持生命体征和处理并发症。主要针对以下情况进行处理：

（1）血压：缺血性脑卒中急性期血压升高通常不需特殊处理，除非收缩压 > 220 mmHg 或舒张压 > 120 mmHg 及平均动脉压 > 130 mmHg。如果出现持续性的低血压，需首先补充血容量和增加心排血量，如上述措施无效，必要时可应用升压药。

（2）吸氧和通气支持：轻症、无低氧血症的病人无须常规吸氧，对脑干卒中和大面积梗死等病情危重或有气道受累者，需要气道支持和辅助通气。

（3）血糖：脑卒中急性期高血糖较常见，可以是原有糖尿病的表现或应激反应，当超过 11.1 mmol/L 时应予以胰岛素治疗，将血糖控制在 8.3 mmol/L 以下。

（4）脑水肿：多见于大面积梗死，脑水肿通常于发病后 3 ~ 5 天达高峰。治疗目标是降低颅内压、维持足够脑灌注和预防脑疝发生。可应用 20% 甘露醇 125 ~ 250 mL 1 次静点，6 ~ 8 h 一次；对心、肾功能不全者可改用呋塞米 20 ~ 40 mg 静脉注射，6 ~ 8 h 一次；可酌情同时应用甘油果糖 250 ~ 500 mL/次静点，1 ~ 2/d；还可用七叶皂苷钠和白蛋白辅助治疗。

（5）感染：脑组织病人（尤其存在意识障碍者）急性期容易发生呼吸道、泌尿系感染等，是导致病情加重的重要原因。病人采用适当体位，经常翻身叩背及防止误吸是预防肺炎的重要措施，肺炎的治疗主要包括呼吸支持（如氧疗）和抗生素治疗；尿路感染主要继发于尿失禁和留置导尿，尽可能避免插管和留置导尿，间歇导尿和酸化尿液可减少尿路感染，一旦发生应及时根据细菌培养和药敏试验应用敏感抗生素。

（6）上消化道出血：高龄和重症脑卒中病人急性期容易发生应激性溃疡，建议常规应用静脉抗溃疡药（H_2 受体拮抗药）；对已发生消化道出血者，应进行冰盐水洗胃、局部应用止血药（如口服或鼻饲云南白药、凝血酶等）；出血量多引起休克者，必要时需要输注新鲜全血或红细胞成分输血。

（7）发热：由于下丘脑体温调节中枢受损、并发感染或吸收热、脱水引起，可增加病人死亡率及致残率。对中枢性发热病人应以物理降温为主，必要时予以人工亚冬眠。

（8）深静脉血栓形成：高龄、严重瘫痪和心房纤颤均增加深静脉血栓形成的危险性，也增加了发生肺栓塞的风险。应鼓励病人尽早活动，下肢抬高，避免下肢静脉输液（尤其是瘫痪侧）。对有发生血栓形成风险的病人可预防性药物治疗，首选低分子肝素 4 000 U 皮下注射，1 ~ 2/d。对发生近端深静脉血栓形成、抗凝治疗症状无缓解者应给予溶栓治疗。

（9）水电解质平衡紊乱：脑卒中时由于神经内分泌功能紊乱、进食减少、呕吐及脱水治疗常并发水电解质紊乱，主要包括低钾血症、低钠血症和高钠血症。应对病人常规进行水电解质监测并及时加以纠正，纠正低钠血症和高钠血症均不宜过快，防止脑桥中央髓鞘溶解和加重脑水肿。

（10）心脏损伤：脑卒中合并的心脏损伤是脑心综合征的表现之一，主要包括急性心肌缺血、心肌梗死、心律失常及心力衰竭。脑卒中急性期应密切观察心脏情况并及时治疗。慎用增加心脏负担的药物，注意输液速度及输液量，对高龄病人或原有心脏病者甘露醇用量减半或改用其他脱水药，积极处理心肌缺血、心肌梗死、心律失常或心功能衰竭等心脏损伤。

（11）癫痫：如有癫痫发作或癫痫持续状态时可给予相应处理。脑卒中 2 周后如发生癫痫，应长期抗癫痫治疗。

2. 特殊治疗

包括早期溶栓治疗、抗血小板治疗、抗凝治疗、血管内治疗、细胞保护治疗和外科治疗等。

（1）早期溶栓：脑血栓形成发生后，尽快恢复脑缺血区的血液供应是急性期的主要治疗原则。早期溶栓是指发病后 6 h 内采用溶栓治疗使血管再通，可减轻脑水肿，缩小梗死灶，恢复梗死区血液灌流，减轻神经元损伤，挽救缺血半暗带。

①重组组织型纤溶酶原激活剂（rt-PA）：可与血栓中纤维蛋白结合成复合体，后者与纤溶酶原有高度亲和力，使之转变为纤溶酶，以溶解新鲜的纤维蛋白，故 rt-PA 只引起局部溶栓，而不产生全身溶栓状态。其半衰期为 3 ~ 5 min，剂量为 0.9 mg/kg（最大剂量 90 mg），先静滴 10%（1 min），其余剂量连续静滴，60 min 滴完。

②尿激酶：是目前国内应用最多的溶栓药，可渗入血栓内，同时激活血栓内和循环中的纤溶酶原，故可起到局部溶栓作用，并使全身处于溶栓状态。其半衰期为 10 ~ 16 min。用 100 万 ~ 150 万 U，溶于生理盐水 100 ~ 200 mL 中，持续静滴 30 min。

③链激酶：它先与纤溶酶原结合成复合体，再将纤溶酶原转变为纤溶酶，半衰期为 10 ~ 18 min，常用量 10 万 ~ 50 万 U。

（2）抗血小板治疗：常用抗血小板聚集剂包括阿司匹林和氯吡格雷。未行溶栓治疗的急性脑梗死病人应在 48 h 内服用阿司匹林,但一般不在溶栓后 24 h 内应用阿司匹林,以免增加出血风险。一般认为氯吡格雷的疗效优于阿司匹林,可口服 75 mg/d。

(3)抗凝治疗:主要包括肝素、低分子肝素和华法林。一般不推荐急性缺血性脑卒中后急性期应用抗凝药来预防脑卒中复发、阻止病情恶化或改善预后。但对于长期卧床,特别是合并高凝状态有形成深静脉血栓和肺栓塞的趋势者,可以用低分子肝素预防治疗。对于心房纤颤者可以应用华法林治疗。

(4)脑保护治疗:包括自由基清除药、阿片受体阻滞药、电压门控性钙通道阻断药、兴奋性氨基酸受体阻断药和镁离子等,可通过降低脑代谢、干预缺血引发细胞毒性机制减轻缺血性脑损伤。

(5)血管内治疗:包括经皮腔内血管成形术和血管内支架置入术等。对于颈动脉狭窄 > 70%,而神经功能缺损与之相关者,可根据病人情况考虑行相应的血管内介入治疗。

(6)外科治疗:对于有或无症状、单侧重度颈动脉狭窄 > 70%,或经药物治疗无效者可以考虑进行颈动脉内膜切除术,但不推荐在发病 24 h 进行。幕上大面积脑梗死伴严重脑水肿、占位效应和脑疝形成征象者,可行去骨瓣减压术;小脑梗死使脑干受压导致病情恶化时,可行抽吸梗死小脑组织和颅后窝减压术。

(7)其他药物治疗:降纤治疗可选用巴曲酶,使用中注意出血并发症。

(8)中医药治疗:丹参、川芎嗪、葛根素、银杏叶制剂等可降低血小板聚集、抗凝、改善脑血流、降低血液黏度。

(9)康复治疗:应早期进行,并遵循个体化原则,制定短期和长期治疗计划,分阶段、因地制宜地选择治疗方法,对病人进行针对性体能和技能训练,降低致残率,增进神经功能恢复,提高生活质量。

五、护理措施

(一)基础护理

保持床单位清洁、干燥、平整;病人需在床上大小便时为其提供隐蔽、方便的环境,指导病人学会和配合使用便器;协助定时翻身、叩背;每天温水擦浴 1 ~ 2 次,大小便失禁者及时擦洗,保持会阴部清洁;鼓励病人摄取充足的水分和均衡的饮食,饮水呛咳或吞咽困难者遵医嘱予鼻饲;保持口腔清洁,鼻饲或生活不能自理者协助口腔护理;养成定时排便的习惯,便秘者可适当运动或按摩下腹部,必要时遵医嘱使用缓泻药;协助病人洗漱、进食、沐浴和穿脱衣服等。

病人卧床时上好床栏,走廊、厕所要装扶手,方便病人坐起、扶行;地面保持平整,防湿、防滑;呼叫器和经常使用的物品置于床头病人伸手可及处;病人穿防滑软底鞋,衣着宽松;行走不稳或步态不稳者有专人陪伴,选用三角手杖等辅助工具。

告知病人不要自行使用热水瓶或用热水袋取暖。

(二)疾病护理

观察意识、瞳孔、生命体征的变化;观察有无头痛、眩晕、恶心、呕吐等症状以及偏瘫、失语等神经系统体征的变化;观察有无癫痫发作,记录发作的部位、形式、持续时间;观察有无呕血或黑粪。

正确摆放病人的良肢位,并协助体位变换以抑制患侧痉挛;加强患侧刺激以减轻患侧忽视:所有护理工作及操作均在病人患侧进行,床头柜置于患侧,与病人交谈时在病人患侧进行,引导病人将头转向患侧;根据病情指导病人进行床上运动训练:如 Bobath 握手、桥式运动、关节被动运动、坐起训练;恢复期可指导病人进行转移动作训练、坐位训练、站立训练、步行训练、平衡共济训练、日常生活活动训练等;病人吞咽困难,不能进食时遵医嘱鼻饲流食,并做好胃管的护理;饮水呛咳的病人选择半流或糊状食物,进食时保持坐位或半坐位,进餐时避免分散病人注意力;如果病人出现呛咳、误吸或呕吐,立即让病人取头侧位,及时清除口鼻分泌物和呕吐物,预防窒息和吸入性肺炎。

失语或构音障碍的病人应鼓励其采取不同方式向医护人员或家属表达自己的需要,可借助卡片、笔、本、图片、表情或手势等进行简单有效的交流;运动性失语者尽量提一些简单的问题让病人回答"是""否"或点头、摇头表示,与病人交流时语速要慢;感觉性失语的病人与其交流时应减少外来干扰,避免病人精神分散;听力障碍的病人可利用实物或图片与其交流;对于有一定文化,无书写障碍的病人可用文字书写法进行交流；护士可以配合语言治疗师指导病人进行语言训练。

加强用药护理：使用溶栓抗凝药物时应严格把握药物剂量，密切观察意识和血压变化，定期进行神经功能评估，监测出凝血时间、凝血酶原时间，观察有无皮肤及消化道出血倾向，有无头痛、急性血压升高、恶心、呕吐和颅内出血的症状；有无栓子脱落引起的小栓塞，如肠系膜上动脉栓塞可引起腹痛，下肢静脉栓塞可出现皮肤肿胀、发红及肢体疼痛、功能障碍等；使用钙通道阻滞药如尼莫地平时，因能产生明显的扩血管作用，可导致病人头部胀痛、颜面部发红、血压降低等，应监测血压变化，控制输液滴速，一般小于每分钟 30 滴，告知病人和家属不要随意自行调节输液速度；使用低分子右旋糖酐时应密切观察有无发热、皮疹甚至过敏性休克的发生。

大脑左前半球受损可以导致抑郁，加之由于沟通障碍，肢体功能恢复的过程长，日常生活依赖他人照顾，如果缺少家庭和社会支持，病人可能产生焦虑或抑郁，而焦虑和抑郁情绪阻碍了病人的有效康复，从而严重影响病人的生活质量。因此应重视对精神情绪变化的监控，提高对抑郁、焦虑状态的认识，及时发现病人的心理问题，进行针对性心理治疗（解释、安慰、鼓励、保证等），以消除病人思想顾虑，稳定情绪，增强战胜疾病的信心。

（三）健康指导

1. 疾病知识和康复指导指导

病人和家属了解本病的基本病因、主要危险因素和危害，告知本病的早期症状和就诊时机，掌握本病的康复治疗知识与自我护理方法，帮助分析和消除不利于疾病康复的因素，落实康复计划；鼓励病人树立信心，克服急于求成心理，循序渐进，坚持锻炼，增强自我照顾的能力；鼓励家属关心体贴病人，给予精神支持和生活照顾，但要避免养成病人的依赖心理。

2. 合理饮食

进食高蛋白、低盐低脂、低热量的清淡饮食，多吃新鲜蔬菜、水果、谷类、鱼类和豆类，戒烟、限酒。

3. 日常生活指导

适当运动，如慢跑、散步等，每天 30 min 以上，合理休息和娱乐；日常生活不要依赖他人，尽量做力所能及的家务；病人起床、坐起或低头系鞋带等体位变换时动作宜缓慢，转头不宜过猛过急，洗澡时间不宜过长，平时外出时有人陪伴，防止跌倒；气候变化时注意保暖，防止感冒。

4. 预防复发

遵医嘱正确服用降压、降糖和降脂药物；定期门诊检查，了解血压、血糖、血脂和心功能情况，预防并发症和脑卒中复发。当病人出现头晕、头痛、一侧肢体麻木无力、讲话吐词不清或进食呛咳、发热、外伤时应及时就诊。

第三节　脑出血

脑出血系指原发性非外伤性脑实质出血，占急性脑血管病的20%～30%。年发病率60～80/10万人口，急性期病死率为30%～40%，是急性脑血管病变中死亡率最高的。

一、病因及发病机制

1. 高血压并发细小动脉硬化是脑出血最常见原因

细小动脉变性增厚、玻璃样变以及微小动脉瘤形成等病理变化是其脑出血的病理基础。

2. 颅内动脉瘤

主要是先天性动脉瘤。动脉瘤经血流旋涡和血压的冲击，常使其顶端增大、破裂。

3. 脑血管畸形

因血管壁发育异常，常较易出血。

4. 其他

脑动脉炎、脑底异常血管网症、血液病、抗凝及溶栓治疗等。

二、临床表现

起病突然，病情发展迅速，大多数在情绪紧张、兴奋、活动、排便、用力时发病，数分钟至数小时内病情发展至高峰。主要表现为：头痛、呕吐、偏瘫、失语、意识障碍、大小便失禁等，血压常明显升高。由于出血部位和出血量不同，临床表现各异，分述如下。

1. 壳核出血

最常见，占脑出血的50%～60%。因出血最常累及内囊而表现"三偏征"：偏瘫、偏身感觉障碍、偏盲。优势半球出血可有失语。出血量少（30 mL）时，临床症状轻，预后较好；出血量较大（＞30 mL）时，临床症状重，可出现意识障碍和占位效应，严重者可引起脑疝、甚至死亡。

2. 丘脑出血

约占脑出血的20%。病人常出现丘脑性感觉障碍（对侧偏身深浅感觉减退、感觉过敏或自发性疼痛）、丘脑性失语（言语缓慢而不清、重复语言、发音困难等）、丘脑性痴呆（记忆力和计算力减退、情感障碍等）和眼球运动障碍（眼球向上注视麻痹等）。出血侵及内囊可出现对侧肢体瘫痪，多为下肢重于上肢。

3. 脑干出血

约占脑出血的10%，绝大多数为脑桥出血。常表现为突然发病，剧烈头痛、眩晕、复视、呕吐、一侧面部麻木等。出血常先从一侧开始，表现为交叉性瘫痪，头和眼转向非出血侧，呈"凝视瘫肢"状。出血量大时多迅速波及两侧，出现双侧面部和肢体瘫痪，双侧病理反射阳性。由于交感神经纤维受损，双侧瞳孔极度缩小，但对光反射存在。严重者由于出血破坏了联系丘脑下部调节体温的纤维出现中枢性高热、呼吸不规则，病情常迅速恶化，多数在24～48 h死亡。

4. 小脑出血

约占脑出血的10%。常开始为一侧枕部的疼痛、眩晕、呕吐、病侧肢体共济失调，可有脑神经麻痹、眼球震颤、双眼向病变对侧同向凝视，可有肢体瘫痪。

5. 脑叶出血

占脑出血的5%～10%。以顶叶出血多见，依次为颞叶、枕叶、额叶，40%为跨叶出血。

（1）顶叶出血：偏瘫较轻，而偏身感觉障碍较重；对侧下象限盲；优势半球出血可出现混合性失语。

（2）颞叶出血：对侧中枢性面舌瘫；对肢体瘫痪以上肢为主；对侧上象限盲；优势半球出血可出现感觉性失语或混合性失语；可有颞叶癫痫、幻嗅、幻视。

（3）枕叶出血：对侧同向性偏盲，可有一过性黑蒙和视物变形；多无肢体瘫痪。

（4）额叶出血：前额痛、呕吐、痫性发作、对侧偏瘫、精神障碍，优势半球出血表现运动性失语。

6. 脑室出血

占脑出血的3%～5%。表现为突然头痛、呕吐，立即昏迷或昏迷加深；双侧瞳孔缩小，四肢肌张力增高，病理反射阳性，早期出现去大脑强直，脑膜刺激征阳性；常出现丘脑下部受损的症状和体征，如应激性溃疡、消化道出血、中枢性高热、血糖增高、尿崩症等。如出血量少，仅部分脑室出血，表现酷似蛛网膜下腔出血，病人意识清楚或仅有轻度障碍，预后良好。

三、实验室检查

1. CT 检查

临床疑诊脑出血是首选 CT 检查。可明确诊断出血的部位、范围、出血量及是否破入脑室。CT 动态观察可发现进展型脑出血。

2. MRI 检查

可发现 CT 不能辨认的脑干或小脑小量出血。

3. DSA 检查

可清晰显示异常血管、破裂的血管和部位。

4. 腰椎穿刺检查

多为血性脑脊液、压力常增高。已明确诊断的重症脑出血病人，不宜行腰穿检查，以免诱发脑疝。

5. 血液检查

血常规、生化检查，有白细胞计数增高、血尿素氮和血糖升高。

6. 其他

心电图、X 线。

四、治疗要点

脑出血急性期的主要治疗原则是：控制脑水肿、防止再出血、维持生命功能和防治并发症。

1. 控制脑水肿

脑出血后，由于脑实质内突然出现了血肿的占位效应，引起脑室受压，中线结构移位，颅内压急剧增高，可出现脑疝，危及生命。因此，控制脑水肿，降低颅内压是脑出血急性期处理的一个重要环节。根据病情，遵医嘱可选用甘露醇、甘油果糖、呋塞米、白蛋白等治疗。

2. 调控血压

由于脑出血后颅内压升高，为保证脑组织供血的代偿性反应，急性期血压常升高，当颅内压下降时血压也会随之下降，故急性期一般不应用降压药。当收缩压超过 200 mmHg 或舒张压超过 110 mmHg 可适当使用温和的降压药如硫酸镁等。急性期后血压持续过高时可系统地应用降压药。

3. 止血药和凝血药

仅用于并发消化道出血或有凝血障碍时，常用药物有 6- 基己酸、氨甲环酸、酚磺乙胺、立止血等。

4. 防治消化道出血

常用奥美拉唑、西咪替丁等药物，对预防和控制应激性溃疡导致的消化道出血有较好的效果。

5. 手术治疗

手术宜在发病后 6 ～ 24 h 进行。如大脑半球出血量在 30 mL 以上或小脑出血量在 10 mL 以上，可考虑开颅手术清除血肿或小脑减压术；出血破入脑室可行脑室穿刺引流；脑叶出血也可行颅骨钻孔微创颅内血肿清除术。

6. 对症治疗

吸氧、吸痰、保持呼吸道通畅、预防感染，维持水、电解质、酸碱平衡等。

7. 早期康复治疗

脑出血病情稳定后宜尽早进行康复治疗。包括：肢体康复、语言康复、吞咽功能康复、心理康复等。有条件者应由专业的康复治疗师进行康复治疗，可有效降低病死率和致残率，改善病人的预后，提高生活质量，缩短住院时间和减少医疗费用，有利于出院后的管理和社区治疗与康复。

五、护理措施

（一）基础护理

1. 休息与体位

急性期绝对卧床休息 2 ～ 4 周，抬高床头 15°～ 30°，以减轻脑水肿。

2. 环境与安全

保持环境安静、安全，严格限制探视，避免各种刺激，各项治疗护理应集中进行。有条件者可单人房间。有谵妄、躁动病人，应加保护性床栏，必要时约束带适当约束。

3. 生活护理

①做好口腔清洁，每天协助口腔护理 2 ～ 3 次。②做好皮肤护理，预防压疮。每天床上擦浴 1 ～ 2 次；每 2 ～ 3 h 协助更换体位 1 次，注意在发病后 24 ～ 48 h 变换体位时应尽量减少头部的摆动幅度，以防加重出血；保持床单元整洁、干燥，有条件者可使用气垫床或自动减压床。③协助床上大小便，尿失禁者做好接尿处理。④有肢体瘫痪者，协助做好良肢位的摆放，并指导和协助肢体进行主、被动运动，预

防关节僵硬和肢体挛缩畸形。

4. 饮食护理

出血量少、意识清醒的病人，给予高蛋白、高维生素的清淡饮食。昏迷或有吞咽障碍者，遵医嘱予留置胃管鼻饲流食。

5. 心理护理

对意识清楚的病人，讲解疾病有关知识，消除其不良心理，避免情绪激动及过度紧张，注意保持情绪稳定。

（二）疾病护理

1. 对症护理

主要是颅内压增高，及早发现脑疝先兆与急救处理。

（1）评估有无脑疝的先兆表现：严密观察病人意识、瞳孔变化、定时测量生命体征，注意病人有无剧烈头痛、喷射性呕吐、烦躁不安、血压增高、脉搏减慢、呼吸不规则、一侧瞳孔散大、意识障碍加重等脑疝的先兆表现，一旦出现，应立即报告医师。

（2）急救处理：①立即建立静脉通路，遵医嘱给予快速脱水、降颅内压药物，如20%甘露醇250 mL在15～30 min滴完。②保持呼吸道通畅，及时清除呕吐物和口鼻腔分泌物，防止舌后坠和窒息。③氧气吸入。④心电监护，监测生命体征、血氧饱和度变化。⑤备好气管插管、气管切开、呼吸机、抢救药物和脑室穿刺引流包等。

（3）用药观察：使用脱水降颅内压药物时，注意监测尿量和电解质的变化，防止低钾血症和肾功能受损。

2. 并发症的护理

脑出血常见的并发症有肺部及泌尿系统感染、上消化道出血、中枢性高热、电解质紊乱、下肢深静脉血栓形成、癫痫发作等，最常见的并发症是上消化道出血，主要是因为病变导致下丘脑功能紊乱，继而引起胃肠黏膜血流量减少，胃、十二指肠黏膜出血性糜烂、点状出血和急性溃疡所致。

（1）病情监测：①注意观察病人有无呃逆、上腹部饱胀不适、胃痛、呕血、便血、尿量减少等症状和体征。②留置胃管鼻饲的病人，注意回抽胃液，观察胃液的颜色，如发现为血色或咖啡色应立即汇报医师。③观察有无黑粪，并及时留取标本检测大便隐血试验。④如发现病人出现呕血或从胃管内抽出咖啡色胃液，柏油样大便，同时伴有面色苍白、口唇发绀、呼吸急促、皮肤湿冷，烦躁不安、血压下降、尿少等，应考虑上消化道出血和出血性休克，要立即报告医师，积极止血、抗休克处理。

（2）饮食护理：遵医嘱禁食，或给予清淡、易消化、无刺激性、营养丰富的流质饮食，注意少量多餐和温度适宜，防止损伤胃黏膜。

（3）用药护理：遵医嘱给予保护胃黏膜和止血药物，如奥美拉唑、立止血、氢氧化铝凝胶等，注意观察用药后的反应。

（三）健康指导

1. 避免诱因

应避免各种使血压骤然升高的各种因素，指导病人应注意：①保持情绪稳定和心态平衡，避免过分喜悦、愤怒、焦虑、恐惧、悲伤等不良心理和惊吓等刺激；②建立健康的生活方式，保证充足睡眠；③适当运动，避免体力或脑力的过度劳累和突然用力过猛；④养成定时排便的习惯，保持大便通畅，避免用力排便；⑤戒烟酒；⑥预防呼吸道感染，避免用力屏气、咳嗽和打喷嚏；天气变化时注意保暖。

2. 控制高血压

遵医嘱正确服用降压药，定时监测血压，维持血压稳定，减少血压波动对血管的损害。

第五章　内分泌代谢性疾病的护理

第一节　糖尿病

糖尿病（DM）是以高血糖为主要特征，伴有脂肪、蛋白质代谢紊乱的一组慢性内分泌代谢性疾病。是由胰岛素分泌绝对或相对不足，或组织细胞对胰岛素的敏感性降低所致。主要危害是长期高血糖造成的微血管病变以及所促发加重的血管病变等慢性并发症，严重时可发生糖尿病酮症酸中毒、高渗性昏迷。

一、糖尿病的分类

1997 年，进行了关于糖尿病分型的新建议。

糖尿病的病因学分类（1997，ADA 建议）：

（一）1 型糖尿病

B 细胞破坏，常引起胰岛素不足。

1. 免疫介导；

2. 特发性。

（二）2 型糖尿病

其不同的程度可以从显著的胰岛素抵抗伴相对胰岛素不足，到显著的胰岛素分泌不足伴胰岛素抵抗。

（三）其他特殊类型糖尿病

1. B 细胞特殊类型糖尿病

（1）12 号染色体，HNF–1α（MODY3）；

（2）7 号染色体，葡萄糖激酶（MODY2）；

（3）20 号染色体，HNF–4α（MODY1）；

（4）线粒体 DNA；

（5）其他。

2. 胰岛素作用遗传性缺陷

（1）A 型胰岛素抵抗；

（2）矮妖精貌综合征；

（3）Rabson–Mendenhall 综合征；

（4）脂肪萎缩型糖尿病；

（5）其他。

3. 胰腺外分泌疾病

（1）胰腺炎；

（2）创伤 / 胰腺切除术；

（3）肿瘤；

（4）囊性纤维化病；

（5）血色病；

（6）纤维钙化性胰腺病；

（7）其他。

4．内分泌病

（1）肢端肥大症；

（2）库欣综合征；

（3）胰升糖素瘤；

（4）嗜铬细胞瘤；

（5）甲状腺功能亢进症；

（6）生长抑素瘤；

（7）醛固酮瘤；

（8）其他。

5．药物或化学品所致的糖尿病

（1）vacor（吡甲硝苯脲，一种毒鼠药）；

（2）羟乙磺酸戊氧苯咪；

（3）烟酸；

（4）糖皮质激素；

（5）甲状腺激素；

（6）二氮嗪；

（7）β 受体激动剂；

（8）噻嗪类利尿剂；

（9）苯妥英钠；

（10）干扰素 α；

（11）其他。

6．感染

（1）先天性风疹；

（2）巨细胞病毒；

（3）其他。

7．不常见的免疫介导性糖尿病

（1）僵人综合征；

（2）抗胰岛素受体抗体；

（3）其他。

8．其他可能与糖尿病相关的遗传性综合征

（1）Down 综合征；

（2）Klinefelter 综合征；

（3）Turner 综合征：

（4）Wolfram 综合征；

（5）Friedreich 共济失调；

（6）Huntington 舞蹈病；

（7）Laurence-Moon-Biedel 综合征；

（8）强直性肌营养不良症；

（9）卟啉病；

（10）Prader-Willi 综合征；

微信扫码
◆ 临床科研
◆ 医学前沿
◆ 临床资讯
◆ 临床笔记

（11）其他。

二、护理评估

（一）健康史

1. 1 型糖尿病

（1）遗传易感性：指遗传患糖尿病的概率。单卵双胎发病的一致性达 50%。DQ 分子为糖尿病易感性的测定因子。

（2）环境因素：病毒感染是最主要的环境因子。

（3）免疫因素：有遗传易感性的个体，当环境因素作用于机体时，通过白介素 –I（IL-I）等介导操作 B 细胞。

2. 2 型糖尿病

（1）遗传易感性：2 型糖尿病是一种多基因突变病，存在着遗传异质性（即不同患病因素出现高血糖），单卵双胎发病率一致可达 90%。

（2）环境因素：高热量饮食、体力活动减少将导致肥胖，形成胰岛素抵抗。

（3）胰岛素抵抗：靶细胞对胰岛素的敏感性降低，同时出现代偿性高胰岛素血症，但血糖水平仍持续增高。

（4）葡萄糖毒：高血糖直接抑制内源性胰岛素分泌，称葡萄糖毒。

总之，环境因素作用于有遗传易感性的个体、产生高血糖症胰岛素抵抗是重要的病理生理环节之一。

（二）身心状况（症状、体征）

1. 代谢紊乱综合征

典型的"三多一少"症状是指高血糖致高渗性利尿，使尿量增多、口渴多饮，血糖不能利用，尿糖排泄增多，导致饥饿、食欲亢进。糖不能利用，供能减少，耗能增多，蛋白质分解增强，形成负氮平衡，常伴消瘦、乏力等表现。

2. 急性并发症

急性并发症是指糖尿病急性代谢紊乱（酮症酸中毒、高渗性昏迷）以及在糖尿病降糖治疗中出现的乳酸性酸中毒和低血糖症。

（1）糖尿病酮症酸中毒（DKA）：是指各种诱因使体内胰岛素缺乏引起高血糖、高血酮、酸中毒的一组临床综合征，其诱因是感染、饮食不当、胰岛素立即中断或不足、外伤、手术等应激情况。

（2）高渗性酮症糖尿病昏迷：简称高渗性昏迷，是因高血糖引起血浆高渗透压、严重脱水和进行性意识障碍的临床综合征，其诱因是感染、摄入糖类过多，应激状态如手术、外伤、心脑血管事件等情况。

（3）乳酸性酸中毒昏迷：是由各种不同原因引起的血乳酸持久性增高在 5 mmL/L 以上、而 pH < 7.35 的临床综合征。临床少见，其预后严重，死亡率高。

（4）低血糖症：指血浆中葡萄糖浓度明显低于正常（< 2.8 mmol/L）而引起的一种临床表现。

3. 慢性并发症

轻型病人可无明显症状，经常在体检时发现。

大血管病变：

（1）糖尿病性心脏病：包括糖尿病心肌病、心脏自主神经病变及冠状动脉粥样硬化性心脏病。

①心绞痛：可呈典型或不典型发作，心电图呈明显的心肌缺血性改变。

②心肌梗死：无痛性心梗、心梗、心衰、休克、心律失常等较常见，死亡率较非糖尿病心梗患者明显增高。

③心脏自主神经受累：在静息时心率增快，活动时心率变化少，发生室颤致猝死，死前临床上无心律失常的表现。

（2）脑血管病变：缺血性脑血管病变，以脑梗死或腔隙性脑梗死多见。动脉硬化易患因素有高血糖、高血压、高血脂、高凝、高黏滞度等。

（3）糖尿病伴高血压：高血压常见，较非糖尿病人的患病率明显增高。

微血管病变：

（1）糖尿病眼病：是各类眼病致盲的重要原因之一，最常见的是晶体受累，形成白内障。视网膜病变是糖尿病眼病的重要表现，分为6级。

Ⅰ~Ⅲ期为单纯或背景型病变，Ⅳ~Ⅵ期为增殖型病变。增殖型病变病情严重，可导致视网膜剥脱而失明。此外，还有虹膜睫状体病变、黄斑病变以及青光眼等。

（2）糖尿病肾病：

①病理：基本病理变化为肾小球硬化。弥漫性肾小球硬化病变广泛；结节性肾小球硬化为糖尿病的特征性损害；渗出性病变如纤维病变，多发生在肾病后期。

②糖尿病肾病的分期：

Ⅰ期：肾小球滤过率（GFR）升高，肾结构无异常，表现为肾小球代偿性增大，无蛋白尿出现。

Ⅱ期：微白蛋白尿期，尿蛋白排泄率为 20 ~ 200μg/min（30 ~ 300 mg/24 h 尿）。开始为间歇性，以后为持续性微白蛋白尿，尿常规中蛋白定性为阴性。

Ⅲ期：临床上糖尿病肾病期尿常规尿蛋白定性为阳性，数年后发展为肾病综合征，此期多伴有糖尿病视网膜病变。

Ⅳ期：肾衰竭期，一旦形成肾衰竭，肾功能恶化速度加快，渐发展至尿毒症期。

由第Ⅰ期发展至第Ⅳ期，历时约 15 ~ 25 年。

糖尿病神经病变：

（1）周围神经损害：对称性多发性周围神经病变，以四肢感觉神经病变最常见，肢端麻木，针刺样痛、烧灼样痛或闪电样痛，感觉减退或过敏，症状下肢比上肢重、远端比近端重。

（2）自主神经病变：

①胃肠神经损害、胃功能障碍：表现为胃轻瘫、上腹胀痛、恶心、呕吐，严重者有空腹胃潴留，少数病人表现为顽固性呕吐。

②肠道病变：同期性便秘、腹泻，甚至以顽固性腹泻或便秘为主。

③膀胱病变：自身排尿无力，尿液中断。体查可触及充盈的膀胱或 B 超下残余尿 > 20 mL。

（3）糖尿病足：由于大、小动脉粥样硬化斑块的存在、血栓形成、栓子脱落阻塞、血管痉挛等，使动脉狭窄供血不足，神经病变缺乏保护性反应造成损伤、感染，出现如下改变：

①溃疡：多发生在足部受压、摩擦处，如足底、足跟及足趾处，可深达骨骼。

②坏疽：为干性、湿性坏疽改变。干性坏疽为皮肤整块坏死变黑，边缘十分清楚，周围范围不一；湿性坏疽多发生于肢端，动、静脉同时受阻，出现溃疡、坏疽，皮肤损伤感染，局部红肿热痛、发热，甚至脓毒血症。

4. 心理、社会因素

由于糖尿病是因胰岛素不足或缺乏所引起的一种终身需药物替代性疾病，不仅因糖尿病急性并发症导致生命危险，更重要的是由于各种慢性并发症而导致糖尿病病人的生活质量下降。

（三）辅助检查

1. 尿糖、血糖

尿糖、血糖是诊断糖尿病的重要指标和根据。

2. 糖化血红蛋白

糖化血红蛋白GHb值可反映近 2 ~ 3 个月血糖总的水平及血糖控制的程度，正常范围是GHb < 0.7%。

3. 血脂

脂类代谢紊乱。

4. 葡萄糖耐量试验（OGTT）

以 75% 葡萄糖粉作为刺激物对胰岛进行负荷，糖尿病人可用 100 g 面粉的馒头作为负荷量，检测分时点血糖，以了解胰岛的贮备功能。

5. 胰岛素释放试验（IRT）

在作 OGTT 时同步同时点采集血，测胰岛素。空腹胰岛素一般在 5 ~ 20 mU/L，餐后 30 ~ 60 min 时的水平为空腹的 5 ~ 6 倍（多数为 50 ~ 100 mU/L，3 ~ 4 h 恢复到基础水平）。

6. C 肽释放试验（CPRT）

空腹约为 0.3 ~ 0.6 mmol/L，以后 30 ~ 60 min 为空腹的 5 ~ 6 倍。用胰岛素治疗过程中的病人测定 C 肽，可准确地反映内源性胰岛素的水平。

三、护理诊断

1. 营养失调——低于机体需要量与胰岛功能障碍有关。
2. 个人应对无效与血糖升高有关。
3. 执行治疗无效与知识缺乏有关。
4. 有感染的危险与机体抵抗力下降有关。
5. 焦虑与血糖控制差有关。
6. 潜在并发症低血糖反应，酮症酸中毒。

四、护理目标

1. 维持理想体重。
2. 促使摄取适应病情的饮食。
3. 预防并发症的发生。
4. 增进自我照顾的能力。
5. 保持愉快的生活。
6. 血糖控制在正常范围。

五、护理措施

（一）接受正规的治疗，控制血糖

1. 遵医嘱皮下注射胰岛素并注意注射部位的更换，以促进胰岛素的吸收。
2. 严格执行无菌操作，防止发生感染。
3. 注射胰岛素后 30 分钟要按时进食，以免发生低血糖。
4. 在应用胰岛素的过程中随时监测血糖的变化，防止低血糖。
5. 注意胰岛素的保存，2 ~ 8℃冰箱冷藏或室温 25℃避光放置，安全使用胰岛素。
6. 注意口服降糖药的服用时间及方法。
7. 如果发生低血糖反应立即进食含糖食物，病情加重时及时就诊。

（二）给予精神支持

1. 鼓励家属、朋友主动关心病人，给予精神支持。
2. 鼓励病人说出对治疗疾病的感受。
3. 给予病人倾诉的机会和时间。
4. 尽可能向病人解释清楚治疗的目的、过程及原因。

（三）做好糖尿病病人的健康教育

1. 解释糖尿病的定义、临床表现及并发症。
2. 讲明糖尿病治疗的目标、饮食、药物、运动治疗的要求。
3. 解释严格控制饮食的重要性。
4. 解释体育锻炼的方式、方法及重要性。
5. 解释药物治疗的要求与配合方式。
6. 帮助病人熟悉并掌握糖尿病自测的技能。

（四）做好糖尿病病人的自我护理指导

1. 指导病人皮肤护理

（1）使用中性肥皂和温水洗澡，并仔细擦干皮肤，勤洗澡。

（2）避免皮肤抓伤、刺伤和其他伤害。

（3）皮肤受伤后宜立即治疗：用肥皂水洗净伤口，然后用干燥的纱布包扎伤口，或用碘附涂抹伤口。

（4）如果伤口愈合差或感染，应及时到医院就诊。

2. 指导病人足部护理

（1）每天检查足部，如有疼痛、颜色和温度变化及感染症状，应及时就诊。

（2）每天坚持用温水洗脚，水温宜控制在≤40℃，洗脚时间为15分钟。

（3）平常不要将趾甲剪得很深，可请家人协助。

（4）不要用锐器抠老茧和鸡眼。

（5）每天更换干净袜子，穿合适舒适的鞋子。

（6）不要赤足行走或冬天采用热水袋取暖，以防烫伤。

（7）每天适时进行踢腿运动，以促进肢体末梢血液循环。

3. 指导病人的口腔护理

（1）定期检查牙齿。

（2）保持口腔清洁卫生，坚持早、晚餐后勤刷牙。

（3）嘱病人戒烟、戒酒，防止血管变窄、血液循环不良。

（五）预防合并症的发生

1. 低血糖反应发生的原因、症状及处理

（1）原因：

①进食不足或进食时间延长。

②药物使用剂量增大。

③运动过量。

④长期酗酒，肝、肾功能差。

（2）症状：心慌，出冷汗，饥饿感，面色苍白，手发抖，视物模糊，头晕，眼花，反应迟钝，行为改变，进行性躯体移动不协调或缓慢。

（3）处理：给予口服方糖、橙汁或进食牛奶一杯，必要时由静脉注射50% 葡萄糖。

2. 低血糖反应的护理

（1）注意意识变化。

（2）注意进食后是否仍有出汗表现等。

（3）及时给予糖的补充。

（4）维持病人身体舒适，如出汗严重，应给予更换衣服。

（5）指导病人早期发现症状，出现低血糖反应时立即采取适当措施。

（6）指导病人随时携带糖果，以防不备之需。

（7）指导病人外出时应携带识别卡，上面写明姓名、地址、病名及是否使用胰岛素。

3. 糖尿病酮症酸中毒（D.K.A）

（1）危险因素：

①胰岛素治疗中断或不适当减量。

②饮食不当。

③感染。

④应激状态（如创伤、手术、妊娠和分娩）。

（2）症状：极度口渴，多饮，多尿，虚弱，食欲减退，恶心，呕吐，头痛，烦躁，嗜睡，呼吸深快，视物模糊，甚至昏迷。

（3）检查：血糖大于 300 mg/dL，小于 900 mg/dL，血酮体阳性，血 pH 值下降等。

（4）护理：

①密切观察患者的生命征象，注意呼吸变化及呼吸困难现象。

②监测并记录尿糖和血糖、血酮、电解质紊乱或脱水现象，监测动脉血气分析值。

③遵医嘱持续小剂量胰岛素治疗，降糖、灭酮及矫正水、电解质失衡。

④保持病人呼吸道通畅，注意皮肤护理，注意病人的安全。

⑤待病情恢复，视其情形协助病人活动。

六、评价

1. 患者血糖控制在正常范围。

2. 患者及家人能认识和接受糖尿病饮食。

3. 患者及家人能按照医生的医嘱接受降糖药物治疗。

4. 患者及家人能正确服用口服降糖药，了解用药注意事项。

5. 患者及家人能掌握测尿糖、血糖、胰岛素注射等技术。

6. 患者及家人知道低血糖的反应及紧急处理方法。

7. 患者和家人通过对糖尿病的学习，认识得到提高，配合医嘱安排好个人的日常生活。

第二节　腺垂体功能减退症

腺垂体功能减退症指腺垂体激素分泌减少或缺乏所致的综合征群，可以是单种激素减少或缺乏，或多种促激素同时缺乏。

一、病因

1. 先天遗传性

腺垂体激素合成障碍可有基因遗传缺陷，如垂体先天发育缺陷、胼胝体及前联合发生异常、漏斗部缺失；转录因子突变可见于特发性垂体单一或多激素缺乏症患者。

2. 垂体瘤

为成人最常见原因，腺瘤可分为功能性和无功能性。

3. 下丘脑病变

如肿瘤、炎症、浸润性病变、肉芽肿（如结节病）等，可直接破坏下丘脑神经内分泌细胞，使释放激素分泌减少。

4. 垂体缺血性坏死

围生期因某种原因引起大出血、休克、血栓形成，使腺垂体大部缺血坏死，临床称为希恩综合征。糖尿病血管病变使垂体供血障碍也可导致垂体缺血性坏死。

5. 蝶鞍区手术、放疗和创伤

因放疗或手术损伤正常垂体组织损伤，引起腺垂体功能减退。

6. 感染和炎症

如巨细胞病毒、艾滋病、结核杆菌、真菌等感染引起的脑炎、脑膜炎、流行性出血热、梅毒或疟疾等，损伤下丘脑和垂体。

7. 其他

糖皮质激素长期治疗、垂体卒中、空泡蝶鞍、海绵窦处颈内动脉瘤等。

二、临床表现

据估计，约 50% 以上腺垂体组织破坏后才有症状。促性腺激素、GH 和 PRL 缺乏为最早表现；TSH

缺乏次之；然后可伴有 ACTH 缺乏。

1. 性腺功能减退

女性有产后大出血、休克、昏迷病史，产后无乳、月经不再来潮，性欲减退、不育、阴道分泌物减少、外阴子宫和阴道萎缩、阴道炎、性交痛、毛发脱落，尤以阴毛、腋毛为甚。成年男子性欲减退、阳痿、睾丸松软缩小、胡须稀少，无男性气质、肌力减弱、皮脂分泌减少，骨质疏松。

2. 甲状腺功能减退

病人易疲劳、怕冷、体重增加、记忆力减退、反应迟钝、嗜睡、精神抑郁、便秘、月经不调、肌肉痉挛等。体检可见表情淡漠，面色苍白，皮肤干燥发凉、粗糙脱屑，颜面、眼睑和手皮肤水肿，声音嘶哑，毛发稀疏、眉毛外 1/3 脱落。由于高胡萝卜素血症，手脚皮肤呈姜黄色。

3. 肾上腺皮质功能减退

全身皮肤色素加深，暴露处、摩擦处、乳晕、瘢痕等处尤为明显，黏膜色素沉着见于齿龈、舌部、颊黏膜等处，系垂体 ACTH、黑素细胞刺激素（MSH）分泌增多所致。所不同的是本病由于缺乏黑素细胞刺激素，故有皮肤色素减退，面色苍白，乳晕色素浅淡，而原发性慢性肾上腺功能减退症则皮肤色素加深。

4. 垂体危象

在全垂体功能减退症基础上，各种应激如感染、败血症、腹泻、呕吐、失水、饥饿、寒冷、急性心肌梗死、脑血管意外、手术，外伤、麻醉及使用镇静药、安眠药、降糖药等均可诱发垂体危象。临床呈现：①高热型（＞40℃）；②低温型（＜30℃）；③低血糖型；④低血压、循环虚脱型；⑤水中毒型；⑥混合型。各种类型可伴有相应的症状，突出表现为消化系统、循环系统和神经精神方面的症状，诸如高热、循环衰竭、休克、恶心、呕吐、头痛、神志不清、谵妄、抽搐、昏迷等严重垂危状态。

三、实验室检查

1. 性腺功能测定

女性有血雌二醇水平降低，没有排卵及基础体温改变，阴道涂片未见雌激素作用的周期性改变；男性见血睾酮水平降低或正常低值，精液检查精子数量减少，形态改变，活动度差，精液量少。

2. 肾上腺皮质功能

24 h 尿 17- 羟皮质类固醇及游离皮质醇排量减少，血浆皮质醇浓度降低，但节律正常，葡萄糖耐量试验示血糖低平曲线。

3. 甲状腺功能测定

血清 TT4、FT4 降低，TT3、FT3 可正常或降低。

4. 腺垂体分泌激素

如 FSH、LH、TSH、ACTH、GH、PRL 均减少低于正常。

5. 垂体储备功能测定

可做 TRH、PRL、LRH 兴奋试验，垂体功能减退者无增加，延迟上升者可能为下丘脑病变。

6. 影像学检查

可用 X 线、CT、MRI 了解病变部位、大小、性状及其对邻近组织的侵犯程度。

四、治疗要点

1. 病因治疗

肿瘤患者可通过手术、放疗和化疗等措施，对于鞍区占位性病变，首先必须解除压迫及破坏作用，减轻和缓解颅内高压症状，提高生活质量。对于出血、休克而引起缺血性垂体坏死，关键在于预防，加强产妇围生期的监护，及时纠正产科病理状态。

2. 激素替代治疗

腺垂体功能减退症采用相应靶腺激素替代治疗能取得满意的效果，如改善精神和体力活动，改善全身代谢及性功能，防治骨质疏松，但需要长期，甚至终身维持治疗。治疗过程中应先补给糖皮质激素，然后再补充甲状腺激素，以防肾上腺危象的发生。对于老年人、冠心病、骨密度低的患者，甲状腺激素宜从小剂量开始，并缓慢递增剂量为原则。一般不必补充盐皮质激素。除儿童垂体性侏儒症外，一般不必应用人 GH。GH 可使骨骼肌肉生长，减少体内脂肪量，但应防止肿瘤生长。

3. 垂体危象处理

（1）首先给予静脉推注 50% 葡萄糖液 40 ~ 60 mL 以抢救低血糖，继而补充 10% 葡萄糖盐水，每 500 ~ 1 000 mL 中加入氢化可的松 50 ~ 100 mg 静脉滴注，以解除急性肾上腺功能减退危象。

（2）有循环衰竭者按休克原则治疗，有感染败血症者应积极抗感染治疗，有水中毒者主要应加强利尿，可给予泼尼松或氢化可的松。

（3）低温与甲状腺功能减退有关，可给予小剂量甲状腺激素，并用保暖毯逐渐加温。禁用或慎用麻醉药，镇静药、催眠药或降糖药等。

（4）高热者，用物理降温法，并及时祛除诱因，慎用药物降温。

五、护理措施

（一）基础护理

1. 饮食护理

本病病人均消瘦，体质差，部分病人合并贫血，故应注意加强营养，鼓励病人进食鱼汤、牛奶、橙汁等高热量、高蛋白、高维生素易消化清淡饮食，少量多餐，尽可能多进食以补充营养的不足，增强机体免疫力，同时注意饮食卫生，避免胃肠道感染。

2. 生活指导

保持皮肤清洁，注意个人卫生，督促病人勤换衣、勤洗澡。保持口腔清洁，避免到人多拥挤的公共场所，怕冷的病人注意保暖，足部可放置50℃的热水袋，外用毛巾包裹防止烫伤。鼓励病人活动，减少皮肤感染和皮肤完整性受损的机会；告知病人要注意休息，避免劳累、情绪激动以及各种刺激诱发垂体危象，夜间睡眠差者忌用镇静药，为提高病人的睡眠质量，鼓励病人白天适量活动，晚上睡前用热水泡脚，保持夜间房间的安静，努力为病人休息创造一个良好的环境，保障病人不靠药物入眠。

3. 心理护理

病人在患此病后，阴毛、腋毛及眉毛脱落，头发稀疏伴性功能低下，故长期心情抑郁，思想负担重，羞于与人交谈，对疾病存在恐惧心理和悲观情绪，同时认为自己给家人、医院及社会造成麻烦和经济负担。医护人员应了解病人的思想及生活情况，及时给予安慰和理解，鼓励病人说出内心的感受，树立战胜疾病的信心；护士注意与病人交流的方式、方法及语言技巧，充分利用暗示因素来影响病人的心境；加强语言的解释性、礼貌性。

（二）疾病护理

1. 观察病情

监测生命体征变化，观察精神、神志、语言状态、体重、乏力等，准确记录出入量。

2. 用药的护理

因病人需要长期激素替代治疗，在治疗过程中，除密切观察药物的疗效和不良反应外，还应告知病人药物不良反应的症状，同时注意精神状态的观察，精神紊乱可能与激素水平低下对脑的直接或间接作用，如低血压、低血糖、电解质紊乱等综合因素有关。常规量激素替代下发生精神障碍的可能原因是靶腺激素长期严重缺乏，高级神经系统已产生一定适应，病人对外源激素异常敏感。用药同时密切观察病人的意识情绪变化，告知病人家属激素的不良反应及注意事项，以便发现问题及时处理，防止消极行为的发生，忌用镇静药、麻醉药，慎用降糖药。

3. 皮肤的护理

患者应定时翻身，保护受压皮肤的完整性，必要时给予受压部位热敷或按摩。给患者用水时，水温较正常人稍低，室温保持在 20 ~ 28℃。

（三）健康指导

1. 环境

要安静、舒适、温度、湿度适宜。注意保暖。

2. 饮食护理

鼓励患者进食高热量、高蛋白、高维生素饮食，少食多餐。

3. 用药指导

告诉病人坚持终身服药的重要性和必要性以及随意停药或变更药物剂量的危害。护士应向患者及其家属详细讲明本病的性质以及药物的用法、用量、副作用。

4. 避免诱因

如遇应激情况如感冒、手术等应及时与内分泌科医师联系，及时调整肾上腺皮质激素的用量，尽量少用镇静药物以及降血糖药物。

5. 随身携带病人识别卡

注明姓名、年龄、联系地址，标明疾病名称，以便病人发生病情变化时及时得到救治。

第三节　原发性醛固酮增多症

（一）定义

是指盐皮质激素过多所致的综合征。最主要及最早发生的症状为高血压，一般为良性演变，并伴有阵发性肌肉软弱、麻痹及手足抽搐。实验室检查主要有血、尿醛固酮增高，血钾偏低。

（二）护理措施

1. 活动指导

指导患者坚持适当的体力活动。当患者血压高、血钾低时，应嘱其减少活动量，多卧床休息。对伴有肌无力、软瘫的患者，应加强生活护理。

2. 饮食护理

低盐（每日摄入量 < 5 g）、低脂饮食，忌食动物脂肪。少食胆固醇高的食物，如动物内脏、牛肉、羊肉、蛋黄等。多食含钾多的食物，如香菇、香蕉、蘑菇、新鲜橘子汁等，多食新鲜的水果。

3. 病情观察

每日上下午测血压，重视患者主诉，如头痛、肢体活动异常等，防止脑血管意外发生。准确记录白天及夜晚的液体出入量，以了解肾脏的浓缩功能。

4. 检查指导

进行高钠、低钠试验或螺内酯试验时，应保证钠、钾摄入按试验的要求，除规定的食物外，不食用其他食物，并按规定食用完所给的食物。试验期间，按医嘱正确留取血、尿标本，教会患者留取 24 h 尿液。

5. 特殊检查指导

正确指导患者进行醛固酮、肾素活性试验。

6. 其他

指导患者保持轻松愉快的心情，耐心做好解释工作。

（三）健康指导

1. 心理指导嘱患者保持身心愉快，避免过度劳累和精神刺激，增强信心。

2. 饮食指导调剂饮食，增加食欲，保证机体需要量。

3. 指导患者门诊随访。

第六章　骨科疾病的护理

第一节　颈椎病

一、概述

颈椎病是指颈椎间盘退变及其继发性椎间关节退变刺激或压迫邻近组织所致脊椎、神经、血管损害而出现各种症状和体征。颈椎位于头颅和活动度较小的胸椎之间，活动度大，以第 5~6 和第 6~7 颈椎间的椎间盘活动度最大，容易受到慢性损伤产生退行性变。颈椎病是一种常见病，好发于中老年人，男性多于女性。

二、临床表现

1. 颈型

以颈部酸、痛、胀及不适感为主，颈部活动受限，颈部生理曲度减弱或消失。

2. 神经根型

颈椎棘突或棘突间压痛或叩痛阳性，受累椎节的脊神经根分布区的根性痛及麻木和根性肌力障碍，压颈试验和上肢牵拉试验阳性。

3. 脊髓型

表现为手足无力及麻木，下肢发紧步态不稳易跌倒，足踏棉花感，手部不能做精细动作，持物易跌落。下肢、胸部及腹部有束带感。重者大小便不能排空、尿潴留或尿失禁，甚至瘫痪。屈颈试验阳性，生理反射异常。

4. 椎动脉型

椎基动脉供血不全症状。表现为偏头痛，耳鸣、听力减退及耳聋，眩晕、记忆力减退，视力减退及复视，发音不清及嘶哑，自主神经症状，精神症状。

5. 食管压迫型

早期吞服硬质食物有困难感及食后胸骨的烧灼刺痛感，逐渐影响吞服软食和流食。X 线片显示椎体前缘有骨刺形成。

6. 混合型

表现为以上五型的症状和体征。

三、治疗原则

1. 非手术治疗

（1）适应证：颈型颈椎病、神经根型颈椎病、早期脊髓型颈椎病，手术治疗后的恢复期治疗，实验性治疗。

（2）方法：颈椎牵引；颈椎制动包括石膏围领及颈围；轻手法按摩；避免有害的工作体位，如长时间低头；保持良好的睡眠休息体位，睡眠中保持正确的睡姿和睡枕的合适高度；理疗、封闭疗法、针灸及药物外敷。

2. 手术治疗

适应证颈椎髓核突出及脱出者；以椎体后缘骨质增生为主的颈椎病；颈椎不稳症；吞咽困难型颈椎病；后纵韧带骨化症。

四、护理评估

全面细致地收集病史，判断颈部不适感及活动受限程度对生活质量的影响及评估患者对手术的耐受力。评估患者肢体运动、感觉情况，包括四肢肌力、肌张力、各种反射、感觉异常平面、括约肌的功能及其他症状。

五、护理要点及措施

1. 术前护理措施

（1）心理护理：颈椎病由于病程长或伴有进行性的肢体活动功能障碍，而且手术部位高，易发生高位截瘫或死亡，患者存在高度精神和情绪不安，对术后机体康复持怀疑态度等，产生各种各样情绪反应。术前恐惧心理和不同程度的焦虑，直接影响手术效果，易引起并发症。因此，应对患者的情绪表示理解，关心和鼓励患者，向患者和家属做耐心的解释工作，介绍疾病的相关知识、治疗方案及手术的必要性，手术目的及优点，目前的医疗护理情况和技术水平等，消除患者顾虑，使患者产生安全感，让患者愉快的、充满信心地接受手术。

（2）体位训练：拟行颈椎后路手术病人，手术中患者需俯卧在手术台的支架上，以两肩、上胸及两髂部为支点，胸腹部悬空以减轻腹压，减少术中椎管内出血并有利于呼吸。因为手术中俯卧位时间较长，病人在手术中难以耐受，常感吸气困难，因此术前训练尤为重要。首先应反复强调体位训练的重要性，提高患者对其意义的认识。在指导病人体位训练时，护士首先要向主管医师了解病人的基本情况，以免盲目进行训练，瘫痪的病人不宜进行此训练，避免加重脊髓损伤而危及生命。

方法：将被褥与枕头放置于床的中间，患者俯卧其上，头颈前倾，双上肢自然后伸，同时可将小腿下方垫枕，保持膝关节适当屈曲以缓解肌肉紧张及痉挛抽搐。开始时 10 ~ 30 min/次，每天 2 ~ 3 次，逐渐增加至每次 2 ~ 4 h。初练时感呼吸困难，3 ~ 5 天后即能适应。颈前路手术患者指导患者去枕仰卧，肩部垫枕，使颈稍后伸并制动。同时指导术后卧位训练，仰卧时枕既不能过高也不能悬空颈部，沙袋固定颈两侧，仰卧时枕与肩同高，使颈部与躯干保持一直线不向任何方向偏移，教会患者翻身方法并使其理解其重要性。

术前要训练患者床上大小便及卧床进食，指导术前练习仰卧位进食，避免术后呛咳。手术前指导并督促患者进行床上排便的适应性训练，以减少术后因不适需卧床排便而增加的痛苦。

（3）气管、食管推移训练方法：患者取仰卧位，枕头垫于肩下，头后伸，嘱患者用自己的第 2 ~ 4 指在皮外插入切口侧的内脏鞘与血管神经鞘间隙处，持续地向非手术侧推移，尽量把气管及食管推移过中线。开始用力尽量缓和，训练中出现不适，如局部疼痛、恶心呕吐、头晕等可休息 10 ~ 15 min 后再继续，直至患者能适应。

训练时间：术前 3 ~ 5 天开始，第 1 天，共 3 次，每次 15 ~ 20 min；每次间隔 2 ~ 3 h，以后每天逐渐加量，增加至每天 4 次，每次 20 ~ 30 min，直至符合手术的要求为止，训练时注意不要过于用力，以免造成咽喉水肿、疼痛。

（4）呼吸功能训练：术前指导患者练习深呼吸，通过导管向盛有水的玻璃瓶内吹气或吹气球等肺功能训练，以增加肺的通气功能，增加肺活量。鼓励患者咳嗽咳痰，可用超声雾化吸入，以稀释痰液，利于痰液咳出，减少气管及肺内分泌物。

（5）安全护理：颈椎病患者存在肌力下降、四肢无力时应防烫伤和跌倒，告知患者不要自行倒开水，以防持物不稳而致烫伤；嘱患者穿平跟软底鞋，并保持地面干燥；日常生活所至场所置有扶手，以防步态不稳跌倒；椎动脉型颈椎病患者，应避免头部过快转动或屈伸，以防跌倒；下床活动及外出检查时应以颈围固定，以限制颈椎过度活动，防止术前病情加重。

（6）术前肢体运动感觉情况评估：包括四肢肌力、肌张力、各种反射、感觉异常平面、括约肌的功能及其他症状，以备术后提供对比。

（7）术前一般护理：颈椎病术前应进行充分的术前准备，配合做好各种辅助检查，了解患者各系统功能状态，正确评估手术的耐受力。术前常规备血，术野备皮，需植骨者注意供骨部位皮肤准备。尤其应加强呼吸道的管理，控制呼吸道感染。

2. 术后护理措施

（1）生命体征监测：患者术后回病房时向麻醉师或医生了解患者术中情况，同时连接心电监护仪，监测血压、脉搏、呼吸、血氧饱和度变化，注意呼吸频率、深度的改变，脉搏的节律、速率的改变，血压的波动及脉压的变化。保持呼吸道通畅，给予低流量给氧。同时应注意观察患者的神志、面色、口唇颜色及尿量的变化。

（2）脊髓神经功能的观察：由于手术的牵拉及周围血肿的压迫均可造成脊髓及神经的损伤，患者可出现声嘶、四肢感觉运动障碍、大小便功能障碍，与术前进行比较，但损伤是可逆的、渐进的，故及时发现及时处理至关重要。

（3）切口引流管的护理：密切观察伤口局部渗血、渗液情况，应特别警惕颈深部血肿，多见于手术后当日，尤为手术后 12 h 内应特别注意，并准确记录。如短时间内出血量多或少，并伴有生命体征改变或颈部增粗、创口周围皮肤张力增高、发音改变、胸闷、气短、呼吸困难、口唇发绀等症状时，应立即通知医生处理。紧急情况下，协助医生在床边立即拆除缝线，取出积血，以缓解症状。观察切口有无感染迹象，监测体温、粒细胞的变化，做好口腔护理防止口腔感染。保持切口敷料干燥，进食时切勿污染敷料，对切口污染敷料要及时更换。伤口常规放置引流管，接负压引流瓶，注意保持其引流管通畅及有效负压，在引流过程中防止引流管扭曲、松动、受压、漏气及脱出，确保通畅，每日更换引流袋，并严格无菌操作，防止逆行感染。注意观察引流液量、色、性状等变化并记录，以判断有无进行性出血，如 24 h 出血超过 200 mL，检查是否有活动性出血，以防伤口内积血致局部肿胀、压力增高而压迫气管，导致窒息。若引流量多且呈淡红色，考虑有脑脊液漏发生，应及时报告医生处理。

（4）体位护理：由于颈椎手术的解剖特殊性，在接手术病人时应特别注意保持颈部适当的体位，稍有不慎，即可发生意外，尤其是上颈椎减压术后以及内固定不确实者。术后返回病房时应保护颈部，三人同时将病人移至床上，动作要协调，一人固定头部，保持头、颈、胸在同一水平面，在搬运病人返回病床过程中应保持头颈部的自然中立位，切忌扭转、过屈或过伸，勿使颈部旋转，且轻搬轻放，减少搬动对内固定的影响，取仰卧位，枕部垫水垫，并以沙袋固定于颈部两侧制动。术后 6 h 可进行轴位翻身，翻身时保持头、颈、躯干呈一直线，防止颈部旋转，注意观察患者有无面色青紫、口唇发绀、心悸胸闷、四肢发麻等表现，如果发现此种情况则立即将患者置于平卧位，并测量血压、脉搏、呼吸，报告医生进行处理。

根据手术方式决定卧床时限，颈椎内固定手术只要固定妥当，术后第 2 日拔除引流管，在颈围固定下可采取半坐位并逐渐下床活动。上颈椎手术如单纯植骨融合术后，则卧床 3 个月，卧床期间翻身时保持头颅与躯干呈一直线，不能扭曲颈部，以免术后植骨块移位而影响手术效果或者佩戴颈胸前后固定支具。下颈椎前路减压植骨术者，未给予内固定或内固定不牢固时必须卧床，且尽可能减少颈部活动。

（5）饮食护理：由于术中对咽、喉、食管、气管的牵拉刺激常导致喉头水肿、吞咽困难，进食时极易发生误吸及疼痛感。术后 6 h 后以半流质饮食为主，温度不宜过高，吞咽速度不宜过快。

（6）并发症的护理

①预防窒息：由于颈前路手术切口靠近气管，手术时将气管、食管牵向对侧，术中牵拉损伤较重，长时间受牵拉及麻醉插管会造成气管水肿及喉头水肿，呼吸道分泌物增加，痰液堆积；同时术中对颈段脊髓刺激也可造成脊髓和脊神经水肿引起呼吸肌麻痹；术后切口出血压迫、术后伤口及气管反应性水肿；移植骨块松动、移动、脱落压迫气管及其他并发症等原因皆可造成气管受压，引起呼吸困难、窒息，甚

至死亡。因此，床边常规准备气管切开包、负压吸引器、开口器、舌钳；术后严密观察患者的呼吸频率、节律和深度，监测血氧饱和度以早期发现组织缺氧。呼吸困难是前路手术后最危急的并发症，一般多发生在术后 1～2 天，尤其在 24 h 内。当患者出现呼吸费力、张口呼吸、应答迟缓、发绀等症状时应立刻通知医生，必须马上行气管切开或切口开放引流。

②神经损伤：是手术的主要并发症，喉返神经损伤的表现是声音嘶哑、憋气和伤侧声带运动麻痹，喉上神经损伤表现为患者进食流食及饮水时易发生呛咳，吃干食物尚好。术后当日因术中对喉部的机械刺激和仰卧体位的不适应也有部分患者表现出轻度声音嘶哑、呛咳、呼吸困难等症状，但一般在术后 1～2 天明显好转或消失，应与神经损伤症状相鉴别，以指导患者的饮食，配合治疗。

③植骨块的脱落、移位：多发生在手术初期，术后 5～7 天，可能为颈椎旋转时椎体与植骨块间产生界面间的剪切力时骨块移动、脱出，所以术后体位护理关键在于防止颈椎过度屈伸，禁止旋转，以减少椎间前方剪切力。患者平卧时保持颈中立位或过伸位，过伸位 10° 左右，沙袋固定颈两侧，侧卧时枕与肩同高，在搬动或翻身时保持头、颈和躯干在同一平面，维持颈部的相对固定。

④食管瘘：属罕见的严重并发症，据学者统计，发生率为 0.04%～0.25%，应引起重视。凡颈椎前路术后颈部切口肿胀、疼痛、发热、咽痛均应引起重视。口服亚甲蓝、瘘管造影、食管钡剂、颈椎 X 线片、食管镜等可确诊。发现食管损伤时应立即手术缝合伤口引流，禁饮食，置胃管鼻饲，营养支持，充分引流，控制感染。

（7）功能锻炼：肢体能活动的患者均要求做主动运动，以增强肢体肌肉力量，对肢体不能活动者应协助并指导其家属做好各关节的被动活动，以防肌肉萎缩和关节僵硬。功能锻炼根据脊髓受损的程度、运动感觉功能情况以及患者的年龄、体质进行功能康复评估，确定功能锻炼目标。术后第 1 天，开始进行病人的肩、肘、腕、手指、下肢的髋膝和足趾的主、被动功能锻炼，目的是促进神经和肌肉的恢复，增加血液循环，防止静脉血栓形成。术后 3～5 天可带颈围下地活动，进行四肢肌力训练、坐位和站立位平稳训练、步行功能锻炼、膀胱功能和大便功能锻炼以及日常生活活动能力等训练。活动顺序是：平卧时先带好颈围、床上坐起、床边站立、有人协助离床、自己行走。要循序渐进练习，保持头颈部中立位，避免突然转动头部。术后 8～12 周，行颈、肩部轻手法按摩和颈部肌肉的等长收缩训练，逐步加强颈部的肌力。脊髓型颈椎病脊髓受压损害后可造成脊髓病手指间肌麻痹，导致手指并拢及握拳障碍。因此，主要应锻炼手的捏与握的功能。方法有：拇指对指练习；手握拳然后用力伸指；手指练习外展内收；用手指夹纸；揉转石球或核桃；捏橡皮球或拧毛巾。

六、健康教育

1. 日常生活指导

改善长期低头工作条件，枕头的高度以头部压下后与自己的拳头高度相等或略低，重视颈部外伤的治疗，即使是颈椎一般的损伤、挫伤或落枕，也不能忍痛任之，应给予及时治疗，防止发展成颈椎病。保持颈椎自然状态，女性在家务劳动中，勿长时间弯腰、屈背、低头操作，如看电视时也应避免头颈过伸、过屈或倾斜。勿用颈部扛、抬重物，直接压力最易发生颈椎骨质增生。乘车时抓好扶手，系好安全带，以防紧急刹车扭伤颈部。积极预防和治疗咽喉炎或上呼吸道感染，因为上述疾病也是颈椎病发病的诱因之一。

2. 出院指导

患者出院后颈围固定 3～6 个月，松紧适宜，颈围解除也需要一段时间的适应，如先在夜间睡眠时或锻炼时取下，然后间断使用颈围，直到解除。遵医嘱服用神经营养药。坚持四肢功能锻炼。饮食应富含钙质、高营养。定期复查，复查时间为术后 1 个月，3 个月，6 个月，12 个月。

第二节 脊柱损伤及脊髓损伤

一、脊柱损伤的护理

（一）脊柱损伤的分类

1. 颈椎损伤

有关颈椎损伤的分类法较多，但多有一定局限性。临床上。由于损伤机制的复杂性，又不能直接观察。因此损伤暴力的判断只有依赖于病史、临床和放射学检查。最有可能是多种损伤暴力同时存在，且以某一种暴力为主，而不是单一的外力作用。从人工控制的实验模型所获得的颈椎损伤结果，与临床相接近。为了治疗上的需要，将颈椎损伤分为解剖部位和损伤机制两种。

（1）根据解剖部位分类

①寰枕脱位

寰枕前脱位、寰枕后脱位。

②单纯寰椎骨折

寰椎后弓骨折、寰椎前弓骨折、寰椎前后弓骨折、侧块压缩性骨折。

③寰枢椎脱位

寰枢前脱位、后脱位及旋转脱位。

④枢椎骨折脱位

合并齿突骨折的寰枢前脱位、枢椎椎弓骨折。

⑤低位颈椎骨折脱位（颈3～7）

a. 后结构损伤，即单侧小关节脱位、双侧小关节脱位、双侧小关节交锁、关节突骨折、棘突骨折、椎板骨折；b. 前结构损伤，即椎体压缩骨折（无脱位）、椎体压缩骨折合并脱位、撕脱骨折、椎间隙骨折（滑脱）；c. 侧方结构损伤，如侧方结构骨折。

（2）根据损伤机制分类

①屈曲暴力

过屈性扭伤（向前半脱位）、双侧小关节半脱位、单纯楔形骨折、屈曲状骨折（椎体前角大块三角形撕脱骨折）、棘突撕脱骨折（多在颈6～胸1）。

②屈曲旋转暴力

如单侧小关节脱位。

③伸展旋转暴力

如单侧关节突关节骨折。

④垂直压缩暴力

寰椎爆裂性骨折、其他椎体爆裂骨折。

⑤过伸性脱位

过伸性脱位、寰椎前弓撕脱骨折、枢椎椎弓骨折、寰椎后引骨折、椎板骨折、过伸性骨折脱位。

⑥侧屈暴力

如钩突骨折。

⑦纵向牵拉暴力

如纵向分离骨折脱位。

⑧不明损伤机制

寰枕脱位、齿突骨折。

2. 胸、腰椎损伤

（1）按受力机制分类

微信扫码
◆ 临床科研
◆ 医学前沿
◆ 临床资讯
◆ 临床笔记

①屈曲压缩

屈曲压缩是最常见的损伤机制如在前屈腰体位，背部受砸压伤则发生脊柱的屈曲压缩损伤，轻者椎体楔形压缩骨折，重者发生骨折脱位，脊柱前部压缩，后部分离。

②屈曲分离损伤

例如安全带损伤，躯干被安全带固定，头颈及上半身向前屈曲，致脊柱损伤，发生骨折或脱位；由于上部并不受压砸力，故为分离损伤。

③垂直压缩

如重物砸于头顶或肩部，或高处落下，足着地或臀部着地，脊柱受垂直方向的压力，致椎间盘髓核突入椎体中致椎体发生骨折如爆炸状，故称爆裂骨折。

④旋转及侧屈

脊柱由小关节突及椎体等连接，由于小关节的方向不同，侧屈时常伴有旋转、旋转侧屈或前屈可发生单侧关节脱位，常见于颈椎损伤；侧屈可致椎体侧方压缩骨折。

⑤伸展损伤

常发生在颈椎。例如向前摔倒时，头或前额撞击于物体上致颈向后伸展则发生伸展损伤，坐在汽车前座，突然撞车，头面撞于前挡风玻璃上致颈后伸损伤。常无骨折或脱位；有时可见棘突被挤压骨折或椎体前下缘撕裂小骨折片，称泪滴骨折。

上述损伤暴力亦可为复合的如屈曲并垂直压缩、屈曲旋转等。

（2）按脊椎损伤的部位

如棘突骨折、关节突骨折、横突骨折（由肌肉突然收缩牵拉所致）、椎体骨折及骨折脱位等。

（3）按骨折形态分类（为临床最常采用的分类）

①压缩骨折

椎体前方压缩骨折，系上位椎间盘压其下方椎体上缘骨折。压缩程度以椎体前缘高度占后缘高度的比值计算，分Ⅰ度轻度压缩1/3，Ⅱ度中度压缩1/2及Ⅲ度重度压缩2/3压缩骨折。Ⅲ度及Ⅱ度压缩骨折常伴有其后方棘韧带断裂。

②爆裂骨折

髓核突入椎体致爆裂骨折，其骨折块可向左右前后移位，但主要是向椎管内移位，并常损伤脊髓。骨折向两侧移位，致两侧椎弓根距离加宽。

③chance骨折

骨折线呈水平走行，由椎体前缘向后经椎弓根至棘突发生水平骨折或致棘间韧带断裂。常见于安全带损伤，骨折移位不大，脊髓损伤少见。

④骨折脱位

椎体骨折可为屈曲压缩或爆裂骨折，其上位椎向前方脱位。在腰椎可发生反向损伤，如腰背部被横向暴力打击，可发生上位椎向后方脱位。前脱位程度以关节突算分为：Ⅰ度脱位；Ⅱ度关节突起跳跃，上位椎下关节突尖正在下位椎上关节突上；Ⅲ度关节突起交锁，上位椎的下关节突位于下位椎上关节突的前方，发生交锁不能自行复位。脱位程度以椎体前后径计算，上下椎体后缘相差1/4椎矢径以内为Ⅰ度，1/4～2/4为Ⅱ度，大于2/4不超过3/4为Ⅲ度，大于3/4为Ⅳ度，大于4/4为全脱位。Ⅱ度、Ⅲ度脱位常伴有脊髓损伤。

⑤脱位分离屈曲损伤

常致脊椎关节脱位而无压缩骨折，多见于颈椎，亦见于腰椎。有单侧脱位及双侧脱位。

（4）按脊柱稳定性分类

分为稳定性骨折与不稳定性骨折。棘突骨折、横突骨折、单纯压缩骨折属于稳定骨折。Dens将脊椎分为前中后三柱，椎体及椎间盘前1/2为前柱，后1/2加后纵韧带为中柱，椎弓根后结构为后柱。McAfee等将伴有后柱损伤的爆裂骨折视为不稳定骨折，而无后方结构损伤爆裂骨折为稳定骨折。所有骨折脱位的三柱均受破坏，故为不稳定骨折；对压缩骨折伴有棘间韧带断裂的颈椎，胸腰段及腰椎骨折应视为不稳定骨折；腰4、5峡部骨折亦属于不稳定者。

（二）脊柱损伤合并脊髓损伤

1. 脊柱损伤、骨折或骨折脱位

表现为伤部疼痛，活动受限，骨折椎的棘突常有压痛，在明显的压缩骨折或骨折脱位，常见伤椎和上位椎的棘突后凸和压痛，有棘突间韧带撕裂和脱位者，该棘突间隙增宽，严重者棘上韧带同平面腰背筋膜撕伤，可见皮下瘀血，确切的检查诊断，依靠X线等影像学检查。

2. 脊髓损伤

脊髓损伤的表现为截瘫，颈脊髓损伤致上肢和下肢均瘫称四肢瘫（不称高位截瘫），而胸腰脊髓伤则谓双下肢瘫，称截瘫。各类脊髓损伤的特点已如前述，在完全脊髓损伤和严重不全脊髓损伤病例，伤后可呈现一段脊髓休克期，即损伤节段以下的脊髓，其本身功能应当是存在的。由于损伤，致损伤节段和其以下脊髓功能暂时丧失，表现为感觉丧失，肌肉瘫痪，深浅反射消失等下神经单位损伤表现，待休克期过后，损伤平面以下脊髓功能恢复，则其支配之肌张力增加，腱反射恢复，由于失去上位神经控制，表现为反射亢进，及出现Babinski等病理反射。脊髓休克期的长短，依损伤平面和损伤严重程度而定，在颈脊髓严重损伤，脊髓休克期可长达8周至2个月，而胸椎脊髓损伤的脊髓休克期短得多，肛门反射及阴茎海绵体反射的出现，表示脊髓休克期将过，待下肢腱反射出现，肌肉张力增高和痉挛，则常需更长的时间。

临床分级

2000年美国脊柱损伤协会（ASIA）根据Frankel分级修订如下：

（1）完全性损害在骶段骶4～骶5无任何感觉和运动功能保留

（2）不完全性损害

①在神经平面以下包括骶4～骶5存在感觉功能，但无运动功能；②在神经平面以下存在运动功能，且平面以下至少一半以上的关键肌肌力＜3级；③在神经平面以下，存在运动功能，且平面以下至少一半的关键肌肌力≥3级。

注：不完全性损害（2）、（3）两种情况，除骶4～骶5有感觉或运动功能保留之外，还必须具备如下两点之一：①肛门括约肌有自主收缩；②神经平面以下有3个节段以上运动功能保留。

（3）正常感觉和运动功能正常

关于完全脊髓损伤与不全脊髓损伤的区别，除前述以骶3、骶4支配区有无感觉和运动（肛门括约肌）存在外，美国脊髓损伤学会（ASTA）还提出"部分保留带"。指出"此术语仅用于完全脊髓损伤，即在神经损伤平面以下，一些皮节和肌节保留部分神经支配，有部分感觉和运动功能的节段范围，称为部分保留带"。他们还指出"它们应按照身体两侧感觉和运动分别记录，例如感觉平面在颈5，而右侧颈5～颈8存在部分感觉，那么颈8被记录为右侧部分保留区"，此与不完全脊髓损伤的区别，在于骶4～骶5区的感觉与运动（肛门括约肌）完全丧失。

另外Kitchel则认为完全脊髓损伤在损伤平面以下存在感觉或运动的节段不能超过3个，以下仍为完全脊髓损伤。不完全脊髓损伤在损伤平面以下有超过3个节段的感觉和运动存在。

以上情况，据有人在千余例脊髓损伤病例观察中，颈脊髓损伤平面以下，两侧可有所不同，但尚未见有3个节段的感觉或运动保留者。在胸腰段损伤，胸12或腰1损伤平面以下，可见腰2～腰4节段的感觉和运动功能的恢复，即大腿、膝部至小腿内侧感觉的恢复和髂腰肌、股四头肌、股内收肌功能的恢复，此种情况占胸腰段脊髓损伤的13%。SEP检查，股神经SEP可引出，而胫后和腓总神经SEP引不出，说明胸腰段脊髓与腰丛神经根同时损伤，脊髓损伤完全，骶3～骶4区完全瘫痪，而腰丛神经根，损伤较轻而恢复。

3. 截瘫平面与骨折平面的关系

截瘫平面高于骨折脱位平面，通常脊椎骨折或骨折脱位损伤其同平面的脊髓与神经根，截瘫平面与脊椎损伤平面是一致的。虽然在病理学上，损伤节段脊髓内出血可以向上向下累及1～2个脊髓节，但因脊髓节段数比同序数脊椎的平面为高。例如对应胸12脊椎的脊髓节段为腰2～4，其脊髓内出血，一般不会高于胸 12 节段，故截瘫平面与脊椎损伤平面一致。但下列情况截瘫平面可以高于脊椎损伤平面 2 个脊髓节段。

①胸腰段脊椎损伤

在完全性脊髓损伤中约有 1/3 可出现截瘫平面高于脊椎损伤平面的表现，根据 45 例具备此体征的手术探查中，发现脱位上方脊髓发生缺血坏死占 33.3%，脊髓横断 29.3%，严重挫裂伤 27.3%，脊髓液化囊肿与硬膜外血肿各 6%，说明脱位上方的脊髓损害严重，缺血坏死的原因可能系位于胸腰段的根大动脉损伤所致，因其常供养下胸段脊髓。因此，出现截瘫平面高于脊椎损伤平面，表示脊髓遭受严重损伤，恢复之可能甚小，现在 MRI 检查可证明此种情况。

②腰段神经根损伤

腰椎侧方脱位，可牵拉损伤神经根，当上位腰椎向右脱位时，则牵拉对侧即左侧的神经根，可以是同平面神经根，亦可为上位椎神经根，则截瘫平面高于脊椎损伤平面，神经根损伤较脊髓损伤恢复之机会为多，如有恢复则此体征消失。

（三）脊柱脊髓损伤的临床检查

1. 神经学检查

（1）神经平面即截瘫平面

依据感觉平面和运动平面而定。在一些病人特别是颈脊髓、胸腰段及腰椎、身体左右两侧的平面常是不一样的，因此应左右两侧分别记录，即左侧感觉节段、右侧感觉节段、左侧运动节段、右侧运动节段。感觉平面指该侧正常感觉功能的最低脊髓节段，运动平面则指正常运动功能的最低节段。感觉减退及肌力减低节段均不是正常节段，而是截瘫平面以下的节段，是部分功能保留即部分神经节段的支配区。

（2）感觉检查

应检查上肢躯干及下肢共 28 个皮区的关键点，如颈 3 为锁骨上窝，颈 4 为肩锁关节顶部，胸 1 为肘前窝尺侧，胸 2 为腋窝，胸 3 以下为同序数肋间。每个关键点应检查轻触觉与针刺痛觉，以缺失为 0，障碍为 1，正常为 2 来记录与评分。

（3）运动检查

推荐检查 10 对肌节中的关键肌。自上而下按肌肉分级，颈 4 为三角肌，颈 5 为屈肘肌（肱二头、肱肌），颈 6 为桡腕伸肌（包括肱桡肌），颈 7 为肱三头肌，颈 8 为中指屈指肌，胸 1 为小指外展肌，腰 2 为髂腰肌，腰 3 为股四头肌，腰 4 为胫前肌，腰 5 为拇及趾长伸肌，骶 1 为小腿三头肌。肌力按 0～5 级记录，评定分为无、减弱及正常。运动平面的确定是根据相邻的上一个关键肌的肌力必定在 4～5 级，表明这块肌肉受两个完整的神经节段支配。例如颈 7 支配的关键肌无收缩力，颈 6 支配肌肉肌力 3 级，颈 5 支配肌肉肌力为 4 级或 4 级以上，则运动平面在颈 6 即以肌力为 3 级的神经节段为运动平面。

（4）肛门括约肌及会阴感觉检查

此为美国脊柱学会 1992 年修订脊髓损伤分类和功能标准所强调的一项检查。肛门括约肌的检查系带指套插入肛门中（略等片刻），问其有无感觉及令其收缩肛门。存在肛门括约肌收缩与肛门黏膜感觉及会阴部感觉者为不全脊髓损伤，消失者为完全性损伤。

2. 影像学检查

（1）X 线和 CT 检查

X 线检查为最基本的检查手段，正位应观察椎体有无变形，上下棘突间隙、椎弓根间距等有无改变；侧位应观察棘突间隙有无加大。测量：①椎体压缩程度；②脱位程度；③脊柱后弓角，正常胸椎后弓角 ≤10°，在颈椎及腰椎为生理前突。

根据 X 线片脱位程度间接来估价脊髓损伤程度。在胸椎，脊椎脱位达 I 度以上，多为完全脊髓损伤，鲜有恢复；而在颈椎及腰椎，则 X 线片上严重程度与脊髓损伤程度可以不完全一致。

在急性期过后，为检查脊柱的稳定性。应拍照前屈和后伸脊柱侧位片，如上下相邻椎体的前缘或后缘前后移位 > 3 mm 即为不稳定的征象。

CT 检查可见有无椎板骨折下陷，关节突骨折，爆裂骨折块突入椎管的程度，以该骨折块占据椎管前后径的比值，占 1/3 以内者为Ⅰ度狭窄，1/2 者为Ⅱ度狭窄，大于 1/2 者为Ⅲ度狭窄。Ⅱ度、Ⅲ度狭窄多压迫脊髓。

（2）磁共振成像（MRI）检查

可清晰显示脊椎、椎间盘、黄韧带、椎管内出血及脊髓的改变。脊椎骨折脱位、脊髓损伤行 MRI 检查的意义有以下三个方面：

①显示压迫脊髓的因素及部位

常见的压迫因素有：a. 爆裂骨折向后移位的骨折片或脱位椎下方的椎体后缘；b. 椎间盘突出。约有一半病例其压缩骨折椎的上位椎间盘向后突出压迫脊髓；c. 压缩骨折椎体的后上角突入椎管压迫脊髓。常系不全截瘫，解除压迫有助于恢复；d. 椎板下陷压迫脊髓，极少见到。

②显示椎管狭窄程度

在矢状位横扫，可见椎管狭窄程度亦即对脊髓压迫程度，特别是脊柱后弓角对脊髓的压迫，并显示出压迫的长度及范围，作为减压的指导。

③显示脊髓损伤改变

急性脊髓损伤的 MRI 表现有三型：a. 出血型脊髓成像中有较大的中心低信号区，表明灰质出血细胞内的去氧血红素，周围绕以高信号区，表示脊髓水肿。b. 水肿型脊髓伤区呈现一致高信号。c. 混合型表现为脊髓内混杂高低不匀信号。

上述三型中，水肿型损伤较轻，有较高的（60% 以上）恢复率，而混合型的明显恢复在 38%，出血型恢复率最低，仅 20%。

陈旧性脊髓损伤：脊髓损伤晚期其组织学改变，在 MRI 的表现不同。脊髓中囊腔，MRI 亦显示囊腔；脊髓内坏死软化，胶质组织疏松，MRI 表现 T_1 为低信号；脊髓内白质组织胶质化与软化灶混在者，MRI 为斑点不匀信号；脊髓缺血胶质化萎缩，MRI 表现为近正常稍高信号，但较正常脊髓为细。

脊髓损伤 MRI 表现与治疗预后之关系：脊髓信号正常但受压迫者，于减压后可大部分恢复；脊髓信号不匀者，减压治疗可恢复 Frankel Ⅰ级；低信号增粗，很低信号，脊髓萎缩变细者均无恢复；囊腔不论大小治疗后亦无明显恢复。

对脊髓损伤程度的判断及对预后的估价，以临床神经学与诱发电位及 MRI 检查三者结合，最有参考及指导意义。膀胱功能、男性检查阴茎 SEP、女性检查阴部 SEP 可引出 SEP 者，表示膀胱功能预后较好。

（四）脊柱损伤的治疗

1. 治疗原则

（1）尽早治疗

根据前述脊髓损伤的病理改变，治疗应是愈早愈好，伤后 8 h 内是黄金时期，24 h 内为急性期。

（2）整复骨折脱位

使脊髓减压并稳定脊柱。骨折块或脱位椎压迫脊髓，应尽早整复骨折脱位恢复椎管矢状径，则脊髓减压。存在椎体骨折块、椎体后上角或椎间盘突出压迫脊髓者，需行前方减压。

（3）治疗脊髓损伤

Ⅲ级以下不全损伤，无须特殊治疗。完全损伤与Ⅰ、Ⅱ级不全瘫，由于脊髓伤后出血、水肿及许多继发损伤改变，需要进行治疗，才能争取恢复机会。

（4）预防和治疗并发症

包括呼吸系、泌尿系及压疮等并发症。

（5）功能重建及康复

主要为截瘫手及上肢的功能重建和排尿功能重建。

2. 药物治疗

大剂量甲泼尼龙注射治疗（MP），于伤后 8 h 内应用于完全脊髓损伤和较重不完全损伤，ASIA 已将 MP 列为 SCI 后的常规治疗，于病人到急诊室即开始应用，剂量是首次 30 mg/kg 体重，15 分钟静脉输入，间隔45分钟，然后 5.4 mg/（kg·h）静脉滴入持续23 h，如在伤后3 h内应用，则24 h治疗即可，在伤后3～8 h治疗者，可再继续 5.4 mg/（kg·h）24 h，共计治疗48 h，其作用主要是针对脊髓损伤后的继发损伤，如对抗氧自由基等。另一作用于 SCI 后继发损伤的药物是神节苷脂，商品为 GM-1，在急性期40～100 mg/天，连续20天。静滴。

3. 骨折的治疗

（1）胸椎损伤

胸10以上胸椎有胸廓保护，除非剧烈暴力，不发生严重脱位，但由于胸廓的存在，复位亦很困难。对1/2以内压缩骨折或隐性骨折，未合并脊髓损伤者，可卧床8周或用石膏背心8周；对伴有脊髓损伤者应减压；对骨折脱位，可行过伸复位或手术复位。由于有胸廓保护，胸椎骨折脱位愈合后，一般均较稳定，可不行内固定及融合。

（2）胸腰段损伤

胸11～腰1骨折，此段为脊柱骨折发生率最高之部位。

①压缩骨折：较严重的压缩骨折，脊柱后弓增加，骨折椎及上位椎的棘突较突出。Ⅲ度压缩常有其与上位椎棘间韧带断裂，触诊此间隙加大且压痛，甚者伴有背伸肌损伤，则该处肿胀压痛。压缩椎体的后上角受压而突入椎管压迫脊髓 X 线片测量包括椎体压缩程度、脊椎后弓角及后上角突入椎管之程度。

对Ⅰ度、Ⅱ度损伤，行快速复位。病人仰卧，于胸腰段置横带向上在床牵引架上悬吊，固股部于床面，悬吊至肩部离床，吊半小时，拍侧位 X 线片，复位后，打过伸胸腰石膏背心。此种处理常可加重胸腰段骨折致肠蠕动抑制腹胀。优点是复位较好，可达80%，石膏固定背伸肌锻炼2个月后带支具起床活动1个月。

对Ⅲ度骨折或Ⅱ度伴有棘间韧带断裂之骨折，为防止以后不稳定，可于局部麻醉下后正中入路，过伸复位固定，并植骨融合不稳定之间隙后伸的标准为椎体前缘张开达80%，脊椎后弓角消失，固定可选用 AF、RF、USS、MF 等椎弓根钉设计椎弓根钉系列器械。

②爆裂骨折：X 线片正位可见椎弓根间隙加宽，椎体横径可加宽，侧位断层可见爆裂骨折，CT 片可见骨折移位情况。对未合并脊髓损伤者，卧床8周，或石膏背心固定8周；对伴有损伤者，见后述处理。

③ chance 骨折：卧床8周或石膏固定8周。

④骨折脱位：不论脱位程度，凡骨折脱位者均为不稳定骨折，体征可见棘突间隙加大、压痛，甚者背伸肌损伤。X 线片应测量后弓角、椎体移位及压缩程度，骨折脱位大多合并脊髓损伤。

处理：对未合并脊髓损伤者，治疗原则为复位及固定。Ⅰ度、Ⅱ度脱位可于局部麻醉下俯卧过伸复位，然后过伸位石膏固定。后期观察如有不稳定者行植骨融合。亦可选择切开复位，内同定并植骨融合。

对合并脊髓损伤者处理见后述。

（3）腰段损伤

①对爆裂骨折、压缩骨折、chance 骨折、骨折脱位之处理原则同胸腰段骨折。所以区分为腰2～5段者，系因此段为马尾损伤。故未将腰2骨折归类于胸腰段中。腰段不稳骨折，应手术内固定并植骨融合。

②横突骨折：有的可合并有神经根牵拉损伤，根据该神经根支配的感觉区及肌肉运动可以诊断，多行保守处理，卧床休息数周。横突骨折移位小者骨折可以愈合，移位大者多不愈合，腰痛症状缓解后起床活动，需4～6周。

③峡部骨折：急性骨折，斜位 X 线片可以帮助确定诊断，治疗为卧床休息或石膏固定8～10周，可愈合。或用螺钉固定骨折峡部。

4. 治疗要求

（1）复位

在伴有脊髓损伤的骨折脱位，其复位要求较单纯骨折者更为严格，因骨折脱位时对脊髓构成压迫者是脱位脊椎或骨折椎致椎管矢径减小，只有完全复位恢复了椎管的矢径，才能完全解除对脊髓的压迫，为其功能恢复创造条件，在整复胸椎或腰椎骨折或骨折脱位，应达到以下三项标准：①脱位完全复位；

②压缩骨折椎体前缘张开达正常之80%；③脊柱后弓角恢复正常，即胸椎≤10°，胸腰段为0°～5°，而腰椎需恢复生理前突在颈椎亦需恢复生理前突。

在手术中应达到：①脱位的棘突间隙，恢复到与上下者相同；②上下三个椎板在同一平面；③关节突关节完全重合，则基本达到上述三项标准。整复方法主要是依靠手术台调整，以人牵拉躯干与下肢达不到过伸；依靠术中固定器械，能做一定的调整；最主要且有效的方法是手术台过伸，使脊柱过伸，过伸30°可使脱位完全复位，过伸45°，才使椎体张开80%及后弓角消失。

（2）内固定术

脊柱骨折脱位复位后一般应采用内固定，恢复脊柱的稳定性，预防骨折再脱位给脊髓造成二次损伤，也有利于截瘫病人早期康复活动。

①内固定的选择

在20世纪80年代，对脊柱骨折脱位的后方固定多选用Harrington棒或Lugue杆固定，一般固定骨折椎的上与下各3个节段脊椎共7节段脊椎。虽然从生物力学角度，长节段固定的力学性质较好，但对一个脊髓损伤病人，此手术创伤较大。以后则设计出椎弓根螺钉及连接杆的短节段固定，其类型有Dick钉、Steffee钉。20世纪90年代后又有RF钉、AF钉以及更好的外科动力复位系统（SDRS）等，后二者有部分复位作用，固定椎弓根及锥体达到三柱固定，较为合理。固定3节，最少2节。对单纯脱位，仅固定脱位间隙的上下椎节；对骨折脱位特别是爆裂骨折，椎体已骨折，需固定上下各1椎即3个椎节。椎弓根的进入点有两种方法：a. 以横突中线上关节突外缘交界处为宜、向内倾斜约5°～15°，与椎体上缘平行；b. 以人字嵴顶点为进钉点，内聚角以上及下椎体以及有无椎体旋转而定。最好在C形臂可移动电视X线机监视下施行。

内固定要求：对爆裂骨折，应用分离固定，对分离压缩伤应加压固定。

②脊柱前固定

爆裂骨折行前方减压者，可行前固定，主要有钛制的Morscher带锁钢板、梯形钢板，Z形钛钢板SDRS等用于胸椎、腰椎固定。带着这种内固定仍可行MRI检查。

③脊柱融合

胸腰骨折脱位及不稳定骨折，在行内固定后，应行植骨融合脱位间隙。虽然有人主张多节融合，但多数病人并不需要，而仅需融合脱位间隙。在未行椎板切除者，融合椎板与关节突；已行椎板切除者，融合关节突与横突。

（3）脊髓减压术

脊柱骨折或骨折脱位于复位恢复椎管矢状径后，脊髓即已减压，但下述情况需要减压：①爆裂骨折，后纵韧带断裂，骨折块突入椎管；②压缩骨折，椎体后上角突入椎管；③椎间盘突出；④椎板骨折下陷压迫脊髓；⑤无骨折脱位颈脊髓损伤伴颈椎管狭窄者。具有上述压迫脊髓者；应行减压。

常用的减压方式有三种：

①后正中入路经椎弓根脊髓前方减压称经椎弓根前减压术，适用于胸椎、腰椎及胸腰段的爆裂骨折、椎间盘突出及椎体后上角压迫脊髓者。此手术的优点是创伤较小，可探查脊髓及神经根，并做后方固定及融合；缺点是不能直视下减压，需要有经验，有时减压不彻底。

②侧前方入路前方减压术

在胸椎需剖胸经胸膜腔或剖胸胸膜外显露或肋横突切除术显露；在胸腰段需切开膈肌，胸腹膜外显露；在腰椎需侧腹切口，腹膜后显露。手术创伤较大，优点是直视下行脊髓前方减压及椎体间植骨融合；缺点是不能探查脊髓，取出内固定时手术亦较大。

此二者的选择因素：在胸椎损伤，特别是上胸椎脊髓损伤，本身亦易发生胸部并发症，再用剖胸显露，术后发生并发症机会增多。胸椎本身较稳定，用经椎弓根前减压，一般均能达到目的。在腰椎损伤，其椎管较宽大，又是马尾损伤，经关节突内侧椎弓根前减压，视野较清楚，不需要选择腹膜后显露。只有胸腰段损伤，才可选用侧前方显露前方减压术。

前减压的范围：根据术前CT或MRI检查，不同损伤其减压范围有所不同：a. 对椎间盘突出，减压该椎间隙；b. 对爆裂骨折，减压达该椎体上下缘；c. 对椎体后上角突入椎管，多伴有椎间盘突出，少数病例还可伴有上位椎体下骨折，亦向椎管突出，对此应将骨折椎上 4/5、上位椎间盘及上位椎体下缘切除减压。

除上下范围外，还有左右范围，从一侧前减压时，对侧有减压不足之可能，此时应从对侧将椎体后缘切断，使之塌陷减压。

（4）椎板切除减压术

适于椎板骨折下陷压迫脊髓者，扩大半椎板减压适于颈椎管狭窄者。

于脊髓减压的同时，可以考虑局部冷疗，其适应证是局部硬膜内肿胀明显，轻触硬膜张力高，且在伤后 24 h 之内，最晚 48 h 内，可先行硬膜外冷疗，方法是以 0 ~ 10℃生理盐水局部灌洗，最好置以进管与出管，灌洗 20 ~ 30 分钟，则肿胀消退，其目的是减轻水肿及继续出血，冷疗需维持 12 ~ 24 h 为佳，如仅维持 3 h，则停止冷疗后，肿胀复发，有可能影响脊髓功能恢复，故于关闭切口后，留置进出管，继续冷疗至 12 ~ 24 h。

（5）特殊伤类的治疗

①脊髓损伤分类治疗 a. 中央脊髓损伤：视 MRI 脊髓有无受压迫而定，对椎管矢径不狭窄、脊髓无受压迫者，应颈部外固定，而有椎管狭窄者，行后路扩大半椎板切除减压，由前方椎间盘突出压迫脊髓者，行前路减压与固定；b. 无骨折脱位脊髓损伤：有椎管狭窄者行扩大半椎板切除减压；c. 前脊髓损伤：有椎间盘突出压迫或爆裂骨折压迫者行前路减压。

②马尾损伤的修复

马尾断裂：马尾神经虽无外膜，但其纤维已是周围神经。临床及实验研究证实，马尾修复后可以再生使截瘫恢复。因此，凡神经学及影像学检查疑为马尾断裂者，应手术探查予以修复。

③陈旧性脊髓损伤

陈旧性脊髓损伤的治疗，由于一些病例错过初期治疗之机会或初期治疗不够满意，因而在损伤后期仍需治疗。陈旧脊髓损伤病例存在的问题：a. 椎体压缩骨折，椎体后上角突入椎管或伴有椎间盘突出，向后压迫脊髓；b. 骨折脱位未能完全复位，下位椎体上缘压迫向前移位的脊髓；c. 爆裂骨折的骨折块突入椎管压迫脊髓；d. 脊椎骨折存在不稳定，压迫脊髓；e. 严重骨折脱位未复位，呈后弓角加大驼背畸形，压迫脊髓者。术前应行脊髓造影或 MRI 检查，明确压迫脊髓的部位及上下范围。

5. 护理措施

（1）脊髓损伤

患者长期卧床、呼吸运动障碍，自行清理呼吸道功能减弱，易导致呼吸系统病理性改变。护理目标：保持呼吸道通畅，肺部并发症得到及时发现和处理。护理措施：

①保持室内空气新鲜，每天通风 2 次，每次 15 ~ 30 min，保持室温在 18 ~ 22℃，湿度 50% ~ 70%，并注意保暖。

②定期指导病人作咳嗽及深呼吸，以利于肺部膨胀和排痰，有肋间肌麻痹者，鼓励用膈肌呼吸。咳嗽时，用双手按压上腹部"帮助咳嗽"。

③定时变更体位，每次翻身时拍打胸背部以利排痰，拍背时要由下向上，由外向内、发现有一侧肺部感染或肺膨胀不全时，应使患侧向上，以利于肺膨胀和引流。遵医嘱持续或间断吸氧，以增加血氧饱和度。

④雾化吸入每日 2 次，雾化液以等渗盐水为主，可酌加抗生素、地塞米松、蛋白酶等药物，达到稀释痰液、消炎的目的。在心脏能耐受范围内多饮水。

（2）截瘫病人

不能活动、皮肤失去感觉、缺乏皮肤护理知识，有皮肤完整性受损的危险。护理目标：保持皮肤清洁、干燥，使病人感到舒适。护理措施：

①睡气垫床，每 2 h 翻身一次。翻身时禁止拖、拉、推等粗暴动作。保持床面清洁、干燥、平整、无渣屑，衣被污染应及时更换。注意保持皮肤干燥清洁，每日晨、晚间护理清洁皮肤，对皮肤易出汗部位可用爽

身粉抹擦。

②注意保护骨隆突部位，用气垫或棉圈等物品使其悬空，每次翻身后，按摩局部，促进血液循环。

③若出现早期压疮，立即解除压迫，保护创面，水疱用无菌注射器抽空，水疱周围皮肤按摩并保持干燥，加以红外线照射治疗。

④若已发生皮肤及皮下组织坏死、溃烂，应清创，用凡士林纱布及敷料包扎。若有感染，局部使用抗生素，严重者全身使用抗生素。必要时进行植皮。

⑤合理进食，加强营养，增强机体抵抗力。

（3）脊椎损伤

导致截瘫，并长期留置导尿管可并发泌尿系感染或结石。护理目标是保持尿路通畅，泌尿系并发症得到及时发现和处理。护理措施：

①插尿管时严格执行无菌技术操作。

②留置导尿管储尿袋应始终低于膀胱水平面，防止逆行感染。

③每日用 250 ~ 500 mL 溶液冲洗膀胱 1 ~ 2 次，常用冲洗液有生理盐水、0.2% 呋喃西林溶液、3% 硼酸溶液。

④持续引流 2 ~ 3 周后，留置导尿管应控制每 4 ~ 6 h 排放尿液一次，训练自主反射性收缩，防止膀胱挛缩。

⑤鼓励病人多饮水，以便冲洗尿沉渣，防止泌尿系结石。定时送验尿常规标本，必要时应用抗生素。

（4）预防

便秘，脊椎损伤、长期卧床易导致患者便秘。护理目标，使病人能排出成形软便。护理措施：

①逐渐增加食物中的纤维素含量，每天顺肠蠕动方向环状按摩腹部数次，即由右下向上、向左、向下进行按摩，以增加肠蠕动，促进排便。

②指导病人定时排便，鼓励多饮水。早餐前半小时喝一杯温开水，可刺激排便。

③遵医嘱给予大便软化剂或缓泻剂，必要时通便灌肠或人工挖取干硬粪块。指导家属每日定时以手指作肛门按摩，刺激括约肌舒缩活动，有利于排便反射功能的恢复。

（5）心理护理

做好心理护理，抚慰患者的心理创伤，鼓励患者讲出自身的感受，耐心倾听患者的诉说，理解、同情患者的感受，与患者一起分析焦虑产生的原因及不适，给予针对性的处理，解除焦虑、恐惧感，满足患者卧床期间的生活需要。指导患者以积极的态度配合治疗和护理。

（6）健康指导

①与病人交流，建立良好的护患关系，使病人消除顾虑，树立战胜疾病的信心。

②备呼叫器，常用物品置病人床旁易取到的地方，满足病人生活需要。指导病人使用拐杖、轮椅、助行器等，鼓励病人完成情况允许下的部分或全部自理活动。

③鼓励病人坚持进行功能锻炼，教会病人及家属进行皮肤护理及预防压疮的方法。

④如有异常及时就诊。

（7）康复锻炼

①保持功能位：正确摆放躯干、肢体及主要关节，定时翻身，防止关节挛缩和压疮。搬运病人时采用多人平托法缓慢移动，防止高位脊髓损伤。

②运动功能训练：脊髓损伤病人加强关节活动范围训练、肌力训练，上下肢肌力小于 3 级要做被动训练，肌力大于 3 级鼓励病人做主动活动训练，逐渐增加阻抗训练，从单关节到多关节，从单一方向到多方向，从近端到远端大关节练习。手功能训练非常重要，对恢复正常生活活动能力有重要意义，对有伸腕功能者重点练习抓握、放松训练，不能主动伸腕者，可运用支具完成训练。

③转移训练：病情平稳并允许下，训练床上横向、纵向移位练习；在上肢的肌力和耐力允许条件下进行轮椅推进和转移训练。技巧性活动训练原则是应在功能体位下训练肌群，由简单到复杂；单一分解动作到复合动作；用未瘫痪的肌肉代偿瘫痪肌肉运动。

④行走训练：在坐位和站位平衡训练后开始进行，包括单纯站立、功能性步行、治疗性步行 3 种类型。

⑤排尿护理：对尿潴留患者能建立排尿反射者，可采用听流水、下腹按摩等刺激排尿，必要时留置尿管间歇性导尿，4～6 h 排放一次，注意多饮水，保持尿管通畅，防止液返流和感染。

⑥日常生活能力训练：鼓励病人日常生活自理，开始在床上练习穿衣、吃饭、洗漱等。逐步下床，有辅助完成日常生活者逐步过渡到完全自理，训练时可借助辅助器具以偿运动限制。对于完全不能自理者，注意保持病人皮肤和床单位清洁，定时翻身，预防压疮发生。

二、脊髓损伤的护理

（一）概述

外伤性脊髓损伤的每年发生率，美国报道为 40/1 百万人。据估计，我国现有脊髓损伤患者超过 200 万人，并且以惊人的速度在增长，受伤者以中青年损伤为最多。其中交通事故发生率最高，其次为高处坠落伤，两者约占所有损伤的 3/4。高龄患者即便发生像摔倒这样的轻微外伤也可能发生脊髓损伤。

（二）病因病理

1. 原因

脊椎损伤中脊髓损伤发生率很高（占全部脊椎损伤的 40%～60%）。有一种发生于颈椎部位的脊椎损伤，X 线上无骨折脱位而患者表现为完全性瘫痪，称为无骨折脱位性脊髓损伤（SCIWORA）。高龄患者原来伴有后方骨质韧带增生造成脊髓压迫，常发生过伸展损伤。小儿脊髓损伤约占 30%。小儿脊柱活动性大，过度屈曲或过度伸展会发生脊髓的牵拉损伤。另外枪伤、切割或刺伤会造成开放性脊髓损伤。

2. 好发部位

脊椎损伤好发部位为中下颈椎和胸腰交界部。颈椎与胸椎以下损伤比率为 3：1。受伤原因中，颈椎损伤多为交通事故、高处坠落伤、摔倒或外伤，胸髓以下损伤多发于坠落伤。

3. 分类

脊髓损伤是对脊髓实质的机械性破坏，包括脊髓内出血、脊髓实质的循环障碍、代谢障碍、生化学障碍。

脊髓休克出现于重度脊髓损伤之后。损伤脊髓水平以下运动、感觉功能和脊髓反射消失，自主神经功能停止。下位脊髓功能一般 24 h 之内恢复。

从临床的角度，根据患者瘫痪的程度可分为完全瘫痪和不全瘫痪，根据损伤部位可分为四肢瘫痪和截瘫。

（1）完全瘫痪：脊髓损伤后感觉、运动功能、深部反射完全持续消失称为完全瘫痪。

（2）不全瘫痪：脊髓损伤髓节以下髓节支配区域感觉、运动和深部反射功能部分丧失。如果四肢瘫痪，而骶髓支配区域的会阴部感觉或肛门括约肌随意收缩功能尚存也为不全瘫痪，称为骶髓回避，瘫痪改善的可能性较大。

由于脊髓横断面上损伤部位不同，致灰白质的部分损伤，致使残存功能不同。

（1）中心性脊髓损伤：脊髓灰白质内侧部分受损伤，伤后四肢瘫痪，但上肢重于下肢，伴有分离性感觉障碍。

（2）脊髓半侧损伤：脊髓损伤后，一侧上下肢运动、深部感觉障碍，而对侧浅感觉障碍。

（3）前部脊髓损伤：脊髓灰白质前侧部损伤，脊髓损伤后，四肢运动、浅感觉障碍，而深感觉残存。

根据损伤部位可以将脊髓损伤可分为四肢瘫痪和截瘫：

（1）四肢瘫痪：脊髓损伤后四肢感觉、运动功能消失。

（2）截瘫：胸髓、腰髓和骶髓损伤后，双下肢感觉、运动功能障碍。

4. 并发症、合并症

脊髓损伤后感觉、运动和反射障碍，自主神经障碍导致脏器组织并发症、合并症的发生。骶髓损伤主要导致排尿障碍、排便障碍，中位胸髓、腰髓损伤导致消化器官、泌尿器官障碍，上位胸髓、颈髓损伤导致呼吸障碍和循环障碍。

（1）循环器官障碍：交感神经受阻断，相对的迷走神经占优势，血管运动神经受阻断，使血管扩张，血管通透性增加，脉搏降低，血压低下，循环血液量减少，静脉回流障碍，全身水肿，肺水肿。

（2）消化器官障碍：交感神经阻断、迷走神经功能不全，致消化器官运动分泌功能障碍，主要是麻痹性，形成急性胃扩张、消化性溃疡、宿便。肛门括约肌麻痹，排便障碍。

（3）呼吸障碍：C_4 以上部位的完全性脊髓损伤，膈神经支配的呼吸功能丧失，只能靠人工呼吸器来维持生命。而 C_4 以下部位脊髓损伤，肋间神经支配的呼吸功能丧失。这时气道分泌物增加、痰液潴留，换气不全致呼吸障碍，胸廓反常运动、膈肌疲劳致呼吸不全，肺不张，合并重度肺炎。

（4）排尿障碍：脊髓损伤后，骶髓、盆内脏神经、阴部神经组成的排尿反射通路受阻断，膀胱弛缓性麻痹，尿闭（急性期）。尿闭时需要导尿，以避免尿路感染症，注意尿道憩室、尿路结石等合并症。

（5）压疮：骶骨、大转子、跟骨、坐骨结节部等骨隆起部位好发，通过定时变换体位来预防。

（6）其他特有的合并症：过高热，低体温，异位性骨化，迟发性脊柱变形，外伤性脊髓空洞症。

（三）临床表现

1. 颈髓损伤

（1）上位颈椎部（枕部～C_2 椎体：C_1～C_3 髓节）：完全瘫痪病例伴有膈肌的麻痹，可能致命。不全瘫痪患者可能生存，对于怀疑上位颈椎损伤的病例，对瘫痪程度详细评价后，优先上呼吸机。神经学主要表现为四肢瘫痪，少见情况下表现为交叉瘫痪和洋葱皮样症候群。

（2）中下位颈椎部（$C_{2/3}$ 椎间～C_7/T_1 椎间：C_4～T_2 髓节）：横断性损伤表现为完全性四肢瘫痪和胸廓运动障碍，如伴上位损伤则存在呼吸障碍；椎间盘部位损伤髓节，导致水肿和血肿，表现与颈椎病相似。如 $C_{5/6}$ 椎间盘损伤则一般损伤 C_7 髓节，颈椎损伤部位不同，损伤的相应的髓节不同，残存的上肢功能也不同。

中下位颈椎损伤多为不全瘫痪。据统计约占 80%。不全瘫痪主要有如下表现，Brown-Sequard 症候群（脊髓半侧瘫痪），中心性颈髓损伤，前部颈髓损伤。中心性脊髓损伤常见于高龄患者不慎摔倒，前额部着地，致颈椎过伸展损伤。脊髓灰白质中心性损伤，下肢功能影响小，可能自主排尿，而上肢功能影响较大，可能残留手指运动功能障碍。

2. 胸髓以下损伤

（1）上中胸椎部（T_1 椎体～$T_{10/11}$ 椎间：T_3～L_2 髓节）：由于胸廓的强力支撑作用，这个部位的脊椎损伤频率较低，脊髓损伤的发生率低。一旦损伤多为完全性瘫痪。上位胸髓损伤会造成肋间肌麻痹，引起呼吸障碍。

（2）胸腰移行部（T_{11}～L_2 椎体：L_3～S_5 髓节）：此部位为脊髓损伤的好发部位。完全瘫痪的发生率为 70%～80%。损伤的部位主要为脊髓圆锥上部各圆锥部，也可能损伤到马尾，表现为腰髓神经根和骶髓神经根损伤症状，脊髓、神经根完全损伤表现为双下肢完全瘫痪，脊髓完全损伤而脊髓通过部马尾大部分免除损伤，双下肢感觉、运动功能保存。脊髓圆锥损伤，膀胱直肠功能障碍，伴会阴区感觉障碍。

（3）腰椎部（$L_{2/3}$ 椎间～骶椎：马尾）：马尾损伤的发生率较低。多表现为双下肢不全瘫痪，特别是下肢髋关节外展肌运动障碍。

（四）诊断标准

诊断应以救命处置为优先，保证脊髓损伤患者的生命体征平稳，在全身管理过程中确保损伤脊椎固定。

1. 神经学诊断

（1）脊髓损伤的判定：完全瘫痪和不全瘫痪的诊断首先应确认不存在脊髓休克。

如球海绵体反射（BCR）和肛门反射阳性则可判断不存在休克。前者用手握龟头，留置尿管的用手牵拉尿管，后者用针轻刺肛门周围皮肤，引起肛门括约肌收缩。

一般的受伤后 24 h 内脊髓休克恢复。

（2）脊髓损伤的部位诊断：正常感觉、运动功能所对应的最下位髓节为脊髓损伤水平面。脊髓内部水肿、血肿形成会造成麻痹区向头侧上升，因此必须随时观察。可在患者皮肤上直接描记出感觉障碍的上限，以供日常观察对比。

（3）横断位诊断：感觉障碍的对称性和非对称性，运动障碍的对称性和非对称性，上下肢损伤程度的差异，完全性和部分性反射障碍，推测横断位主要损伤部位（中心性，前部，后部，半侧损伤）。

（4）重度的评价：完全瘫痪和不全瘫痪的区别。瘫痪程度可用 Frankel 评分法分为 A ~ E 5 个阶段。

A. 感觉、运动完全消失。

B. 运动完全消失，感觉部分存在。

C. 有部分运动功能，但不能抵抗地心引力。

D. 存在运动功能，能步行，但较正常差。

E. 感觉运动功能正常。反射可能异常。

2. 脊椎损伤部位诊断

采用单纯 X 线像、断层 X 线像和 CT 来评价骨折脱位的平面。一般的移位最大或椎管最狭小的部位为脊髓损伤部位。

3. MRI 诊断

通过 T_1 和 T_2 加权像上脊髓形态和髓内信号变化和范围，推断脊髓状态，同时推定预后。脊髓形态的变化包括肿胀、压迫和断裂。髓内信号变化，急性期时 T_1 加权像低信号（出血），慢性期 T_1 加权像低信号，T_2 加权像为高信号（脊髓软化，囊肿改变）为高度损伤的典型所见。

4. 其他诊断方法

造影 X 线诊断，包括脊髓造影和 CTM。电生理学的诊断：包括脊髓诱发电位、体感诱发电位（SEP）和运动诱发电位。

（五）治疗方法

可分为治疗初期（受伤 1 个月以内）和慢性期（受伤 1 个月以上），受伤初期的治疗决定损伤者的预后。

初期治疗的主要目标是全身管理保持生命体征平稳，脊椎复位固定，脊髓减压保护脊髓，预防早期合并症。慢性期治疗包括，治疗迟发性脊柱变形，治疗迟发性脊髓损害，慢性期合并症并发症的处置，早日下床，回归社会。

1. 初期治疗

（1）全身管理以保证生命

①呼吸管理：颈髓损伤，对于呼吸障碍者，应采用人工呼吸确保通气。所采用的人工呼吸不适合用经口气管插管，原则上采用气管切开术。定期吸引排痰，预防肺炎、肺不张。

②循环管理：进行起立训练，避免体位变换引起直立性低血压。预防血栓性静脉炎和深部静脉血栓症。

③消化器官管理：预防胃十二指肠溃疡。有必要行经鼻的胃管持续吸引，以预防麻痹性急性胃扩张。

④尿路管理：受伤后出现尿闭，应该导尿，采用间歇导尿法或持续导尿法。间歇导尿法注意预防感染，保持膀胱容量 300 ~ 400 mL。持续导尿法长期留置尿管，膀胱容易失去伸展性，导致容量变小，应尽早拔除。对于核上型膀胱，利用注水法确认排尿肌反射恢复，开始利用刺激法进行排尿训练。实际可通过叩击下腹部或摩擦会阴部和肛门周围皮肤进行。骶髓马尾损伤所致的核下型膀胱，可采用手压腹部（Crede 法）进行排尿训练。患者自己应学会自行导尿。

（2）脊髓损伤药物疗法：对于脊髓损伤的继发损伤的治疗，实验室证实有多种药物有效。

①激素治疗：临床上主要是甲强龙的大剂量应用。肾上腺皮质激素作为细胞膜稳定剂能保持神经细胞膜的通透性及血管的完整性，减少细胞内钾的丢失，抑制儿茶酚胺的代谢与积聚，预防及减轻脊髓水肿。美国 NASCIS 建议，在脊髓损后 8 h 内，经静脉初次给予 30 mg/kg，此后给予 5.4 mg/（kg·h）持续 23 h。

②脱水治疗：应用静脉点滴甘露醇、甘油、尿素、β - 七叶皂苷钠及低分子葡萄糖酐等脱水剂以预防及治疗脊髓水肿，可减轻其所造成的继发性脊髓损害。

③鸦片类拮抗剂：在中枢神经损伤时，有大量的内源性类鸦片及其片段的释放，使脊髓血流自身调节能力丧失，而导致动脉压下降，血流减少，使用鸦片拮抗剂可以阻止这种病理生理作用，从而提高中心动脉压，增加脊髓血流量，改善神经功能恢复。这类药物常用的如纳洛酮。

④抗儿茶酚胺类药物（如利血平）：脊髓损伤组织中去甲肾上腺素（NE）的集聚是使脊髓出血坏死的重要因素，抗儿茶酚胺类药物能减少去甲肾上腺素的合成，从而减轻脊髓出血坏死。

⑤钙离子通道阻滞剂：能有效地阻止 Ca^{2+} 涌入细胞内，可以阻断蛋白酶、脂酶的激活、ATP 产生机制的破坏、兴奋性氨基酸的释放。临床常用的如尼莫地平。

⑥神经营养药：甲钴胺系血液、脊髓液中的辅酶 VB_{12} 及甲钴胺制剂，通过对甲基转换反应，促进核酸-蛋白-脂质代谢，增加 DNA、RNA 和髓鞘脂质卵磷脂的合成，有利于损伤神经组织的修复；改善神经组织的代谢，促进轴索及其蛋白质的合成，保持轴索的功能；抑制神经组织异常兴奋性的传导。

神经节苷脂（GM-1）：促进神经细胞的生成，轴突生长和突触生成；对损伤后的继发神经退化有保护作用——降低糖耗率；改善细胞膜酶的活性，减轻神经细胞水肿；选择性地对抗兴奋性氨基酸的活性；促进各种原因所致的中枢神经系统损伤的功能恢复。

其他促神经生长药物：如转化生长因子-β（TGF-β）、神经生长因子（NGF）、脑源性神经生长因子（BDNF）、神经营养因子-3（NT-3）和胶质源性神经生长因子（GDNF）等。

⑦自由基清除剂：如超氧化物歧化酶（SOD）和 α-生育酚（VitE）等。脊髓损伤后膜的乳过氧化物酶（LPO）反应的最终产物丙二醛和游离脂肪酸释放显著升高，而超氧化歧化酶活性显著降低。超氧化歧化酶是超氧自由基的特异性清除酶，能明显减少自由基介导的脂质过氧化损伤，稳定溶酶体膜，从而对神经细胞起保护作用。

⑧酶类药物：如蛋白溶解性酶、透明质酸酶、胰蛋白酶和弹性硬蛋白酶等。减轻脊髓损伤后的炎性和神经胶质反应，减少胶质瘢痕形成，为轴突再生创造条件，并使血管易长入损伤部。

⑨改善微循环药物：可改善损伤组织的微循环，减少缺血坏死，保存脊髓白质及部分灰质，促进神经功能恢复。如东莨菪碱、丹参注射液和红花注射液等。

⑩兴奋性氨基酸受体阻滞剂：兴奋性氨基酸受体的过度兴奋可引起大量 Ca^{2+} 内流，导致迟发性神经细胞损害和最终死亡。天门冬氨酸和谷氨酸可与这些受体结合，阻断兴奋性氨基酸的作用。非竞争性选择性 NMDA 受体拮抗剂 801 可使神经的死亡率从 74% 降到 10%。更新型的 NMDA 受体拮抗剂——广谱兴奋性氨基酸拮抗剂——犬尿氨酸盐动物实验有效。Wahl-estedt 利用分子生物学技术制造抗过敏性寡脱氧核苷酸类，直接抑制 NMDA 受体的蛋白质成分，使脑梗死的体积减小。

（3）高压氧治疗：脊髓损伤最重要的发病机制是微血管阻塞缺血或出血造成脊髓缺氧或水肿，甚至引起脊髓轴索断裂、分层和广泛的溃散。高压氧可提高脊髓的血氧含量和血氧分压，0.1 mol/LPa 空气下脊髓氧分压为 1.95～3.90 kPa（15～30 mmHg）；在 0.3 mol/LPa 氧下，脊髓氧分压提高到 58.5～72.8 kPa（450～560 mmHg），是常压下的 3～4 倍，同时氧在组织中的弥散半径也从常压下的 30μm 增加到 100μm，从而给脊髓组织提供了充足的氧气，增加了脊神经有氧代谢，使受损脊髓细胞的功能得以恢复。高压氧还可使血管收缩，减轻脊髓水肿，保护可逆性损伤的神经组织，有助于神经功能的恢复。

（4）脊椎减压固定和脊髓减压脊髓保护：

①保守疗法：对于完全瘫痪而脊椎不稳定性较小的，可采用头颅牵引、反张位复位法复位，整复脱位后，使用支具固定到骨愈合为止。

②手术疗法：脊髓损伤后手术目的，第一位的就是脊髓减压。减压主要有如下方面：a. 损伤的脊椎复位，复位脱位的脊椎；b. 从前方或后方去除椎管内骨片、椎间盘组织和血肿；c. 减压后，行脊椎重建固定术。

手术通常在受伤后 24 h 以上进行。对不全瘫痪病例，其骨折和脊髓损伤适合手术治疗。而对完全瘫痪例，术后瘫痪改善程度较小，手术的目的主要是改善脊椎的不稳定性，复位后同定。少数情况下，瘫痪水平迅速上升，短期内造成脊髓损害障碍扩大，应急诊行椎弓切除脊髓减压术，并同时应用同定。

（5）合并症的预防和早期康复：

①压疮：预防办法是定时体位变换，每天 1 次以上的皮肤擦拭，保持干燥，改善低蛋白血症。

对于压疮的治疗可用理疗法（空气浴，日光浴），防止感染加剧。对于大而深的压疮采用手术疗法（在骨隆起部位切除压疮部软组织，可用皮瓣或肌皮瓣覆盖关闭切口）。

②感染症：预防呼吸道感染，首先是加强体位引流，严格按照呼吸道管理方案对患者进行呼吸道管理；第二是呼吸训练，帮助并指导患者进行膈肌训练及呼吸肌训练，维持胸廓的活动度；第三是早期手术，早期抬高床头，早期下床（轮椅活动），同时进行呼吸训练，这些都是降低呼吸道感染，从而降低患者死亡率的重要因素。

预防尿路感染，脊髓损伤后发生尿闭应该导尿，间歇导尿可明显降低脊髓损伤患者的泌尿系感染率已经成为国际上的共识，采用方法包括无菌间歇导尿、清洁间歇导尿、定期更换尿管、耻骨上膀胱造瘘、反射排尿、压腹排尿、骶髓电刺激、人工括约肌、膀胱再造、肉毒素注射等。采用何种方式取决于病情、患者意愿、生活环境、经济情况。

一旦发生尿路或呼吸道感染，应及时采用敏感抗生素控制感染。

③关节挛缩：好发部位有肩关节（内收内旋位挛缩）、股关节、足关节（尖足变形）、手指（拇指内收屈曲挛缩，鹫手变形）、足趾（屈曲位挛缩）。预防上，各个关节在活动范围内每天被动活动，安静状况下保持中立位。重度挛缩开始可用关节活动度训练，理疗，康复锻炼（被动活动、主动辅助活动、徒手矫正、伸张运动）。

④深静脉血栓合并肺栓塞：DVT 的发生高峰为伤后 30 天左右，多数学者认为未使用低分子肝素前的发生率在 20% ~ 30% 之间。较老的女性、四肢麻痹的男性、肥胖、癌症的患者 DVT 的发生率较高。早期使用低分子肝素、下肢气压助动泵可有效减少 DVT 的发生，且两种方法疗效相当。

⑤低钠血症：脊柱脊髓损伤患者低钠血症的发生率与患者脊髓损伤平面和程度有相关性。其原因与过量水负荷、脊髓损伤后肾脏排水保钠能力下降等因素有关。

治疗原则以积极预防为主，一旦发生低钠血症，应予补充钠盐并适度限水。必须注意急性重度低钠血症致脑水肿的可能。一旦出现神经精神症状，要尽快静点高渗盐水及脱水和严格限水治疗。

脊柱脊髓损伤患者低钠血症的一般预后良好，但如果忽视急性重度低钠血症致脑水肿的可能，治疗不及时可导致患者呼吸衰竭、昏迷甚至死亡。

⑥早期康复：主要目标是预防合并症，维持强化残存肌力。

a. 预防合并症：参照压疮和关节挛缩合并症的预防。

b. 残存肌力的维持和强化。

c. 运动疗法：评价肌力。徒手肌力 MMT_2 的可通过辅助自主活动，MMT_3 以上的开始自主活动，以后可行对抗运动。

d. 理疗：电疗，特殊的低频波疗法也有效。

e. 肺理疗：强化残存的呼吸功能，辅助咳痰或体位性排痰。

2. 慢性期治疗

（1）麻痹性脊柱侧凸：小儿期发生的脊髓损伤，成年以后会发生进行性的脊柱侧凸。需要支撑才能步行或坐位，骨盆高度倾斜，侧弯凸侧坐骨部压疮形成。轻度非进行性的麻痹性脊柱侧凸，不需要积极治疗，应长期随诊观察；如侧凸曲度超过 20°（Cobb 法），并有加重趋势，则应予以脊柱矫形支具治疗；如果脊柱侧凸曲度过大，并有进行性加重趋势，则应考虑手术治疗。支具和手术的目的是矫正脊柱畸形，控制畸形发展，从而使患者不用双上肢支撑就能保持躯干直立，躯干活动不感到疲劳。治疗应有明确目的，即能解决什么问题，能达到什么功能恢复，如术后患者恢复坐、站、扶拐行走、坐轮椅活动等。切忌脱离病人的具体情况进行无用的过分治疗或治疗不足。

（2）迟发性脊髓障碍：造成的主要原因是迟发性脊柱变形、外伤性脊髓空洞。迟发性脊柱变形采用脊髓减压、脊柱变形矫正术，外伤性脊髓空洞症行空洞硬膜下腔交通术，空洞腹腔交通术，脊髓大网膜移植术。

（3）慢性期合并症、并发症的处置、管理。

①尿路管理：核上型、核下型膀胱都要行排尿训练。除了排尿训练之外，可辅助自己排尿，药物疗法，经尿道括约肌切除术（TUR）。尿路合并症中的问题，细菌感染采用高压排尿法。

②异位性骨化：好发于麻痹区域关节周边（膝，股，肘）。受伤3个月前后局部肿胀、发红伴活动受限，多是发生了异位骨化。发生病理不明，挛缩的关节外伤，过度活动度的获得性训练为诱因。治疗法，骨化初期中止关节活动度训练，药物疗法，增大停止后的骨化块行切除术。

③痉挛：高位脊髓损伤，下位脊髓前角细胞活动亢进，是导致关节挛缩、压疮、尿路结石、便秘等合并症的诱发因素。预防和治疗法有：去除诱因、药物疗法、伸张运动、电刺激、手术疗法（肌腱切断术，肌腱延长术，神经根切断术等）。

④其他：感觉缺失性疼痛（幻肢痛样），自主神经过紧张反射，体温调节障碍等。

（4）慢性期康复：通过训练使全身状态改善，损伤脊椎稳定性增强。主要目标是保持坐位和立位，移动动作，ADL动作，步行动作。实际进行时采用推起训练、起立训练、返寝训练、移动训练等基本的训练方法来强化训练躯体和四肢。

体位及其体位变换：维持良肢位：在康复护理中，身体的正确姿势是极其重要的，正确的体位可防止或对抗痉挛姿势的出现，也叫良肢位。体位的变换有助于预防或减轻痉挛的出现或加重。可预防肌肉—骨骼的畸形。定时体位变换有助于并发症的预防，特别是压疮，及循环问题的出现（DVT）。

当病情允许时应鼓励患者及早坐起或进入轮椅之前进行抬高床头训练，这样可预防多种并发症，尤其是直立性低血压。卧位至坐位的步骤：

从抬高床头一半坐位－坐位－轮椅训练，抬高床头30°，耐受1.5 h后可逐步抬高床头，每日抬高5°逐步过渡到坐位，也可进行站床训练，能防止直立性低血压。

对颈椎损伤患者可采取腰围、腹带，下肢用弹力绷带或长筒袜，以预防直立性低血压，患者如出现不适可迅速降低床头，如患者坐在轮椅上，要立即将轮椅向后倾斜，待患者呼吸症状缓解后，缓慢将轮椅恢复原位。

患者进行体位变换后密切观察有无低血压症状：头晕、面色苍白、虚弱、视力模糊等。

（六）护理措施

1. 脊髓损伤后的急救与转运

（1）急救

对怀疑有高位脊髓损伤的病人，应注意其呼吸道（airway, A）、呼吸（breathing, B）及循环（circulation, C）。第3、4颈椎平面的脊髓损伤可能会迅速死亡，第4、5颈椎平面的脊髓损伤会导致病人呼吸困难，因此对于上述两种情况均应协助病人换气。在协助颈椎骨折的病人换气时，不宜用平卧的姿势，因为平卧无法使呼吸道畅通，也不可用头颈后倾的姿势，因为这样会使颈椎弯曲，脊髓受到损伤。可采用推开下颚法，使其呼吸道能保持通畅，又不使颈椎受到弯曲。

（2）转运

应采用够宽、够长的板子或特殊的担架以及足够的人来搬运病人。搬动前，在病人的骨突处要加衬垫，以防皮肤破损及局部受压。

2. 床的选择及褥疮的预防

（1）床的选择

脊髓损伤的病人不能睡弹簧软床，若无硬板床，则可在一般的床上面加上硬板，板子的长度要超过脊椎受损的范围。颈椎损伤的病人最好睡气垫床，这样可减少身体的重量集中压在某些局部。

（2）定时翻身并给予合适的卧姿

脊髓损伤的病人至少应每隔2 h翻身一次。给病人翻身或搬运病人时，应有专人支持头颈受损的部位，并要注意维持病人的体位，使脊椎成一直线，若损伤部位在颈部，则应在颈部两旁放置沙袋以利颈部的固定。如颈部有牵引，则应调整好牵引的重量。

（3）保持身体清洁及皮肤的完整

①每天擦澡一次，仔细检查全身皮肤状况，观察有无局部发红现象，如见异常应及时妥善地处理。②在脊髓损伤的初期，病人常常会大小便失禁，应妥善处理排泄物，维持会阴部及骶尾部等骨突处的干燥，床上用品随脏随换，保持床单平整。③经常检查骶尾部、膝部、足跟等最易受压的部位，并给予轻柔的按摩，以促进皮肤的血液循环。④病人使用胸部支架时，松紧应合适，过紧会影响胸部扩张或对皮肤造成压迫，过松则达不到预期的效果。

3. 大小便失禁的处理及复健训练

（1）留置导尿管：受伤后病人往往无法自解小便，应留置导尿管，持续引流膀胱内的尿液。

（2）麻痹性肠梗阻或腹胀：应插肛管、热敷或灌肠，灌肠液以 200 mL 为宜。

（3）大小便的训练：是复健的一个重要项目。

对神经性痉挛膀胱的训练：定时喝定量的水，使膀胱蓄尿，定时松开导尿管夹引流膀胱内尿液。还可定期刺激膀胱收缩以排出尿液，如轻敲病人的下腹部、拉阴毛、用手刺激外生殖器或大腿内侧。另外，适当辅以药物治疗如普鲁本辛，以减轻膀胱的痉挛。

对神经性松弛膀胱的训练：教病人定期用力收缩未麻痹的腹肌及横膈，或用双手握拳顺着输尿管方向压迫下腹部以压出小便。其次，可口服或皮下注射氯贝胆碱以增加逼尿肌张力及收缩力。

对大便失禁的病人，应先确定病人以前的排便习惯，并维持适当的高纤维饮食与水分的摄取，依病人习惯选择一天中的某一餐前给病人使用轻泻剂，饭后当病人有便意时，教导病人用腹压来引发排便。如上述方法无效，则可戴手套，用石蜡油润滑，伸入病人肛门口刺激排便。每天固定时间训练，避免使病人超过三天未解大便。

4. 防治泌尿道感染和结石

因为病人的膀胱瘫痪、尿潴留，需长期留置导尿管，易发生泌尿道感染和结石。因此，对于此类长期留置导尿管的病人的护理应做到以下几个方面：

（1）插导尿管及更换引流瓶或袋时要严格无菌操作。

（2）每日冲洗膀胱 1 ~ 2 次。

（3）训练膀胱，每 4 ~ 6 小时开放一次导尿管，以防泌尿系感染和膀胱萎缩，便于训练膀胱的自律性收缩。

（4）鼓励病人多饮水，每天达到 3 000 mL 左右，以利冲出尿中沉渣。

（5）一旦发生感染，应抬高床头便于体位引流，增加饮水或输液量，将尿管持续开放引流，使用抗生素。

5. 呼吸的观察及呼吸道感染的防治

脊髓损伤后 48 h 应密切观察病人呼吸形态的变化，是否有呼吸困难的发生，病人是否使用呼吸辅助肌。特别是胸 1 至胸 4 受损的病人，横膈及肋间肌的活动均丧失，且无法深呼吸及咳嗽，为维持生命，应立即做气管切开手术，并使用呼吸辅助器。

6. 观察循环功能

（1）评估病人是否因迷走神经兴奋而心动过缓。

（2）给病人翻身与吸痰后，应评估病人心率、脉搏、血压的反应，是否有直立性低血压的发生。

（3）因病人肢体肌力瘫痪，势必引起下肢静脉回流受阻，可给病人穿弹性袜，以促进静脉回流。

7. 观察神经功能

注意观察脊髓受压的体征，在伤后 24 ~ 36 小时以内，每隔几小时就要检查病人四肢的活动、肌力级别、触痛觉等，发现异常需立即通知医师，准备行手术减压。

8. 体温失调的护理

颈脊髓损伤时，由于自主神经系统功能紊乱，对周围环境温度的变化丧失了调节和适应能力，病人常出现高热（40℃以上）或低温（35℃以下）。体温异常是病情危险的征兆，死亡率很高。这种高热药物降温无效，须采用物理降温，如冰敷、醇浴、冰水灌肠、调节室温等。同时，还要采用抗生素、输液等治疗并发症。

9. 身体复健

（1）早期进行被动或主动的关节全范围运动，以预防关节挛缩、肌力减退。

（2）根据脊髓损伤的部位，对未麻痹肌肉可进行物理治疗，以增加其肌力。

（3）训练日常生活活动能力，如病人自行穿脱衣服、进食、盥洗、大小便、沐浴及开关门窗、电灯、水龙头等，以增加病人的自我照顾能力。

（4）颈椎以下受伤的病人，可穿下肢简易支架扶双拐练习行走。如无法行走则仍可每天定时穿下肢简易支架站在床边，这样可使骨骼负重，减少钙离子的游离，从而减少骨质疏松的发生。

（5）当病人第一次坐起时，应在起身之前穿好弹性袜，以增加静脉回流。坐位的角度宜逐渐增加，以防直立性低血压发生，当病人可坐到 90° 并能保持此坐位半小时之后，半身瘫痪的病人便可坐到轮椅上了。

（6）教导病人及家属如何把身体自床上移到轮椅上或床边的便器上。

10. 维护病人的心理平衡

（1）向病人简单解释所有的治疗过程。

（2）预期并理解病人在开始接受治疗及适应其已改变的自我形象时会产生的暴发性气愤、敌意，以及随之而来的抑郁。

（3）任何时候尽可能让病人独立，如让其参与训练治疗计划的制定，使其感到自己仍能控制环境。

（4）鼓励家属参加复健治疗的活动，协助病人及家属制定切合实际的短期目标，并积极地朝目标迈进。

（5）协助病人及家属寻找社会资源。

（6）坦诚地与病人讨论性功能方面的问题，如本身缺乏这方面的经验，可请有经验的其他医务人员处理。

（7）避免以同情心面对病人，应积极地去发现和强化病人的潜能，并鼓励病人使用潜能。

11. 健康教育

（1）向病人及家属宣传医学知识，介绍有关治疗、护理和康复的方法、意义及进展。

（2）评价病人的自理能力，便于回归家庭和社会前作相应的康复指导。

（3）指导家属改变家中的设备或用具，如降低床的高度使之与轮椅的高度一致，病人上下床不必抬起身体。又如加大卫生间的门，给马桶周围的墙上装上拉手，便于病人便后能自行移动到轮椅上。

（4）帮助病人适应社会、职业、复学、就业及心理等各方面。

（5）告知病人及家属可能发生的合并症及怎样预防。

（6）告知病人定期（1 ~ 3 月）返院检查。

第七章　外科营养支持患者的护理

营养支持是外科学近 30 多年来最重要的进展之一。目前，它是现代外科综合治疗措施中不可缺少的重要组成部分。在外科领域中，禁饮食、手术、创伤、感染等均可导致营养不良，这不同程度地降低了患者机体的抵抗力、器官的功能及组织的修复能力，使得本来原发病已得到了控制的患者，却因营养不良导致机体状况日趋衰弱，术后恢复困难，脏器功能减退，最终出现并发症而死亡。故营养支持也是保证治疗结果和预后的重要措施之一。在历史上，营养支持以外科医生作为先驱，以外科疾病作为研究对象，故常称其为外科营养。

第一节　营养支持概述

营养支持指对因饮食摄入不足，或不能摄入饮食而致机体营养状况异常，或营养不足的患者所采取的一系列治疗措施。其目的是维持或补充各种营养物质，特别是维持能量的需要和氮的平衡。营养支持的方式有两种，即肠内营养支持和肠外营养支持。

一、外科患者营养代谢的特点

1. 禁饮食或饥饿时的代谢变化

外科患者由于疾病本身的原因如肠梗阻、食管癌不能进食或手术需要禁饮食，常使患者处于饥饿状态。此时，机体的调节反应是减少活动和降低代谢率，以使能量消耗减少，防止机体组成成分过度分解，维持生存。许多内分泌物质如胰岛素、胰高血糖素、生长激素、儿茶酚胺、甲状腺素、肾上腺皮质激素及抗利尿激素等参与了这一调节反应，体内的糖、蛋白质及脂肪等代谢也发生了变化。

（1）糖代谢：饥饿初期，血糖下降，从而使胰岛素分泌减少，胰高血糖素、生长激素、儿茶酚胺等分泌增加，结果使糖原分解加快，使糖的生成增加。

（2）蛋白质代谢：由于体内以糖类储存的能量有限，仅有糖原 500 g，禁食 24 h 即被耗尽，而此时脑组织、周围神经组织、红细胞和肾上腺髓质等仍需由葡萄糖供能，故在上述激素的作用下，促使肌肉蛋白分解，释出氨基酸，经肝糖异生作用生成葡萄糖供能。此时每日约耗损蛋白质 75 g（相当于肌肉失重 375 g），每日尿内排出氮 10 ~ 15 g。

（3）脂肪代谢：脂肪虽然是最大的能量储备，但机体需要一个适应过程才能利用脂肪供能。饥饿 3 ~ 4 日后，在内分泌激素的作用下，体内脂肪水解增加，逐步成为机体最主要的能源。在上述需要葡萄糖供能的组织中，除红细胞外，其他均逐渐适应了以脂肪氧化生成的酮体取代葡萄糖作为能源，故此时蛋白质的糖异生作用减弱，肌肉分解减少，每日尿内排出氮减少至 3 ~ 4 g。

2. 手术、创伤或感染等应激时的代谢变化

应激或应激反应是指机体在受到各种强烈因素（应激原）刺激时所出现的非特异性全身反应。手术、创伤或感染等应激原可引起一系列神经 - 内分泌反应，形成体内糖、蛋白质及脂肪三大营养素分解代谢增强、合成代谢降低的高代谢状态。其程度与手术、创伤或感染等的严重程度成正比。

（1）神经 - 内分泌激素变化：应激时，交感神经兴奋性增高，儿茶酚胺、糖皮质激素、胰高血糖素及甲状腺素水平明显增加，使血糖浓度增加，但糖氧化直接供能减少，糖无效循环增加，组织对糖的利用也发生障碍。

（2）细胞因子生成增加：应激时，细胞因子的生成量明显增加。与代谢改变有关的细胞因子有TNF、IL、NO 等，其中最重要的是 TNF、IL-1、IL-6，它们均能够增加急性时相蛋白质合成，氨基酸从骨骼肌丢失增多，肌蛋白降解增加。IL-1、TNF 能够减少白蛋白 mRNA 转录，并促进白蛋白自血管内向血管外间隙转移，加重低蛋白血症。

（3）糖代谢：手术、创伤或感染早期，中枢神经系统对葡萄糖的消耗基本维持在每日约 120 g；糖原异生增加，血糖浓度升高，其水平与应激程度平行。虽然胰岛素的分泌量正常甚至增高，但却存在高血糖现象，提示机体处理葡萄糖的能力受到影响及对胰岛素敏感性减弱。糖的利用障碍是应激状态下糖代谢的一个特点。

（4）蛋白质代谢：较大手术或严重创伤、感染后，骨骼肌群进行性消耗，蛋白质分解增加，大量氮自尿中排出（每日可失氮 20 ~ 30 g），源自氨基酸的糖异生增强。氮的丢失除与手术创伤大小相关外，也取决于原先的营养状况和年龄等因素。

（5）脂肪代谢：手术、创伤或感染后，由于儿茶酚胺的作用，体内脂肪被动用，且氧化利用率增加（可达正常 2 倍），成为体内主要的能源，并导致血液中低密度脂蛋白、甘油三酯及游离脂肪酸浓度增加。此时即使提供外源性脂肪，亦难于完全抑制体内脂肪分解，该现象系交感神经系统受到持续刺激的结果。

二、营养状况的评价指标

1. 人体测量指标

（1）体重（bodyweight，BW）：是方便、实用的评价营养状况的一项重要指标。它能反映体内蛋白质作为代谢能量的消耗情况。短期内出现的体重变化，可受水钠潴留或脱水因素的影响，故应参考就诊前 3 ~ 6 个月的体重变化加以判断。标准体重计算公式：男性标准体重（kg）= 身高（cm）- 105；女性标准体重（kg）= 身高（cm）- 105 - 2.5。当实测体重比标准（或理想）体重降低 10% 以上时，提示存在营养不良。

（2）体质指数（BMI）：是目前评价机体营养状况及肥胖度最常用的指标。其计算公式：BMI= 体重（kg）/ 身高（m^2）。亚洲人正常值为 18.5 ~ 23，< 18.5 为偏瘦，23.1 ~ 25 为超重，> 25 为肥胖。

（3）皮褶厚度（SFT）：测量不仅能直接表示皮下脂肪量，还可以间接推算体内脂肪总量。常用测定部位有 3 处：肱三头肌、肩胛下角及腹壁皮褶部位。可用皮褶卡钳、X 线照片、超声波等方法测定。用皮褶卡钳测定肱三头肌皮褶厚度（TSF）的方法是：上肢自然下垂，测定者在左肩峰至尺骨鹰嘴中点以上约 2 cm 处，用拇指及食指将皮肤连同皮下组织捏起，然后在拇指 1 cm 左右用皮褶卡钳与上臂垂直夹持，即可测得皮褶厚度。一般连测 3 次，取平均值。正常参考值：男性 11.3 ~ 13.7 mm；女性 14.9 ~ 18.1 mm。若测定值低于参考值 10% 以上，提示营养不良。

（4）围度：又称周径，测量是用皮尺测量身体各个部位的周长，可判断全身肌肉及脂肪的状况。常用测量部位有上臂围、前臂围、腰围、大腿围等。临床最常使用上臂中点肌围测定来判断全身骨骼肌群量。其测量方法是：首先测量上臂中点周径（MAC），即上肢自然下垂，在肩峰至尺骨鹰嘴连线中点处用软尺围绕一周读取数值，再用 MAC 推算上臂中点肌周径（MAMC）。MAMC（cm）= 上臂中点周径（cm）- 3.14 × TSF（cm）。正常参考值：男性为 22.8 ~ 27.8 cm，女性为 20.9 ~ 25.5 cm。若测定值低于参考值 10% 以上，提示营养不良。

（5）生物电阻抗法（BIA）：是利用脂肪组织与非脂肪组织之间存在导电性差异的特点来测定相应组织的含量。测量时，在腕部和踝部放置体表电极，使用无痛电流，测定身体对电流的阻抗，从而间接估算出体液量及脂肪量和非脂肪组织（瘦组织群）量。

2. 实验室检测指标

（1）氮平衡：可用于初步评判体内蛋白质合成与分解代谢状况。当摄入的氮量大于排出的氮量时为正氮平衡，反之则为负氮平衡。氮平衡计算公式：氮平衡（g/d）= 24 h 摄入氮量（g）– 24 h 排出氮量（g）。24 h 摄入氮量（g）= 蛋白质摄入量（g）+ 6.25；24 h 排出氮量（g）= 24 h 尿中尿素氮（g）+4（g）。其中常数 4，为经肠道、皮肤、汗液及其他排泄物中所丢失氮量。正常值为 ±1。

（2）血浆蛋白质：反映内脏蛋白改变，是临床上最常用的营养状况评定的重要指标之一。包括血浆清蛋白、转铁蛋白和前清蛋白的浓度测定，清蛋白半衰期 20 天，正常值 ≥ 35 g/L；转铁蛋白半衰期 8 天，正常值 2.0 ~ 3.0 g/L 前清蛋白半衰期 2 天，正常值 ≥ 180 mg/L。若测定值低于正常值，提示营养不良。

（3）肌酐身高指数：可判断体内骨骼肌含量。肌酐是肌蛋白质的代谢产物，尿中肌酐排泄量与体内骨骼肌群基本成正比例。若肌酐身高指数降低超过正常值的 10% 提示营养不良。

$$肌酐身高指数 = \frac{肌酐排泄量（mg/24 h）}{[身高（cm）- 100] \times 23（女性为 18）} \times 100\%$$

（4）免疫指标：包括细胞免疫和体液免疫两方面，营养不良时多以细胞免疫系统受损为主。

周围血淋巴细胞计数：周围血淋巴细胞总数是反映细胞免疫状态的一项简易参数，但在严重感染时，该指标的参考价值会受到影响。淋巴细胞计数 = 周围血白细胞计数 × 淋巴细胞 %。正常值 ≥ 1.5×10^9/L。若低于正常值，提示营养不良。

迟发性皮肤超敏试验（DHST）：能基本反映人体细胞免疫功能。通常用 5 种抗原于两前臂不同部位做皮内注射，24 ~ 48 h 后观察反应。皮丘直径 ≥ 5 mm 为阳性，否则为阴性。正常范围为 ≥ ++，若 < ++，提示营养不良。

三、营养不良的类型与诊断

1. 营养不良的类型

临床上根据蛋白质或能量缺乏的种类，分为 3 种类型。

（1）消瘦型营养不良：又称能量缺乏型。主要表现为形体消瘦及内在器官萎缩，以人体测量各项指标值下降为主。

（2）低蛋白型营养不良：又称蛋白质缺乏型或水肿型。主要表现为血浆蛋白浓度降低及组织水肿，体重下降不明显。

（3）混合型营养不良：又称蛋白质 – 能量缺乏型营养不良。同时兼有上述两种类型的临床表现，常伴有维生素和其他营养素缺乏。

2. 营养不良的诊断

根据病史，并结合人体测量和实验室检测指标的变化，可对营养不良做出诊断。

（1）病史：患者机体存在导致营养不良的危险因素，如慢性消耗性疾病、手术、创伤、严重感染或各种原因导致的长时间不能正常进食等。

（2）检测指标：根据各项检测指标可判断患者是否存在营养不良或营养不良的程度（表 7-1）。

四、能量和蛋白质的需求

根据患者的基础能量消耗、病情，可以估算出能量和蛋白质的需求。

1. 能量需求

患者机体能量消耗主要考虑两个方面，即基础能量消耗和实际能量消耗，成人一般估算为 25 ~ 40 kcal/（kg·d），可根据病情和治疗目标适当调节。

（1）基础能量消耗（BEE）：是指为维持基础代谢所需要的能量。常按 Harris-Benedict 公式，从年龄、性别、身高与体重等方面进行计算：男 BEE（kcal）= 66.5 + 5H + 13.8W – 6.8A；女 BEE（kcal）= 655.1+1.9H+9.6W – 4.7A。其中为身高（cm），W 为体重（kg），A 为年龄（岁）。

（2）实际能量消耗（AEE）：是患者实际疾病状态下的能量消耗。AEE= BEE × AF × IF × TF。其中：AF（active factor）为活动因素，完全卧床时为 1.1，卧床加活动为 1.2，正常活动时为 1.3；IF（injury factor）为手术、创伤等因素，中等手术为 1.1，脓毒血症为 1.3，腹膜炎为 1.4；TF（thermal-factor）

为发热因素，正常体温为 1.0，体温每升高 1℃增加 0.1。

2. 蛋白质需求

成人一般估算为 1 ~ 1.5 g/（kg·d），可根据病情和治疗目标适当增减。

表 7-1　营养不良的诊断

评定指标	正常范围	营养不良		
		轻度	中度	重度
体重	>理想体重的 90%	81% ~ 90%	60% ~ 80%	< 60%
体质指数	18.5 ~ 23	17 ~ 18.4	16 ~ 16.9	< 16
肱 5 头肌皮褶厚度	>正常值的 90%	81% ~ 90%	60% ~ 80%	< 60%
1：臂肌围	>正常值的 90%	81% ~ 90%	60% ~ 80%	< 60%
肌酐/身高指数	>正常值的 90%	81% ~ 90%	60% ~ 80%	< 60%
清蛋白（g/L）	≥ 35	31 ~ 34	26 ~ 30	≤ 25
转铁蛋白（g/L）	2.0 ~ 2.5	1.5 ~ 2.0	1.0 ~ 1.5	< 1.0
前清蛋白（mg/L）	≥ 180	160 ~ 180	120 ~ 160	< 120
淋巴细胞计数（×10^9/L）	≥ 1.5	1.2 ~ 1.5	8.0 ~ 1.2	< 8.0
迟发性皮肤过敏试验	≥ ++	+ ~ ++		-
氮平衡	± 1	-5 ~ -10	-10 ~ -15	< -15

五、营养支持的指征及目标

1. 指征

当患者出现下列情况之一时，应提供营养支持治疗。①近期体重下降大于正常体重的 10%；②人血白蛋白 < 30 g/L；③连续 7 天以上不能正常进食；④已明确为营养不良；⑤可能产生营养不良或手术并发症的高危患者。

2. 目标

营养支持的总目标是达到和维持能量平衡和氮平衡。①保持机体的瘦肉（肌肉）组织，保证足够但不多余的能量（热卡）补充，维持正氮平衡；②足够的维生素、矿物质、脂肪补充；③足够的液体补充。

第二节　肠内营养

肠内营养（EN）系指经口或各种胃肠内置管，将维持人体代谢所需的营养物质提供给患者的一种方式。其优点有：①肠内营养制剂经肠道吸收入肝，在肝内合成机体所需的各种营养成分，营养素可直接被消化道黏膜吸收、利用，符合生理过程；②食物的直接刺激有利于预防肠黏膜萎缩，保护肠屏障功能；③刺激消化液分泌，胃肠激素分泌，促进胆囊收缩，促进胃肠道运动，减少了胆道并发症的发生；④肠内营养安全方便、价格低廉，无严重并发症。因此，"只要胃肠道有功能，就利用它"已成共识。

六、适应证和禁忌证

1. 适应证

有营养支持指征、胃肠有功能并可利用的患者均可行肠内营养支持。

（1）吞咽或咀嚼困难：如食管癌、颌面部外伤、破伤风等。

（2）意识障碍不能进食：如脑损伤、肝昏迷等。

（3）消化道疾病稳定期：如消化道瘘、短肠综合征、炎性肠病、胰腺炎等。

（4）高分解代谢状态：如严重感染、大面积烧伤、严重创伤或大手术等。

（5）慢性消耗性疾病：如结核、肿瘤等。

2. 禁忌证

下列情况被列为肠内营养的禁忌证。

（1）各种原因的肠梗阻。

（2）活动性消化道出血。

（3）腹腔或肠道感染。

（4）严重呕吐、腹泻或吸收不良。

（5）短肠综合征早期或高流量肠瘘。

（6）严重感染、创伤等应激状态早期或休克状态。

七、肠内营养制剂

肠内营养制剂不同于通常意义的食品，它是具有特殊饮食目的或为保持健康、需在医疗监护下使用而区别于其他食品的食品，它已经被加工和预消化，更易消化吸收或不需消化即能吸收。通常根据制剂的成分分为 3 大类。

1. 完全膳食

完全膳食所含各种营养素全面，目前在临床上应用最为广泛。根据其蛋白质（氮源）的不同，又可分为要素膳（或单体膳）和非要素膳（或多聚体膳）。

（1）要素膳：要素膳的氮源为游离氨基酸或蛋白质水解物、短肽，以不需要消化或易消化的糖类、脂肪为能源，含有全面的矿物质、维生素和微量元素。其特点是营养成分全面，营养素极易消化，可被肠道完全吸收。但其含有单个氨基酸或短肽，适口性差，应以管饲为宜。国内临床应用的产品有 Elental（爱伦多）、Pepti-2 000 Variant（百普素）等。

（2）非要素膳：非要素膳的氮源为整蛋白，优点是营养完全，渗透压低，适口性好，不易引起胃肠道反应，对肠黏膜屏障功能有较好的保护作用。临床常用的有匀浆膳、混合奶、牛奶基础膳及无乳糖膳等。

①匀浆膳：匀浆膳是由牛奶、鱼、肉、蛋、水果、蔬菜等天然食物加工混合均匀制成糊状饮食。国外已有商品制剂的匀浆膳出售，国内使用的匀浆膳多为医院营养室或患者家庭自行配制。主要适用于消化道功能正常而不能进食者，对胃肠道外瘘、急性胰腺炎等患者慎用。

②混合奶：混合奶是由牛奶、豆浆、鸡蛋、白糖等混合而成的液体饮食。配制简单，价格低廉，与匀浆膳相比，胃肠道刺激作用小，但营养素不全面。

③牛奶基础膳：牛奶基础膳为一种商品多聚体膳。其氮源为全奶、脱脂奶或鸡蛋清蛋白，脂肪以奶脂、大豆油、玉米油为主。适用于消化道功能正常者，其残渣量很少，对胃肠道刺激作用较小。

④无乳糖膳：无乳糖膳不含乳糖或含乳糖酶，适用于乳糖酶缺乏或不足的患者。其氮源主要为鸡蛋清蛋白、酪蛋白、大豆蛋白的水解或分离物；糖类通常是淀粉及其水解物形成的葡萄糖多聚体：脂肪来源于谷物油、红花油、葵花油等。此外，尚含有多种维生素和矿物质。临床常用的有 Nutrison（能全素）、Ensre（安素）等。

2. 不完全膳食

即营养素组件，是仅含一种或以一种营养素为主的制品。主要有蛋白质组件、糖类组件、脂肪组件、维生素及矿物质组件等，采用组件的目的是重组配方，增加固定配方的完全膳食中某一种或多种营养素。如增加热量或蛋白质密度，使膳食配方更符合个体需求。但较多的不溶成分相加增加了物理不相容性，也有被微生物污染的危险性。

3. 特殊需要膳食

指在特殊情况下使用的既能达到营养支持目的，又能起到治疗疾病作用的膳食。

（1）肝功能衰竭用膳：为高支链氨基酸配方，其氮源为 14 种氨基酸，特点是支链氨基酸（亮氨酸、异亮氨酸和缬氨酸）含量较高，占总氨基酸的 35% ~ 40%，而芳香族氨基酸（色氨酸、苯丙氨酸和酪氨酸）

含量较低。支链氨基酸可经肌肉代谢，增加其浓度并不增加肝脏负担，其可与芳香族氨基酸竞争进入血－脑屏障，减少假性神经递质的产生，具有营养支持和防治肝性脑病双重作用。

（2）肾衰竭用膳：为必需氨基酸配方，其氮源为8种必需氨基酸和组氨酸。使用这种配方的目的在于重新利用体内分解的尿毒氮合成非必需氨基酸，既能降低血液尿素氮的水平，缓解尿毒症症状，又可合成蛋白质，取得正氮平衡。

（3）创伤用膳：适用于大手术、烧伤、多发性严重创伤及脓毒症等高分解代谢患者。其蛋白质热量分配、热量密度及支链氨基酸的含量均较一般膳食为高。有的创伤用膳含有RNA、精氨酸、谷氨酰胺及w-3脂肪酸，可提高创伤患者的免疫功能，称为免疫促进膳。

（4）糖尿病用膳：糖类来源和脂肪构成应能适合糖尿病患者的需要。糖类以低聚糖或多糖（如淀粉）为宜，再加上足够的膳食纤维，可缓解血糖的一上升速度和幅度；不饱和脂肪酸含量相对较高，可延缓营养液在胃内的排空速度。

八、投给途径

肠内营养投给途径主要取决于患者胃肠道解剖的连续性、功能的完整性、肠内营养实施的预计时间、有无误吸可能等因素。常用的途径有口服、鼻胃管、鼻肠管、胃造口、空肠造口等多种，临床上应用最多的是鼻胃管和空肠造口。

1. 鼻饲管

管端可置于胃、十二指肠或空肠等处。主要用于短期营养患者（一般短于4周），优点是并发症少，价格低廉，容易放置。对于营养支持时间需超过30天或胃、十二指肠远端有梗阻而无法置管者，则采用空肠造口术。①鼻胃管：胃的容积大，对营养液的渗透压不敏感，适用于胃肠道连续性完整的患者；但有反流与误吸的危险，而且可导致鼻咽部溃疡、鼻中隔坏死、鼻窦炎、中耳炎及声带麻痹等。②鼻十二指肠管或鼻空肠管：主要适用于胃或十二指肠连续性不完整（胃瘘、幽门不全性梗阻、十二指肠瘘、十二指肠不全性梗阻等）及胃或十二指肠动力障碍的患者；此法可避免营养液的反流与误吸。

2. 空肠造口

可在剖腹手术时实施，包括空肠穿刺插管造口或空肠切开插管造口，也可以直接在内镜下进行。空肠造口管喂养可避免反流与误吸，并可同时实行胃肠减压，尤其适用于十二指肠或胰腺疾病者，以及需要长期营养支持的患者。但空肠切开置管可引起出血、局部感染、肠梗阻及肠瘘等并发症，现已不推荐使用。

3. 胃造口

可通过剖腹探查术、腹腔镜手术完成，也可行经皮胃镜下造口术。经皮胃镜下胃造口术，无须全麻，创伤小，术后可立即灌食，置管可保留数月至数年，满足长期喂养的需求。

九、护理评估

1. 健康史

了解患者的年龄、饮食情况；既往健康状况及导致营养不良的原因，如手术、创伤、严重感染、慢性消耗性疾病等。

2. 身体状况和辅助检查

检查患者全身及局部身体状况：根据人体测量和实验室检测指标，判别患者的营养状况，有无肠内营养支持的指征和禁忌证。所评估的结果可以作为肠内营养效果观察的客观指标。

3. 心理－社会状况

了解患者及家属对营养支持重要性和必要性的认知程度，对肠内营养的接受程度，家庭经济状况及对肠内营养费用的承受能力等。

十、护理诊断与合作性问题

1. 营养失调

低于机体需要量与饮食摄入不足、疾病消耗过多或高分解代谢等致机体营养代谢异常有关。

2. 有黏膜、皮肤受损的危险

与长期留置喂养管对黏膜、皮肤的刺激有关。

3. 潜在并发症

误吸、营养管并发症（堵塞、滑脱）、胃肠道并发症（恶心、呕吐、腹胀、腹泻）、代谢性并发症（高血糖症和低血糖症、电解质紊乱、再进食综合征）、感染性并发症（吸入性肺炎、急性腹膜炎、肠道感染）等。

十一、护理目标

患者营养不良得到改善，表现为体重增加、水肿消退、低蛋白血症纠正；黏膜、皮肤保持完好无损；潜在并发症能被及时发现，并得到有效处理。

十二、护理措施

（一）肠内营养液的配制

肠内营养制剂有混悬液和粉剂两种。混悬液无须配制，可直接应用。粉剂则需加水配制成一定浓度的溶液，配制时应严格遵守操作规程，清洗消毒配制器皿。先取一定量的粉剂放入有刻度的容器中，用50℃左右温开水先调成糊状，然后边加温开水边搅拌到需要容量，滤去凝块，装于清洁容器中备用。

（二）肠内营养液的输注

肠内营养制剂是高渗液体，应从低浓度、低容量开始，滴注速率与总用置应逐日增加，不足的热量与氮量由静脉补充。常用的输注方法有两种。

1. 分次输注

适用于胃内喂养及胃肠道功能良好者。分次输注是将全天的营养液使用注射器或输液装置分次、间歇性地推注或滴注至胃内，每次注入量100～300 mL，每日4～6次，间隔时间2～3小时。分次推注时，每次量在10～20分钟完成；分次滴注时，每次需在30～60分钟完成。

2. 连续输注

适用于十二指肠或空肠内喂养及胃肠道功能和耐受性较差的患者。连续输注是利用重力，或营养泵将全天的营养液在24 h内均匀输注，为目前常用的方法。营养泵可以调节输注速度，显示流速和容量；如果输注管道发生堵塞等问题可随时提示、报警，降低并发症的发生率，有条件时应采用此法。

3. 循环输注

介于分次输注和连续输注之间，是利用重力或营养泵将将全天的营养液在12～16小时内连续输注，每日在固定时间应用。

（三）喂养管的护理

1. 妥善固定

应采用妥善的方法固定喂养管，以防导管移位和脱出；每天检查固定于面颊部、鼻部的胶布或造瘘口处的缝线，如有松动，立即更换或通知医师。告知患者及家属卧床、翻身时应避免喂养管受压、折曲或拖拽。

2. 保持通畅

所有肠内营养管均可能堵管，含膳食纤维的混悬液制剂较乳剂型制剂更易发生堵管。因此在间歇输注时，应每次输注前、后用20～30 mL温开水冲洗导管；连续性输注时，应每间隔4 h冲洗1次；临时灌注药物前、后要追加冲洗；药片或药丸等应研碎、溶解后再注入，以防加入药物与营养液不相容而凝结成块堵塞管腔。营养液中的酸性物质可以引发蛋白质沉淀而导致堵管，若温水冲洗无效，则可采用活化的胰酶制剂、碳酸氢钠冲洗，也可采用特制的导丝通管。

（四）避免皮肤、黏膜损伤

长期留置鼻胃管或鼻肠管者，鼻咽部黏膜因长时间受压可产生溃疡，应每日用油膏涂拭润滑鼻腔黏膜；胃、空肠造口者，保持造瘘口周围皮肤清洁、干燥，定时更换敷料，如有消化液溢出，用氧化锌软膏保护皮肤。

（五）预防和处理并发症

1. 误吸

误吸为常见且严重的并发症，死亡率较高。容易发生在经鼻胃管喂养者，与喂养管移位、胃排空迟缓、体位不当、咳嗽和呕吐反射减弱或消失、意识障碍等有关。

（1）每次灌注前评估患者和喂养管的情况。

（2）输注时及输注后 1 h 内取半卧位。

（3）输注前及输注期间（每间隔 4 h）抽吸胃管，以确定胃管是否在胃内，估计胃内残留量，若胃内残留量超过 100 ～ 150 mL，应延迟或暂停输注；必要时，改其他途径喂养。

（4）输注过程中，若患者突然呛咳、呼吸短促或咳出类似营养液样物，提示有误吸的可能。应立即停止输注，尽量吸尽胃内容物；指导和刺激患者咳嗽，以排出吸入物和分泌物；必要时经气管镜清除误吸物和分泌物；遵医嘱治疗肺水肿，并使用抗菌药物。密切观察患者呼吸状态和病情变化。

2. 胃肠道并发症

恶心、呕吐、腹胀与输注速度过快、乳糖不耐受、脂肪含量高、食物有异味等有关；腹泻与小肠吸收能力下降、乳糖酶缺乏乳糖不耐受、脂肪酶缺乏脂肪吸收障碍、使用某些药物、低蛋白血症，或与营养液渗透压高、温度过低、输注速度过快、被细菌污染等有关。输注时注意以下事项。

（1）控制输注浓度：应从低浓度开始输注，通常起始浓度为 8% ～ 10%，能量密度为 2.09 kJ/mol，根据胃肠道的适应适度递增浓度至 20% ～ 25%，能量密度为 4.18 kJ/mol 或更高。

（2）保持营养液：所输注营养液的温度以接近正常体温为宜，防止温度过高或过低。温度过高可灼伤胃肠道黏膜，温度过低可刺激胃肠道引起肠痉挛、腹痛或腹泻，可使用恒温输液加热器来保持所输注营养液的温度。

（3）掌握输注量和速度：营养液的输注量宜从少量开始，250 ～ 500 mL/d，在 5 天左右逐渐达到全量，2 000 ～ 2 500 mL/d。输注速度从 20 mL/h 开始，根据患者的适应适度逐步增加速度，维持 100 mL/h 匀速输注。

（4）用药护理：某些药物如含镁的抗酸剂、电解质等可致肠痉挛或渗透性腹泻，需经稀释后再输注；低蛋白血症者遵医嘱先输注入血白蛋白或血浆，以提高血浆胶体渗透压；严重腹泻者遵医嘱给予收敛和止泻药物。

（5）避免营养液污染或变质：营养液要现配现用，调配容器应清洁、无菌；配制好的营养液放入 4℃ 冰箱内保存，输注前取出复温至接近正常温度后使用；营养液在室温下输注的时间不应超过 6 ～ 8 小时，如营养液内含有牛奶及易腐败成分时，放置时间则应更短；每天更换输注装置，间歇推注时每次推注前用 70% 乙醇消毒营养管接口，推注完毕后用无菌纱布包裹，并保持清洁。

3. 代谢性并发症

（1）高血糖症和低血糖症：高血糖症常见于接受高热卡喂养者，或糖尿病、高代谢及类固醇药物治疗者；应定时监测尿糖、血糖，一旦发现高血糖，遵医嘱给予胰岛素治疗。低血糖症多发生于长期肠内营养而突然停止者，所以停止肠内营养时要逐渐减量，以预防低血糖的发生。

（2）电解质失衡：营养液总量不足或过多，钠、钾含量过低或过高，腹泻等均可导致电解质紊乱，常见的有低钠血症、高钠血症、低钾血症、高钾血症等。一旦发现电解质失衡，应遵医嘱进行对因和对症处理。

（3）再进食综合征：严重营养不良患者初次行肠内营养时，可出现一系列症状如肌无力、精神状态改变、弥散性感觉丧失、心律失常、心力衰竭等，称为再进食综合征（RS）。因此，在开始行肠内营养时，应给予少于实际需要的热量、钠和体液，以避免心脏超负荷及电解质的迅速改变。

4. 感染性并发症

与肠内营养相关的感染主要有吸入性肺炎、急性腹膜炎和肠道感染。

（1）吸入性肺炎：由于误吸所致。防治措施参见误吸。

（2）急性腹膜炎：可见于经胃、空肠造瘘管输注营养液的患者。当胃、空肠造瘘管周围渗漏或脱出至游离腹腔时，灌注的营养液即可进入腹腔而引起急性腹膜炎。表现为突然腹痛，胃或空肠造瘘管周围有类似营养液渗出，腹腔引流管引出类似营养液样液体。应立即停止输注营养液，报告医师，并协助医师清除或引流出渗漏在腹腔中的营养液，应用抗生素，以避免继发性感染。

（3）肠道感染：因营养液污染、变质引起。配制及使用过程中应严格无菌操作，避免一切可能的污染，配制好的营养液暂时不用应保存于4℃冰箱内，在规定的时间内使用。

（六）肠内营养的监测

监测的目的在于确定肠内营养的效果，为调整治疗方案提供依据，包括代谢情况、营养状况有关项目的定期和不定期测定。

1. 代谢情况

密切观察病情变化，记录24 h液体出入量；肠内营养开始阶段每日测定尿糖和酮体，以后改为每周2次；定期测定血常规、肝功能、血糖、尿素氮、肌酐、钠、钾、氯、钙、镁、磷及碳酸氢盐等。

2. 营养状况

监测内容包括：①体重、肱三头肌皮褶厚度、上臂中点周径、淋巴细胞计数等，每周测定1次；②血浆蛋白，开始每周测定2次，以后1～2周测定1次；③氮平衡，开始每日测定1次，以后可每周测定1次；④锌、铁、铜、维生素B、叶酸等，不定期测定。

（七）心理护理

向患者和家属介绍营养知识，营养支持的重要性与必要性，肠内营养途径、方法、优点和可能发生的并发症，监测指标，治疗费用等。使患者和家属消除顾虑、提高认识，配合治疗和护理。

十二、护理评价

患者营养不良是否得到改善，体重是否增加、水肿是否消退、低蛋白血症是否纠正；黏膜、皮肤是否保持完好无损；潜在并发症能否被及时发现，并得到有效处理。

十三、健康教育

1. 重视营养知识的宣传和教育，提醒人们警惕营养不良对机体的危害。如摄食量减少或近期体重明显下降、乏力等，应及时到医院检查、治疗。

2. 宣传肠内营养的好处，在康复过程中要保持均衡饮食，保证足够的能量、蛋白质和维生素的摄入。

3. 患者出院后如需继续进行肠内营养，应向患者和家属详细解释，并要求其遵医嘱治疗，还应说明携带喂养管的注意事项及喂养管的自我护理方法，以避免并发症的发生。

第三节　肠外营养

肠外营养（PN）系指通过静脉途径将维持人体代谢所需的营养素提供给患者的一种方式，当患者被禁饮食，所需营养素全部经静脉途径提供时称之为全胃肠外营养（TPN）。在肠道功能有障碍时，特别是严重创伤早期或是腹部创伤、肠梗阻、严重的肠吸收不良或肠内营养无法满足需要时，肠外营养成为主要的供能途径。

一、适应证和禁忌证

1. 适应证

有营养支持指征、胃肠功能障碍或衰竭者可行肠外营养支持。

（1）胃肠道功能障碍：如胃肠道梗阻、高位肠瘘、短肠综合征等。

（2）因疾病或治疗限制不能经胃肠道摄食或摄入不足：如手术前后、放射性肠炎、重症胰腺炎等。

（3）高分解代谢状态：如严重感染、大面积烧伤或大手术等。

（4）抗肿瘤治疗期间不能正常进食者：如大剂量化疗、放疗等。

2. 禁忌证

下列情况应被列为肠内营养的禁忌证。

（1）胃肠道功能正常或能接受肠内营养者。

（2）肠外营养并发症的危险性大于营养支持益处者。

（3）严重水、电解质及酸碱平衡失调者。

（4）出凝血功能异常或休克者。

二、肠外营养制剂

1. 葡萄糖

肠外营养的主要能源物质，1 g 葡萄糖可提供 4 kcal 热量。机体所有器官、组织都能利用葡萄糖供能。葡萄糖提供能量占总能量的 50% ~ 60%，成人日需量 4 ~ 5 g/kg，若供给过多或输入过快，可导致糖尿、高血糖，甚至高渗性非酮性昏迷，部分葡萄糖还可转化为脂肪沉积在肝脏引起脂肪肝。为促进合成代谢和葡萄糖的利用，应按比例添加胰岛素，一般 4 ~ 8 g 葡萄糖加 1 U 胰岛素。

2. 脂肪乳剂

肠外营养的另一种重要能源物质，1 g 脂肪可提供 9 kcal 热量。脂肪乳剂是一种水包油乳剂，含有丰富的必需脂肪酸（约占 60%）和不饱和脂肪酸，能提供能量，并维持细胞膜结构和人体脂肪组织的恒定性。主要由植物油（大豆油或红花油）、乳化剂（精制卵磷脂可提供磷酸盐）和等渗剂等组成，微粒构造与人体内乳糜微粒相似，直径 ≤ 1 μm，故具有良好的理化稳定性和静脉耐受性。脂肪乳剂提供能量占总能量的 20% ~ 30%，成人日需 1 ~ 2 g/kg。当脂肪与葡萄糖共同构成非蛋白质能量时，两者的比例约为 1 : 2 ~ 2 : 3。脂肪乳剂分为两类：一类由 100% 长链三酰甘油（LCT）构成，适用于大多数患者；另一类是由中链三酰甘油（MCT）和 LCT 各 50% 混合构成的 LCT/MCT 制剂，适用于特殊情况如肝功能不良患者。

3. 复方氨基酸溶液

氨基酸构成肠外营养的氮源，用于合成人体的蛋白质。氨基酸提供的能量占总能量的 15% ~ 20%，成人日需量 1 ~ 1.5 g/kg。非蛋白质热量（kcal）与氮量的比例，一般应保持在 100 ~ 150 : 1。复方氨基酸溶液可分两类：一类是平衡型氨基酸溶液，含有 8 种必需氨基酸与 8 ~ 12 种非必需氨基酸，比例符合蛋白质合成与机体代谢需要，适用于大多数患者；另一类是非平衡型氨基酸溶液，配方多针对某一疾病代谢特点而设计，如肝脏或肾脏疾病，兼有营养支持和治疗双重作用。临床选择须以应用目的、病情及年龄因素等为依据。

4. 维生素

分为水溶性和脂溶性两大类。水溶性维生素包括维生素 B 族、维生素 C 和生物素；脂溶性维生素包括维生素 A、维生素 D、维生素 E 和维生素 K。水溶性维生素体内无储备，不能正常进食时会缺乏；脂溶性维生素在体内有一定储备，短期禁食者不会缺乏。在感染、手术等应激状态下，人体对部分水溶性维生素如维生素 C、维生素 B6 等的需要量增多，应适当增加供给量。常用的水溶性维生素制剂为水乐维他，脂溶性维生素制剂为维他利匹特。

5. 电解质

电解质是参与代谢、维持人体内环境稳定所必需的营养物质，肠外营养时需根据电解质测定水平调整或补充钾、钠、氯、钙、镁及磷等电解质。

6. 微量元素

对临床具有实际意义的微量元素有锌、铜、铁、硒、铬、锰等。这些元素参与酶的组成、三大营养物质的代谢、上皮生长、创伤愈合等生理过程，长期 TPN 时需重视微量元素的缺乏，及时补充。

三、输注途径

肠外营养输注可采取周围静脉和中心静脉两种途径，具体选择应视病情、营养液组成、输液量及护理条件等而定。

1. 周围静脉

即将营养物质经周围静脉输入体内。主要适用于营养支持在 2 周以内、部分营养支持或中心静脉置管和护理有困难者。优点是操作简便，相对安全。缺点是由于周围静脉较细，不能耐受高渗透压的营养液。

2. 中心静脉

即将营养物质经中心静脉输入体内。适用于营养支持在 2 周以上、全量营养支持者。必须做中心静脉（如锁骨下静脉或颈内静脉）穿刺置管。优点是中心静脉血流量大，血流速度快，高渗营养液输入后瞬间被稀释，对血管刺激轻、损伤小。缺点是操作技术和护理比较复杂，并发症多。

3. 经外周穿刺中心静脉置管（PICC）

常采用经头静脉或贵要静脉穿刺，将管端置于胸腔内上腔静脉。这种方法具有安全、并发症少、操作简单、带管时间长、护理方便、不影响患者日常生活等优点，是进行长期肠外营养的极佳途径。

四、护理评估

1. 健康史

了解患者的年龄、饮食情况；既往健康状况及导致营养不良的原因，如手术、创伤、严重感染、慢性消耗性疾病等。

2. 身体状况和辅助检查

检查患者全身及局部身体状况；根据人体测量和实验室检测指标，判别患者的营养状况，有无肠外营养支持的指征和禁忌证。所评估的结果可以作为肠外营养效果观察的客观指标。

3. 心理 – 社会状况

了解患者及家属对营养支持重要性和必要性的认知程度，对肠外营养的接受程度，家庭经济状况及对肠外营养费用的承受能力等。

五、护理诊断与合作性问题

1. 营养失调

低于机体需要量与饮食摄入不足、疾病消耗过多或高分解代谢等致机体营养代谢异常有关。

2. 潜在并发症

置管相关并发症（气胸、血管损伤、空气栓塞、血栓性静脉炎、导管移位）、代谢性并发症（低血糖症、非酮性高渗性高血糖性昏迷）、感染性并发症（导管性感染、肠源性感染）等。

六、护理目标

患者营养不良得到改善，表现为体重增加、水肿消退、低血清蛋白血症纠正；潜在并发症能被及时发现，并得到有效处理。

七、护理措施

（一）肠外营养液的配制

采用全营养混合输注时，应在层流室或层流台中，将氨基酸、脂肪乳剂、葡萄糖、电解质和微量元素等液体混合装入由聚合材料制成的静脉输液袋内（容量为3000 mL，故称3 L袋），这种方法配制的肠外营养液称为全营养混合液（TNA），又称"全合一"营养液（allinone，AIO）。为保证营养液中各种成分的稳定性，配制时应注意以下事项。

1. 避免电解质直接加入脂肪乳中，钙和磷要分别稀释。

2. 营养液中不要加入其他药物，如抗菌药物等。

3. 按照一定的顺序进行混合①将电解质和微量元素分别加入葡萄糖溶液和氨基酸溶液内；②将水溶性维生素加入葡萄糖溶液内；③将脂溶性维生素加入脂肪乳剂内；④将葡萄糖与氨基酸溶液混入3 L输液袋内；⑤最后缓缓加入脂肪乳；⑥摇匀3 L输液袋内混合物。

（二）肠外营养液的输注

肠外营养液常用的输注方法有以下两种：

1. 全营养混合液输注

即"全合一"营养液输注，是一种科学、合理的输注方式。优点如下：多种营养素同时进入体内，热氮比合理，增加节氮效果；②简化输液过程，节省护理时间；③降低代谢性并发症的发生概率；④减少污染机会。

2. 单瓶输注

在不具备全营养混合液输注条件时，可采用单瓶输注。但这种输注方式有其不足之处：①各营养素非同步输入，不利于营养素的有效利用；②单瓶输注高渗葡萄糖或脂肪乳剂，可因单位时间内进入人体的葡萄糖或脂肪酸量较多而增加代谢负荷，甚至引起代谢性并发症。因此，应将氨基酸溶液与非蛋白质能量溶液合理地间隔输注，以提高营养支持的效果，减少并发症的发生。

（三）营养管的护理

1. 妥善固定

应妥善固定静脉穿刺针或静脉导管，防止滑脱。

2. 保持导管通畅

避免导管折曲、受压，每次输注结束时用肝素稀释液封管，防止导管内凝血而致导管堵塞。

3. 穿刺部位换药

穿刺部位定时换药，并观察和记录有无红肿等感染征象，一旦发生感染，遵医嘱进行处理，必要时拔出导管。

4. 拔除导管

在肠外营养治疗期结束或出现导管堵塞、导管相关感染等情况时，应拔除导管，并将导管的前端剪下置于无菌试管内，送细菌培养。

（四）安排输注顺序与控制输注速度

对已有水、电解质失衡或休克的患者，应先按体液代谢失调和外科休克进行治疗，待上述情况纠正后，再输注全营养混合液。输注营养液时，应适当控制速度（最好利用输液泵），以适应人体的代谢能力和有利于营养素的充分利用。输注过快，可引起面部潮红、出汗、高热和心率快等不良反应。

（五）预防和处理并发症

1. 置管相关并发症

与置管有关的并发症有气胸、血管损伤、胸导管损伤、空气栓塞及血栓性静脉炎等。

（1）气胸：因穿刺或置管过程中刺破胸膜所致。表现为胸闷、胸痛、呼吸困难，同侧呼吸音减弱。应立即通知医师，做好胸腔穿刺减压和胸腔闭式引流术的准备，协助处理。

（2）血管损伤：为同一部位反复穿刺所致。表现为局部出血或血肿形成。应立即退针，另行选择血管穿刺。

（3）胸导管损伤：可发生于左锁骨下静脉穿刺时。表现为有清亮的淋巴液渗出。立即退针或拔出导管。偶有乳糜瘘，多数可自愈；必要时做引流及手术治疗。

（4）空气栓塞：发生于静脉穿刺或置管过程中，因导管塞或连接处脱落引起，是最危险的并发症。中心静脉穿刺时，患者应取平卧位、屏气，置管成功后妥善固定输液管道，输注结束后旋紧导管塞。如发现空气栓塞症状，立即安置患者左侧卧位，头低脚高，通知医师并协助抢救。

（5）血栓性静脉炎：多见于周围静脉营养时，系营养液刺激血管内膜所致。表现为输注静脉红肿、触痛、条索状变硬等，或伴体温升高。应更换输注部位，局部湿热敷、外涂具有抗凝和消炎作用的软膏等，禁止局部按摩。

2. 代谢性并发症

主要有低血糖、非酮性高渗性高血糖性昏迷、高脂咖症或脂肪超载综合征、肝功能损害和氮质血症等。

（1）低血糖症：可发生于突然停输高渗葡萄糖溶液或突然减慢输注速度时。由于内源性胰岛素水平较高，而葡萄糖相对不足，患者可表现为脉搏加速、面色苍白、四肢湿冷，甚至低血糖性休克。应立即口服葡萄糖，也可遵医嘱静脉推注或滴注葡萄糖溶液。

（2）非酮性高渗性高血糖性昏迷：发生于单位时间内输入大量葡萄糖和体内胰岛素相对不足时。由于血糖过高，血浆渗透压显著升高，患者可表现为尿量突然增多、口渴、意识改变、电解质紊乱等。应立即停止输注葡萄糖溶液或含大量葡萄糖的营养液，通知医师，遵医嘱给予低渗或等渗氯化钠溶液（内加胰岛素），使血糖水平逐渐下降。

（3）高脂血症或脂肪超载综合征：发生于脂肪乳剂输入速度过快或总量过多时。由于进入体内的脂肪量超过了人体的利用能力，患者可表现为发热、急性消化道溃疡、血小板减少、溶血、肝脾大；骨骼肌肉疼痛等。应立即停止脂肪乳的输注，通知医师，并协助处理。

（4）肝功能损害：部分全胃肠外营养的患者，可出现转氨酶升高、脂肪肝、瘀胆，甚至黄疸等。可能与 TPN 时间较长、配方不合适、胆碱缺乏等有关。一般可减少总能量的供给，调整葡萄糖与脂肪的比例、更换氨基酸制剂或停用 TPN，1～2 周后即可得到逆转。

（5）氮质血症：多发生于肝肾功能不全的患者，应遵医嘱减少氨基酸输注量或使用非平衡氨基酸溶液。

3. 感染性并发症

包括穿刺部位感染、导管性脓毒症和肠源性感染等。

（1）穿刺部位感染：观察穿刺部位有无红肿、发热、触痛及体温升高等，每日清洁消毒穿刺部位皮肤，更换敷料。

（2）导管性感染：观察有无难以解释的发热、寒战、反应淡漠或烦躁不安，甚至休克等。若出现上述情况，应怀疑导管性感染。需立即拔管，将导管前端剪下送细菌培养和药物敏感试验，更换输液管道和输注部位，重新建立静脉通道。

（3）肠源性感染：因长期禁食，胃肠道黏膜缺乏食物刺激以及肠内细菌、毒素异位，可并发肠源性感染。一旦怀疑肠源性感染，应遵医嘱使用抗菌药物，在病情允许的情况下，鼓励患者经口饮食。

（六）发热反应的护理

肠外营养液输注过程中可能出现的高热，与营养素产热有关。一般不经特殊处理可自行消退，部分患者可予物理降温或服用退热药。但如出现持续高热或发热经一般处理无效，须考虑合并感染性并发症。应及时通知医生，协助排查原因和进行相应处理。

八、护理评价

患者营养不良是否得到改善，体重是否增加、水肿是否消退、低血清蛋白血症是否纠正；潜在并发症能否被及时发现，并得到有效处理。

第八章　妇产科疾病的护理

第一节　阴道炎

一、滴虫性阴道炎

（一）病因及传染途径

病原体是阴道毛滴虫，不仅感染阴道，还要感染尿道旁腺、尿道及膀胱，甚至肾盂，及男方的包皮皱褶、尿道或前列腺。

传播方式有两种，一是间接传播，为主要传播方式，经由公共浴池、浴盆、游泳池、坐便器、衣物、医疗器械及敷料等途径传播；二是性交直接传播，男女双方有一方泌尿生殖道带有滴虫均可传染给对方。

（二）临床表现

其主要症状是稀薄的泡沫样白带增多及外阴瘙痒。间或有外阴灼热、疼痛或性交痛，如合并有尿道感染，可伴有尿频、尿急甚至血尿。检查发现阴道、宫颈黏膜充血，常有散在出血点或红色小丘疹；阴道内特别是后穹隆部可见到灰黄色、泡沫状、稀薄、腥臭味分泌物。有些妇女阴道内虽有滴虫存在，但无任何症状，检查时阴道黏膜亦可无异常，称带虫者。阴道毛滴虫能吞噬精子，阻碍乳酸生成，影响精子在阴道内存活，故可引起不孕。

（三）诊断

根据病史、临床表现及取阴道分泌物进行悬滴法查滴虫，即可确诊，必要时可进行滴虫培养。取阴道分泌物前 24 ~ 48 h 避免性交、阴道灌洗或局部用药。取分泌物前不做双合诊，窥器不涂润滑剂。

阴道分泌物悬滴法比较简便，阳性率可达 80% ~ 90%。于玻片上滴 1 滴生理盐水，自阴道后穹隆取少许分泌物混于玻片盐水中，立即在低倍显微镜下寻找滴虫。若有滴虫可见其波状运动移位，其周围的白细胞被推移。如遇天冷或放置时间过长，滴虫失去活动难以辨认，故要注意保持一定温度和立即检查。

（四）治疗

1. 全身用药

甲硝唑（灭滴灵）200 mg，口服，每日 3 次，7 日为 1 疗程；或单次 2 g 口服，可收到同样效果。口服吸收好，疗效高，毒性小，应用方便。性伴侣应同时治疗。服药后个别患者可出现食欲不振、恶心、呕吐等胃肠道反应，偶见出现头痛、皮疹、白细胞减少等反应，可对症处理或停药。甲硝唑能通过胎盘进入胎儿及经乳汁排泄，目前不能排除其对胎儿的致畸作用，因此妊娠早期和哺乳期妇女不宜口服，以局部治疗为主。

2. 局部治疗

（1）清除阴道分泌物，改变阴道内环境，提高阴道防御功能。1% 乳酸液或 0.1% ~ 0.5% 醋酸或 1 : 5 000 高锰酸钾溶液，亦可于 500 mL 水中加食醋 1 ~ 2 汤匙灌洗阴道或坐浴，每日 1 次。

（2）阴道上药，在灌洗阴道或坐浴后，取甲硝唑 200 mg 放入阴道，每日 1 次，10 日为 1 疗程。

3. 治疗中注意事项

治疗期间禁性生活；内裤及洗涤用毛巾应煮沸 5 ～ 10 min 并在阳光下晒干，以消灭病原体；服药期间应忌酒；未婚女性以口服甲硝唑治疗为主，如确需阴道上药应由医护人员放入；滴虫转阴后应于下次月经净后继续治疗一疗程，以巩固疗效。

4. 治愈标准

治疗后检查滴虫阴性时，每次月经净后复查白带，连续 3 次检查滴虫均为阴性，方为治愈。

二、念珠菌性阴道炎

此类阴道炎由白色念珠菌感染引起。念珠菌是条件致病菌，约 10% 的非孕期和 30% 的孕期妇女阴道中有此菌寄生，而不表现症状，当机体抵抗力降低、阴道内糖原增多、酸度增高适宜其繁殖而引起炎症。故多见于孕妇、糖尿病和用大剂量雌激素治疗的患者，长期接受抗生素治疗的患者因阴道内微生物失去相互制约而导致念珠菌生长，其他如维生素缺乏、慢性消耗性疾病、穿紧身化纤内裤、肥胖可使会阴局部的温度及湿度增加等均易发病。

（一）传染方式

传播途径与滴虫性阴道炎相同。另外，人体口腔、肠道、阴道均可有念珠菌存在，三个部位的念珠菌可自身传染。

（二）临床表现

其突出的症状是外阴奇痒，严重时，患者坐卧不宁，影响工作和睡眠。若有浅表溃疡可伴有外阴灼痛、尿痛尿频或性交痛。白带增多，白带特点为白色豆渣样或凝乳块样。检查见外阴有抓痕，阴道黏膜充血、水肿，有白色片状黏膜物时，擦去白膜可见白膜下红肿黏膜，有时可见黏膜糜烂或形成浅表溃疡。

（三）诊断

根据典型的临床表现不难诊断。若在分泌物中找到白色念珠菌孢子和假菌丝，即可确诊。方法是加温 10% 氢氧化钾或生理盐水 1 小滴于玻片上，取少许阴道分泌物混合其中，立即在光镜下寻找孢子和假菌丝；必要时进行培养；或查尿糖、血糖及做糖耐量试验等，以便查找病因。

（四）治疗

1. 消除诱因

如积极治疗糖尿病，停用广谱抗生素、雌激素、皮质类固醇。

2. 用 2% ～ 4% 的碳酸氢钠溶液

以其冲洗外阴、阴道或坐浴，改变阴道酸碱度，以不利于念珠菌生存。

3. 阴道上药

其常用药物为制霉菌素栓或片，1 粒或 1 片放入阴道深处，每晚 1 次，连用 7 ～ 14 天。其他还有克霉唑、硝酸咪康唑（达克宁）等栓剂或片剂。

4. 顽固病例的处理

久治不愈的患者应注意是否患有糖尿病或滴虫性阴道炎并存。必要时除局部治疗外，口服制霉菌素片以预防肠道念珠菌的交叉感染；亦可用伊曲康唑每次 200 mg，每日 1 次，口服，连用 3 ～ 5 次；或氟康唑顿服，或服用酮康唑，每日 400 mg，顿服（与用餐同时），5 日为 1 疗程，孕妇禁用，急慢性肝炎患者禁用。

注意：孕妇患念珠菌性阴道炎应积极局部治疗，预产期前 2 周停止阴道上药。

三、老年性阴道炎

（一）病因

老年性阴道炎常见于自然或手术绝经后妇女，由于卵巢功能衰退，体内缺乏雌激素，阴道黏膜失去雌激素支持而萎缩，细胞内糖原含量减少，阴道 pH 上升，局部抵抗力下降，细菌易于入侵而引起炎症。长期哺乳妇女亦可发生。

（二）临床表现

阴道分泌物增多，黄水样，严重者为血性或脓血性；伴外阴瘙痒、灼热或尿痛或坠胀感。检查见阴道黏膜萎缩菲薄，充血，有散在小出血点或小血斑，有时有浅表溃疡；严重者与对侧粘连，甚至造成阴道狭窄、闭锁。

（三）诊断

根据年龄、病史和临床表现一般可做出诊断，但需排除其他疾病，如滴虫阴道炎、念珠菌阴道炎、宫颈癌、子宫内膜癌、阴道癌等。必要时作宫颈刮片细胞学检查和宫颈及宫内膜活检。

（四）治疗

治疗原则为增加阴道黏膜的抵抗力，抑制细菌的生长。

1. 选用 1% 乳酸或 0.5% 醋酸溶液冲洗外阴、阴道或坐浴，每日 1 次。

2. 甲硝唑或氧氟沙星 100 mg 放入阴道深部，每日 1 次，共 7 ～ 10 天。

3. 严重者，经冲洗或坐浴后给己烯雌酚（片剂或栓剂）0.125 ～ 0.25 mg，放入阴道，每晚 1 次，7 天为 1 疗程；或用 0.5% 己烯雌酚软膏涂布。

4. 全身用药可口服尼尔雌醇，首次 4 mg，以后每 2 ～ 4 周服 2 mg，持续 2 ～ 3 个月。

四、护理

（一）护理诊断

1. 知识缺乏

缺乏预防、治疗阴道炎的知识。

2. 舒适的改变

其与外阴、阴道瘙痒、分泌物增多有关。

3. 黏膜完整性受损

这与阴道炎症有关。

4. 有感染的危险

感染与局部分泌物增多、黏膜破溃有关。

（二）护理措施

1. 注意观察分泌物的量、性状。协助医生取分泌物检查，明确致病菌，对症治疗。

2. 嘱患者保持外阴部清洁干燥，勤换内裤（穿棉织品内衣），对外阴瘙痒者，嘱其勿使用刺激性药物或肥皂擦洗，不用开水烫，应按医嘱应用外用药物。

3. 进行知识宣教。耐心向患者解释致病原因及炎症的传染途径，增强自我保健意识，严格执行消毒隔离制度。①嘱患者在治疗期间应将所用盆具、浴巾、内裤等煮沸 5 ～ 10 min 或药物浸泡消毒，外阴用物应隔离，以避免交叉或重复感染。②指导患者正确用药，教会患者掌握药物配制浓度、阴道灌洗和坐浴方法。介绍阴道塞药具体方法及注意点：嘱患者治疗期间避免性交，经期停止坐浴、阴道灌洗及阴道上药，要坚持治疗达到规定的疗程。③指导患者注意性卫生，纠正不正当性行为。为患者严格保密，以解除其忧虑，积极接受检查和诊治。

4. 防治感染：①向患者讲解导致感染的诱因及预防措施，如发现有尿频、尿急、尿痛等征象应及时通知医生。②注意监测体温及感染倾向，遵医嘱应用抗生素。

（三）健康教育

1. 注意个人卫生，保持外阴清洁、干燥，尤其在经期、孕产期，每天清洗外阴，更换内裤。

2. 尽量避免搔抓外阴部致皮肤破溃。

3. 鼓励患者坚持用药，不随意中断疗程，讲明彻底治疗的必要性。

4. 告知患者取分泌物前 24 ～ 48 h 避免性交、阴道灌洗、局部用药。

5. 治疗后复查分泌物，滴虫性阴道炎在每次月经后复查白带，若连续 3 次检查均为阴性方为治愈。外阴阴道假丝酵母菌病容易在月经前复发，故治疗后应在月经前复查白带。

6. 已婚者应检查其配偶，如有感染需同时治疗。

第二节　外阴部炎症

一、概述

外阴部炎症包括外阴炎和前庭大腺炎。外阴炎是指外阴皮肤或黏膜的炎症。前庭大腺炎是病原体侵入导致腺管口堵塞，分泌液不能排出，潴留而引起炎症。前庭大腺炎包括急性前庭大腺炎、前庭大腺脓肿和前庭大腺囊肿。

（一）外阴炎

1. 病因

由于外阴与阴道、尿道、肛门邻近，若不注意卫生，易受到阴道分泌物、经血、尿液、粪便的刺激，引起外阴炎。此外，如糖尿病患者的尿液、尿瘘患者长期受尿液的浸渍、肠癌患者有时受粪便的刺激、肠道蛲虫及内衣过紧、卫生巾不透气、局部经常潮湿等均可诱发外阴炎。

2. 临床表现

（1）症状：外阴皮肤瘙痒、疼痛、于活动、性交及排尿时加重。

（2）体征：外阴皮肤局部充血、肿胀、糜烂，严重者形成溃疡或湿疹。慢性炎症皮肤增厚、粗糙甚至苔藓样变。腹股沟淋巴结肿大、压痛。

（二）前庭大腺炎

1. 病因

前庭大腺位于两侧大阴唇后部，腺管开口于小阴唇内侧靠近处女膜处，因其解剖部位的特点。在不洁性交、流产、分娩及创伤时，病原体容易侵入而引起炎症，前庭大腺炎如果未得到及时治疗，造成急性化脓性炎症则成为前庭大腺脓肿。急性期后脓液吸收可变成前庭大腺囊肿。此病以育龄妇女多见，幼女及绝经后妇女少见。

2. 临床表现

（1）症状：炎症多发生于一侧大阴唇下 1/3，表现为肿胀、疼痛、烧灼感，行走不便。囊肿小无感觉。囊肿大有坠胀感、性交不适。

（2）体征：局部皮肤红肿、发热、压痛、可形成脓肿或囊肿。

二、护理

（一）护理评估

1. 健康史

了解有无反复外阴感染史、不洁性生活史；有无长时间使用卫生护垫、穿紧身内衣；是否有白带异常、糖尿病和生殖道瘘等病史。查阅分娩记录，对年轻患者注意有无蛲虫。

2. 身体状况

（1）询问患者：了解外阴部位不适症状如瘙痒、疼痛或烧灼感；前庭大腺炎急性期患者可出现患侧肿胀、疼痛、行走不便。脓肿形成患者疼痛加重，并伴有发热等全身不适。慢性期囊肿形成，患者感到外阴部有坠胀感或性交不适。

（2）外阴检查。①外阴炎：外阴充血、肿痛，有时形成溃疡或湿疹。慢性期表现为局部皮肤增厚、皲裂。②前庭大腺炎：外阴皮肤红、肿、热、痛，脓肿形成时皮肤变薄，触之有波动感，脓肿直径可达 5～6 cm，疼痛加剧。可自行破溃流出脓液。随之疼痛减轻。脓肿消退后，被黏液分泌物所代替而形成前庭大腺囊肿，多呈椭圆形，并随腺液积聚增多而逐渐增大，导致局部不适，妨碍正常活动。

3. 心理社会状况

一些未婚患者因害羞不愿来妇科就诊而使病情加重，也会因外阴局部不适而影响工作、睡眠和性生活而产生焦虑、烦躁心理。部分患者会误认为性病、肿瘤而害怕。

4. 辅助检查

取局部分泌物检查，必要时局部取材活检，化验血、尿常规，白细胞总数及中性粒细胞分类可增高。

（二）治疗要点

1. 外阴炎：病因治疗和局部治疗同时进行，查找病因，局部治疗以清洁、坐浴为主。

2. 前庭大腺炎：急性期应卧床休息、局部热敷或坐浴，合理使用抗生素，脓肿形成行脓肿切开引流术（图 8-1），慢性者行前庭大腺造口术（图 8-2）。

3. 加强预防，增强体质。

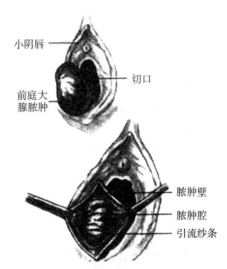

图 8-1 前庭大腺脓肿引流术

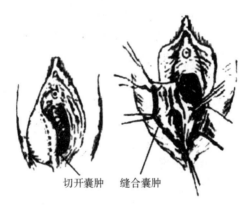

图 8-2 前庭大腺囊肿造口术

（三）护理问题

1. 舒适的改变：与外阴瘙痒、疼痛、囊肿增大有关。

2. 焦虑：与疾病影响正常性生活及治疗效果不佳有关。

3. 皮肤的完整性受损：与分泌物刺激、搔抓或用药不当有关。

4. 知识缺乏：缺乏性卫生知识和疾病有关知识。

（四）护理目标

1. 患者阴道分泌物减少，瘙痒及疼痛减轻或消失。

2. 患者能正确认识疾病，积极配合治疗。焦虑减轻或消失。

3. 患者破损的皮肤黏膜逐渐修复。

4. 患者能够说出感染的途径及防治措施。

（五）护理措施

1. 一般护理

（1）保持外阴清洁，1：1 000 苯扎溴铵溶液清洗外阴，2 次 / 日。

（2）避免不洁的性生活。

（3）避免进食辛辣等刺激性食物，勿饮酒，并注意休息。

（4）不可用刺激性强的药物及肥皂水擦洗，不可搔抓以免外阴皮肤破溃。

2. 病情观察

（1）急性炎症期嘱患者卧床休息，室内注意通风，注意体温变化。

（2）观察局部皮肤的颜色、肿胀、疼痛程度、分泌物的量及性状的变化，协助医生取分泌物检查，以明确病原体，指导治疗。

3. 对症护理

（1）遵医嘱给予抗生素及止痛剂。

（2）外阴局部清洁护理：选用中药蒲公英、金银花、紫花地丁、连翘等水煎剂局部热敷或坐浴。

（3）指导患者坐浴方法及注意事项：局部使用 1：5 000 高锰酸钾溶液，肉眼观察为淡玫瑰红色（不可浓度太高以免烧伤外阴皮肤），保持水温 40℃坐浴，每次 20 分钟，2 次 / 天。若有溃疡可用抗生素软膏涂抹。坐浴时应将会阴部浸没于浸泡液中。月经禁止坐浴。

（4）配合医生行脓肿或囊肿切开造口术：做好术前、术中及术后护理。术后每日更换引流条，用 1：5 000 氯己定溶液或 1：40 络合碘棉球擦洗外阴，每日 2 次。伤口愈合后改为 1：5 000 高锰酸钾溶液坐浴，每日 2 次。

4. 心理护理

认真倾听患者的诉说，关心同情患者，解释炎症的原因、诱因、说明防护措施，引导患者说出内心的焦虑，向患者及家属说明目前的治疗方案和护理措施。

5. 健康指导

（1）加强卫生知识宣教，积极治疗原发病、消除诱因。

（2）防止经期、孕期、分娩期、产褥期、流产后的生殖道感染。

（3）不穿紧身化纤内裤，穿纯棉内裤，使用如柔软无菌会阴垫，减少摩擦及混合感染的机会。

（4）外阴瘙痒时避免到游泳池、浴池等公共场所，防止交叉感染。

（5）患病后及早就医，以免病情加重或迁延不愈、反复发生。

（六）护理评价

1. 患者外阴瘙痒及疼痛是否消失，阴道分泌物是否减少。

2. 患者是否配合与坚持治疗是否减轻焦虑。

3. 患者外阴皮肤黏膜愈合是否良好。

4. 患者对疾病有关知识是否了解。

第三节　剖宫产术

剖宫产术（cesarean section）是经腹壁切开子宫取出胎儿及其附属物的手术，主要术式有子宫下段剖宫产术、子宫体部剖宫产术和腹膜外剖宫产术三种。

一、适应证

1. 头盆不称

骨盆狭窄或畸形、产道阻塞、巨大胎儿、异常胎方位。

2. 产力异常

子宫收缩乏力、发生滞产经处理无效者。

3. 妊娠并发症及合并症

重度子痫前期及子痫、胎盘早剥、前置胎盘、妊娠合并心脏病。

4. 其他

珍贵儿、过期儿、瘢痕子宫、临产后胎儿宫内窘迫等。

二、禁忌证

死胎及胎儿畸形则不应行剖宫产术。

三、术前准备

1. 向病人及其家属讲解剖宫产术的目的，耐心解答有关疑问，消除病人的紧张情绪，以取得病人及其家属的配合。

2. 腹部备皮、药物敏感试验等同一般腹部手术。

3. 术前禁用呼吸抑制剂，以防抑制胎儿及新生儿的呼吸中枢。

4. 术日清晨禁食，留置导尿管，做好输血准备。

5. 准备好新生儿保暖和抢救工作，如氧气、急救物品等。

6. 产妇体位可取侧斜仰卧位，可防止仰卧位低血压综合征的发生。

四、术中配合

密切监测产妇的生命体征。如因胎头入盆太深取胎头困难时，应在台下戴消毒手套自阴道向上推胎头，协助胎儿的顺利娩出。

五、术后护理

1. 严密监测生命体征，观察产妇子宫收缩及阴道流血情况。

2. 术后 24 h 协助产妇取半卧位，以利于恶露排除。协助病人翻身，鼓励病人早下床活动。

3. 留置导尿管 24 h，拔管后注意观察病人能否自行排尿。

4. 遵医嘱应用抗生素，擦洗会阴 2 次 / 天，以防感染。

六、健康教育

1. 指导产妇保持外阴清洁，如有恶露量增多、恶露味道异常应及时就诊。

2. 鼓励产妇母乳喂养，进食营养丰富的食物，做产后保健操。

3. 做好避孕，产后 6 周内禁止性生活，术后至少避孕 2 年。

4. 告知产妇于产后 42 天到门诊复查。

第四节　会阴切开缝合术

会阴切开缝合术（episiotomy）为产科常用手术之一，可避免会阴条件不好造成的分娩阻滞及严重会阴损伤。会阴切开缝合术常用式式有会阴正中切开和会阴斜侧切开两种。

一、适应证

1. 初产妇需进行阴道手术助娩者。

2. 会阴过紧、瘢痕或水肿及胎儿过大、有严重撕裂的可能者。

3. 妊娠并发症、妊娠合并症及胎儿窘迫、需要缩短第二产程者。

4. 预防早产儿因会阴阻力引起颅内出血者。

二、物品准备

无菌会阴切开包1个，内有20 mL一次性无菌注射器1支，长穿刺针头1个，会阴切开剪刀1把，线剪1把，弯止血钳4把，持针器1把，中号、小号圆针各1枚，中号、小号三角针各1枚，布巾钳4把，有齿小镊子1把，无齿小镊子1把，带尾线纱布垫1块，纱布10块，治疗巾4块，治疗碗2个，小药杯2个，1号丝线1轴。其他物品有：2 mL一次性无菌注射器1支，0.5%普鲁卡因20 mL/支，0号（或1号）和000号铬制肠线各1管，75%酒精棉球，2%碘酒棉球等。

三、操作流程

1. 麻醉

麻醉通常采用阴部神经阻滞麻醉和（或）局部浸润麻醉。

2. 会阴切开

（1）会阴正中切开：麻醉起效后，自会阴后联合处向肛门方向垂直切开，长2 cm左右，切开后立即保护会阴（图8-3）。分娩中注意避免切口延长发生Ⅲ度会阴裂伤。

（2）会阴斜侧切开：术者左手中指、食指伸入胎先露和阴道侧后壁之间，保护胎头并指示切口位置，右手持会阴切开剪刀，一叶置于阴道外，一叶沿食指、中指间插入阴道内，切口起点在阴道口5点钟处，切线与会阴后联合中线夹角成45°方向，剪刀刃与皮肤垂直，待宫缩会阴高度膨隆时剪开会阴，切口交角为60°~70°，切口长4~5 cm（图8-4）。切开的时机在胎头显露3~4 cm或估计在切开后5~10 min内胎儿娩出为好。

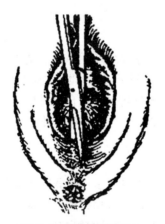

图8-3 会阴正中切开

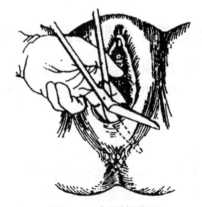

图8-4 会阴斜侧切开

3. 止血

若有渗血用纱布压迫止血，小动脉出血时应予以结扎。

4. 会阴缝合

胎盘娩出后，于阴道内放一带尾线纱布卷，阻止子宫腔血液外流影响视野暴露。由内向外逐层缝合：①缝合阴道黏膜：以左手食指、中指撑开阴道壁，暴露整个阴道黏膜切口，用中号圆针 0 号或 1 号铬制肠线从切口顶端上 0.5 cm 处开始连续或间断缝合阴道黏膜及黏膜下层组织，直至对合处女膜缘。②缝合肌层及皮下组织：以同样型号的线对称间断缝合深部肌层，尽可能恢复原解剖层次关系，对合整齐、严密止血、不留死腔。③缝合皮肤：用中号三角针 1 号丝线间断缝合或小号圆针 000 号铬制肠线内缝皮肤，如实记录缝合皮肤针数。

5. 术后检查

缝合完毕后取出阴道内填塞的纱布垫，常规做阴道及肛门检查，如有缝线穿透直肠黏膜，应立即拆除重新缝合。

四、注意事项

1. 密切观察产程进展，选择最佳时机切开会阴。
2. 术后保持会阴清洁、干燥，嘱产妇取健侧卧位，术后 5 天内行会阴擦洗，每日两次。
3. 若伤口有渗血、红肿、硬结、脓性分泌物者，立即通知医生处理。
4. 正常伤口术后 3 ~ 5 天拆线。

第九章　儿科患者的护理

第一节　小儿腹泻

一、护理评估

（一）健康史

应详细询问喂养史，是母乳喂养还是人工喂养，喂何种乳品，冲调浓度、喂哺次数及量，添加辅食及断奶情况。并了解当地有无类似疾病的流行。并注意患儿有无不洁饮食史、肠道内外感染、食物过敏史、外出旅游和气候变化史等。询问患儿腹泻开始时间，次数、颜色、性质、量、气味。并是否伴随发热、呕吐、腹胀、腹痛及里急后重等症状。既往有无腹泻史、其他疾病史和长期服用广谱抗生素史等。

（二）身体状况

观察患儿生命体征，有无腹痛、里急后重、大便性状为松散或水样，密切观察患儿生命体征、体重、出入量、尿量、神志状态、营养状态，皮肤弹性、眼窝凹陷、口舌黏膜干燥、神经反射等脱水表现。并评估脱水的程度和性质，检查肛周皮肤有无发红、破损；了解大便常规、大便致病菌培养等实验室检查结果。

（三）心理社会状况

腹泻是小儿的常见病、多发病，年龄越小、发病率越高，特别是在贫困和卫生条件较差的地区，家长缺乏喂养及卫生知识是导致小儿易患腹泻的重要原因。故应了解患儿家长的心理状况及对疾病的病因、护理知识的认识程度，注意评估患儿家庭的经济状况、聚居条件、卫生习惯、家长的文化程度及家长对病因、护理知识的了解程度，认识疾病流行趋势。

（四）实验室检查

了解大便常规及致病菌培养等化验结果。分析血常规、红细胞计数、血清电解质、尿素氮、二氧化碳结合力（CO_2CP）等可了解体内酸碱平衡紊乱性质和程度。

二、护理诊断

（一）体液不足

体液不足与腹泻、呕吐丢失过多和摄入量不足有关。

（二）体温过高

体温过高与肠道感染有关。

（三）有皮肤黏膜完整性受损的危险

有皮肤黏膜完整性受损的危险与腹泻大便次数增多刺激臀部皮肤及尿布使用不当有关。

（四）知识缺乏（家长）

与喂养知识、卫生知识及腹泻患儿护理知识缺乏有关。

（五）营养失调

营养低于机体需要量，呕吐腹泻等消化功能障碍所致。

（六）排便异常腹泻

排便异常腹泻与喂养不当，肠道感染或功能紊乱。

（七）腹泻

腹泻与喂养不当、感染导致胃肠道功能紊乱有关。

（八）有交叉感染的可能

交叉感染与免疫力低下有关。

（九）潜在并发症

1. 酸中毒

酸中毒与腹泻丢失碱性物质及热能摄入不足有关。

2. 低血钾

低血钾与腹泻、呕吐丢失过多和摄入不足有关。

三、护理目标

1. 患儿腹泻、呕吐、排便次数逐渐减少至正常，大便次数性状颜色恢复正常。
2. 患儿脱水、电解质紊乱纠正，体重恢复正常，尿量正常，获得足够的液体和电解质。
3. 体温逐渐恢复正常。
4. 住院期间患儿能保持皮肤的完整性，不再有红臀发生。
5. 家长能说出婴儿腹泻的病因、预防措施和喂养知识，能协助医护人员护理患儿。
6. 患儿不发生酸中毒，低血钾等并发症。
7. 避免交叉感染的发生。
8. 保证患儿营养的补充将患儿体重保持不减或有增加。

四、护理措施

新入院的患儿首先要测量体重，便于了解患儿脱水情况和计液量。以后每周测一次，了解患儿恢复和体重增长情况。

（一）体液不足的护理

1. 口服补液疗法的护理

适用于无脱水、轻中度脱水或呕吐不严重的患儿，可采用口服方法，它能补充身体丢失的水分和盐，执行医嘱给口服补液盐时应在 4 ~ 6 h 之内少量多次喂，同时可以随意喂水，口服液盐一定用冷开水或温开水溶解。

（1）一般轻度脱水需 50 ~ 80 mL/kg，中度脱水需 80 ~ 100 mL/kg，于 8 ~ 12 h 内将累积损失量补足；脱水纠正后，将余量用等量水稀释按病情需要随时口服。对无脱水患儿，可在家进行口服补液的护理，可将 ORS 溶液加等量水稀释，每日 50 ~ 100 mL/kg，少量频服，以预防脱水（新生儿慎用），有明显腹胀、休克、心功能不全或其他严重并发症者及新生儿不宜口服补液。在口服补液过程中，如呕吐频繁或腹泻、脱水加重，应改为静脉补液。服用 ORS 溶液期间，应适当增加水分，以防高钠血症。

（2）护理中的注意事项：①向家长说明和示范口服液的配制方法。②向家长示范喂服方法，2 岁以下的患儿每 1 ~ 2 min 喂 1 小勺约 5 mL，大一点的患儿可用杯子直接喝，如有呕吐，停 10 min 后再慢慢喂服（每 2 ~ 3 min 喂一勺）。③对于在家进行口服补液的患儿，应指导家长病情观察方法。口服补液可直到腹泻停止，并继续喂养。如病情不见好转或加重，应及时到医院就诊。④密切观察病情，如患儿出现眼睑浮肿应停止服用 ORS 液，改用白开水或母乳，水肿消退后再按无脱水的方案服用。4 h 后应重新估计患儿脱水状况，然后选择上述适当的方案继续治疗护理。

2. 禁食、静脉补液

适用于中度以上脱水，吐、泻重或腹胀的患儿。在静脉输液前协助医生取静脉血做钾、钠、氯、二氧化碳结合力等项目检查。

（1）第1天补液：①输液总量，按医嘱要求安排 24 h 的液体总量（包括累积损失量、继续损失量和生理需要量）。并本着"急需先补、先快后慢、见尿补钾"的原则分批输入。如患儿烦躁不安，应检查原因，必要时可遵医嘱给予适量的镇静剂，如复方冬眠灵，10% 水合氯醛，以防患儿因烦躁不安而影响静脉输液。一般轻度脱水 90 ~ 120 mL/kg，中度脱水 120 ~ 150 mL/kg，重度脱水 150 ~ 180 mL/kg。②溶液种类，根据脱水性质而定，若临床判断脱水困难，可先按等渗脱水处理。对于治疗前 6 h 内无尿的患儿首先要在 30 min 内给输入 2：1 液，一定要记录输液后首次排尿时间，见尿后给含钾液体。③输液速度，主要取决于脱水程度和继续损失的量与速度，遵循先快后慢原则。明确每小时的输入量，一般茂菲氏滴管 14 ~ 15 滴为 1 mL，严格执行补液计划，保证输液量的准确，掌握好输液速度和补液原则。注意防止输液速度过速或过缓。注意输液是否通畅，保护好输液肢体，随时观察针头有无滑脱，局部有无红肿渗液以及寒战发绀等全身输液反应。对重度脱水有明显周围循环障碍者应先快速扩容；累积损失量（扣除扩容液量）一般在前 8 ~ 12 h 内补完，每小时 8 ~ 10 mL/kg；后 12 ~ 16 h 补充生理需要量和异常的损失量，每小时约 5 mL/kg；若吐泻缓解，可酌情减少补液量或改为口服补液。④对于少数营养不良、新生儿及伴心、肺疾病的患儿应根据病情计算，每批液量一般减少 20%，输液速度应在原有基础减慢 2 ~ 4 h，把累积丢失的液量由 8 h 延长到 10 ~ 12 h 输完。如有条件最好用输液泵，以便更精确地控制输液速度。

（2）第2天及以后的补液：脱水和电解质紊乱已基本纠正，主要补充生理需要量和继续损失量，可改为口服补液，一般生理需要量为每日 60 ~ 80 mL/kg，用 1/5 张含钠液；继续损失量是丢多少补多少，用 1/2 ~ 1/3 张含钠液，将这两部分相加于 12 ~ 24 h 内均匀静脉滴注。

3. 准确记录出入量

准确记录出入量，是医生调整患儿输液质和量的重要依据。

（1）大便次数，量（估计）及性质、大便的气味、颜色、有无黏液、脓血等。留大便常规并做培养。

（2）呕吐次数、量、颜色、气味以及呕吐与其他症状的关系，体现了患儿病情发展情况。比如呕吐加重但无腹泻；补液后脱水纠正由于呕吐次数增多而效果不满意，这时要及时报告医生，以及早发现肠道外感染或急腹症。

4. 严密观察病情，细心做好护理

（1）注意观察生命体征：包括体温、脉搏、血压、呼吸、精神状况。若出现烦躁不安、脉率加快、呼吸加快等，应警惕是否输液速度过快，是否发生心力衰竭和肺水肿等情况。

（2）观察脱水情况：注意患儿的神志、精神、皮肤弹性、有无口渴，皮肤、黏膜干燥程度，眼窝及前囟凹陷程度，机体温度及尿量等临床表现，估计患儿脱水程度，同时要动态观察经过补充液体后脱水症状是否得到改善。如补液合理，一般于补液后 3 ~ 4 h 应该排尿，此时说明血容量恢复，所以应注意观察和记录输液后首次排尿的时间、尿量。补液后 24 h 皮肤弹性恢复，眼窝凹陷消失，则表明脱水已被纠正。补液后眼睑出现浮肿，可能是钠盐过多；补液后尿多而脱水未能纠正，则可能是葡萄糖液补入过多，宜调整溶液中电解质比例。

（3）密切观察代谢性酸中毒的表现：中、重度脱水患多有不同程度的酸中毒，当 pH 值下降、二氧化碳结合力在 25% 容积以下时，酸中毒表现明显。当患儿出现呼吸深长、精神萎靡、嗜睡，严重者意识不清、口唇樱红、呼吸有丙酮味。应准备碱性液，及时使用碱性药物纠正，应补充碳酸氢钠或乳酸钠。注意碱性液体有无漏出血管外，以免引起局部组织坏死。

（4）密切观察低血钾表现：常发现于输液后脱水纠正时，当发现患儿尿量异常增多，精神萎靡、全身乏力、不哭或哭声低下、吃奶无力、肌张力低下、反应迟钝、恶心呕吐、腹胀及听诊肠鸣音减弱或消失，呼吸频不规整，心电图显示 T 波平坦或倒置、U 波明显、S-T 段下移（或心律失常，提示有低血钾存在，应及时补充钾盐）等临床表现，及时报告医生，做血生化检查。如是低血钾症，应遵医调整液体中钾的浓度。补充钾时应按照见尿补钾的原则，严格掌握补钾的速度，绝不可作静脉推入，以免发生高血钾引起心搏骤停。

一般按每日 3 ~ 4 mmol/kg（相当于氯化钾 200 ~ 300 mg/kg）补给，缺钾明显者可增至 4 ~ 6 mmol/kg，轻度脱水时可分次口服，中、重度脱水予静脉滴入。并观察记录好治疗效果。

（5）密切观察有无低钙、低镁、低磷血症：当脱水和酸中毒被纠正时，大多表现有钙、磷缺乏，少数可有镁缺乏。低血钙或低血镁时表现为手足搐搦、惊厥；重症低血磷时出现嗜睡、精神错乱或昏迷，肌肉、心肌收缩无力（营养不良或佝偻病活动期患儿更甚），这时要及时报告医生。静脉缓慢注射 10% 葡萄糖酸钙或深部肌内注射 25% 硫酸镁。

（6）低钠血症：低钠血症多见于静脉输液停止后的患儿。这是以为患儿进食后水样便次数再次增多。主要表现为患儿前囟及眼窝凹陷、肢端凉、精神弱、尿少等。要及时报告医生要继续补充丢失液体。

（7）高钠血症：高钠血症出现在按医嘱禁食补液或口服补液后，患儿出现烦躁不安、口渴、尿少、皮肤弹性差，甚至惊厥。这时应报告医生，必要时取血查生化，待结果回报后根据具体情况调整液体的质和量。

（8）泌尿系统感染：患儿腹泻渐好，但仍发热，阵阵哭闹不安，此时要报告医生，根据医嘱留尿常规，并寻找感染病灶。并发泌尿系感染的患儿多见于女婴，在护理和换尿布时一定要注意女婴儿会阴部的清洁，防止上行性尿路感染。

5. 计算液体出入量

24 h 液体入量包括口服液体和胃肠道外补液量。液体出量包括尿、大便和不显性失水。呼吸增快时，不显性失水增加 4 ~ 5 倍，体温每升高 1℃，不显性失水每小时增加 0.5 mL/kg；环境湿度大小可分别减少或增加不显性失水；体力活动增多时，不显性失水增加 30%。补液过程中，计算并记录 24 h 液体出入量，是液体疗法护理工作的重要内容。婴幼儿大小便不易收集，可用"秤尿布法"计算液体排出量。

（二）腹泻的护理

控制腹泻，防止继续失水。

1. 调整饮食

根据世界卫生组织的要求对于轻中度脱水的患儿不必禁食，腹泻期间和恢复期适宜的营养对促进恢复、减少体重下降和生长停滞的程度、缩短腹泻后康复时间、预防营养不良非常重要。故腹泻脱水患儿除严重呕吐者暂禁食 4 ~ 6 h（不禁水）外，均应继续喂养进食是必要的治疗与护理措施。但因同时存在着消化功能紊乱，故应根据患儿病情适当调整饮食，达到减轻胃肠道负担、恢复消化功能之目的。继续哺母乳喂养；人工喂养出生 6 个月以内的小儿，牛奶（或羊奶）应加米汤或水稀释，或用发酵奶（酸奶），也可用奶谷类混合物，每天 6 次，以保证足够的热量。腹泻次数减少后，出生 6 个月以上的婴儿可用平常已经习惯的饮食，选用稀粥、面条、并加些熟的植物油、蔬菜、肉末等，但需由少到多，随着病情稳定和好转，并逐渐过渡到正常饮食。幼儿应给一些新鲜、味美、碎烂、营养丰富的食物。病毒性肠炎多有双糖酶缺乏，应限制糖量，并暂停乳类喂养，改为豆制代用品或发酵奶，对牛奶和大豆过敏者应该用其他饮食，以减轻腹泻，缩短病程。腹泻停止后，继续给予营养丰富的饮食，并每日加餐 1 次，共 2 周，以赶上正常生长。双糖酶缺乏者，不宜用蔗糖，并暂停乳类。对少数严重病例口服营养物质不能耐受者，应加强支持疗法，必要时全静脉营养。

2. 控制感染

感染是引起腹泻的重要原因，细菌性肠炎需用抗生素治疗。病毒性肠炎用饮食疗法和支持疗法常可痊愈。严格消毒隔离，防止感染传播，按肠道传染病隔离，护理患儿前后要认真洗手，防止感染，遵医嘱给予抗生素治疗。

3. 观察排便情况

注意大便的变化，观察记录大便次数、颜色、性状、气味、量、及时送检，并注意采集黏液脓血部分，做好动态比较，根据大便常规检验结果，调整治疗和输液方案，为输液方案和治疗提供可靠依据。

（三）发热的护理

1. 保持室内安静、空气新鲜、通风良好，保持室温在 18 ~ 22℃，相对湿度 55% ~ 65%，衣被适度，以免影响机体散热。

2. 让患儿卧床休息限制活动量，利于机体康复和减少并发症的发生。多饮温开水或选择喜欢的饮料，以加快毒素排泄带走热量和降低体温。

3. 密切观察患儿体温变化每 4 h 测体温 1 次，体温骤升或骤降时要随时测量并记录降温效果。体温超过 38.5℃时给予物理降温：温水擦浴；用 30% ~ 50% 的乙醇擦浴；冰枕、冷毛巾敷患儿前额，或冷敷腹股沟、腋下等大血管处；冷盐水灌肠。物理降温后 30 min 测体温，并记录于体温单上。

4. 按医嘱给予抗感染药及解热药，并观察记录用药效果，药物降温后，密切观察，防止虚脱。

5. 患儿的衣服，出汗后及时擦干汗液，更换衣服，并注意保暖，在严重情况下给予吸氧，以免惊厥抽搐发生。

6. 加强口腔护理，鼓励多漱口，口唇干燥时可涂护唇油。

（四）维持皮肤完整

由于腹泻频繁，大便呈酸性或碱性，含有大量肠液及消化酶，臀部皮肤常处于被大便腐蚀的状态，容易发生肛门周围皮肤糜烂，严重者引起溃疡及感染，要注意每次换尿布大便后须用温水清洗臀部及肛周并吸干，局部皮肤发红处涂以 5% 鞣酸软膏或 40% 氧化锌油并按摩片刻，促进血液循环。应选用消毒软棉尿布并及时更换。避免使用不透气塑料布或橡皮布，防止尿布皮炎发生。局部有糜烂者可在便后用温水洗净后用灯泡照烤，待烤干局部渗液后，再涂紫草油或 1% 龙胆紫效果更好。

（五）做好床边隔离

护理患儿前后均要认真洗手防止交叉感染。

（六）减轻患儿的恐惧

医护人员的检查、治疗应相对集中进行以减少患儿的哭闹，可根据患儿年龄给予不同玩具，减少其恐惧心理，若患儿哭闹不安影响静脉输液的顺利进行，必要时可根据医嘱适当应用镇静药物。

（七）对症治疗

腹胀明显者用肛管排气或肌内注射新斯的明。呕吐严重者针刺足三里、内关或肌内注射氯丙嗪等。

（八）注意口腔清洁

禁食患儿每日做口腔护理两次。由于长时间应用抗生素可发生鹅口疮。如口腔黏膜有乳白色分泌物附着即为鹅口疮，可涂制霉菌素；若发生溃疡性口炎时可用 3% 双氧水洗净口腔后，涂复方龙胆紫、金霉素鱼肝油。

（九）恢复期患儿护理

1. 新入院患儿分室居住，预防交叉感染。

2. 患儿消化功能恢复时，逐渐增加奶的质和量，细心添加辅食，避免小儿腹泻再次复发。

（十）健康教育

1. 宣传母乳喂养的优点，鼓励母乳喂养，尤其是出生后最初数月及出生后每个夏天更为重要，避免在夏季断奶。按时逐步加辅食，防止过食、偏食及饮食结构突然变动。如乳制品的调剂方法，辅食加方法，断奶时间选择方法，人工喂养儿根据具体情况。选用合适的代乳品。

2. 指导患儿家长配置和使用 ORS 溶液。

3. 注意饮食卫生，培养良好的卫生习惯；注意食物新鲜、清洁和奶具、食具应定时煮沸消毒，避免肠道内感染。教育儿童养成饭前便后洗手，勤剪指甲的良好习惯。

4. 及时治疗营养不良、维生素 D 缺乏性佝偻病等，加强体格锻炼，适当进行户外活动。防止受凉或过热，营养不良，预防感冒，肺炎及中耳炎等并发症的发生，避免长期滥用广谱抗生素。

5. 气候变化时及时增减衣物，防止受凉或过热，冬天注意保暖，夏天多喝水。尤其应做好腹部的保暖。集体机构中如有腹泻的流行，应积极治疗患儿，做好消毒隔离工作，防止交叉感染。

第二节　小儿心包炎

心包炎（pericarditis）可分感染和非感染性两类，且多为其他疾病（婴儿常见于败血症、肺炎、脓胸，学龄儿童多见于结核病、风湿病）的一种表现。

一、临床特点

（一）症状

较大儿童常有心前区刺痛，平卧时加重，坐位或前倾位可减轻，疼痛可向肩背及腹部放射；婴儿则表现为烦躁不安。同时有原发病的症状表现，常有呼吸困难、咳嗽、发热等。

（二）体征

早期可听到心包摩擦音，多在胸骨左缘第3～4肋间最清晰，但多为一过性。有心包积液时心音遥远、低钝，出现奇脉。当心包积液达一定量时，心包舒张受限，出现颈静脉怒张、肝脏增大、肝颈反流征阳性、下肢水肿、心动过速、脉压变小。

（三）辅助检查

1. X线检查

心影呈烧瓶样增大而肺血大多正常。

2. 心电图

窦性心动过速，低电压，广泛ST段、T波改变。

3. 超声心动图

能提示心包积液的部位、量。

4. 实验室检查

血沉增快，CRP增高，血常规白细胞、中性粒细胞增高。

二、护理评估

（一）病史

了解患儿近期有无感染性疾病以及有无结核、风湿热病史。

（二）症状、体征

评估患儿有无发热、胸痛，胸痛与体位的关系，评估有无心包填塞症状，如呼吸困难、心率加快、颈静脉怒张、肝大、水肿、心音遥远及奇脉。听诊心脏，注意有无心包摩擦音。

（三）社会、心理

评估家长对疾病的了解程度和态度。

（四）辅助检查

了解并分析胸片、心电图、超声心动图等检查结果。

三、常见护理问题

（一）疼痛

与心包炎性渗出有关。

（二）体温异常

与炎症有关。

（三）气体交换受损

与心包积液、心脏受压有关。

（四）合作性问题

急性心包填塞。

四、护理措施

（一）休息与卧位

患儿应卧床休息，宜取半卧位。

（二）饮食

给予高热量、高蛋白、高维生素、易消化的半流质或软食，限制钠盐摄入，少食易产气的食物，如薯类，多食芹菜、海带等富含纤维素的食物，以防止肠内产气过多引起腹胀及便秘而导致膈肌上抬。

（三）高热护理

及时做好降温处理，测定并及时记录体温。

（四）吸氧

胸闷、气急严重者给予氧气吸入。

（五）对症护理

有心包积液者，护理人员应做好患儿的解释工作，协助医生进行心包穿刺，操作过程中仔细观察生命体征的变化，记录抽出液体性质和量，穿刺完毕后局部加压数分钟后无菌包扎，送回病床后继续观察有无渗液、渗血，必要时局部沙袋加压。

（六）病情观察

1. 呼吸困难为急性心包炎和慢性缩窄性心包炎最主要突出症状，应密切观察呼吸频率和节律。

2. 当患儿出现静脉压升高，面色苍白、发绀，烦躁不安，肝脏在短期内增大，应及时报告医生并做好心包穿刺准备。

（七）心理护理

对患儿疼痛的描述予以肯定，并设法分散和减轻其不适感觉。

（八）健康教育

1. 向家长讲解舒适的体位、安静休息和充足的营养供给是治疗本病的良好措施。

2. 若需要进行心包穿刺时，应向家长说明必须配合和注意的事宜。

五、出院指导

1. 遵医嘱及时、准确使用药物并定期随访。

2. 由于心包炎患儿机体抵抗力减弱，出院后仍应坚持休息半年左右，并加强营养，以利心功能的恢复。

第三节　小儿病毒性心肌炎

一、概述

病毒性心肌炎（viral myocarditis）是由多种病毒侵犯心脏，引起局灶性或弥漫性心肌间质炎性渗出和心肌纤维变性、坏死或溶解的疾病，有的可伴有心包或心内膜炎症改变。可导致心肌损伤、心功能障碍、心律失常和周身症状。可发生于任何年龄，近年来发生率有增多的趋势，是儿科常见的心脏疾病之一。据全国九省市"病毒性心肌炎协作组"调查，其发病率占住院病儿总数的5.97%，占门诊患者总数的0.14%。

（一）病因

近年来由于病毒学及免疫病理学的迅速发展，通过大量动物实验及临床观察，证明多种病毒皆可引起心肌炎。其中柯萨奇病毒 B6（1 ~ 6 型）最常见，其他如柯萨奇病毒 A、ECHO 病毒、脊髓灰质炎病毒、流感及副流感病毒、腮腺炎病毒、水痘病毒、单纯疱疹病毒、带状疱疹病毒及肝炎病毒等也可能致病。由于柯萨奇病毒具有高度亲心肌性和流行性，据报道在很多原因不明的心肌炎和心包炎中，约39% 系由柯萨奇病毒 B 所致。

尽管罹患病毒感染的机会很多，而多数不发生心肌炎，在一定条件下才发病。例如当机体由于继发细菌感染（特别是链球菌感染）、发热、缺氧、营养不良、接受类固醇或放射治疗等，而抵抗力低下时，可诱发发病。

病毒性心肌炎的发病原理至今未完全了解，目前提出病毒学说、免疫学说、生化机制等几种学说。

（二）病理

病毒性心肌炎病理改变轻重不等。轻者常以局灶性病变为主，而重者则多呈弥漫性病变。局灶性病变的心肌外观正常，而弥漫性者则心肌苍白、松软，心脏呈不同程度的扩大、增重。镜检可见病变部位的心肌纤维变性或断裂，心肌细胞溶解、水肿、坏死。间质有不同程度水肿以及淋巴细胞、单核细胞和少数多核细胞浸润。病变以左室及室间隔最显著，可波及心包、心内膜及传导系统。

慢性病例心脏扩大，心肌间质炎症浸润及心肌纤维化并有瘢痕组织形成，心内膜呈弥漫性或局限性增厚，血管内皮肿胀等变化。

二、临床表现

病情轻重悬殊。轻症可无明显自觉症状，仅有心电图改变。重型可出现严重的心律失常、充血性心力衰竭、心源性休克，甚至个别患者因此而死亡。大约有1/3以上病例在发病前1～3周或发病同时呼吸道或消化道病毒感染，同时伴有发热、咳嗽、咽痛、周身不适、腹泻、皮疹等症状，继而出现心脏症状如年长儿常诉心悸、气短、胸部及心前区不适或疼痛、疲乏感等。发病初期常有腹痛、食欲缺乏、恶心、呕吐、头晕、头痛等表现。3个月以内婴儿有拒乳、苍白、发绀、四肢凉、两眼凝视等症状。心力衰竭者，呼吸急促、突然腹痛、发绀、水肿等；心源性休克者，烦躁不安，面色苍白、皮肤发花、四肢厥冷或末梢发绀等；发生窦性停搏或心室纤颤时可突然死亡；高度房室传导阻滞在心室自身节律未建立前，由于脑缺氧而引起抽搐、昏迷称心脑综合征。如病情拖延至慢性期。常表现为进行性充血心力衰竭、全心扩大，可伴有各种心律失常。

体格检查：多数心尖区第一音低钝。一般无器质性杂音，仅在胸前或心尖区闻及Ⅰ-Ⅱ级吹风样收缩期杂音。有时可闻及奔马律或心包摩擦音。心律失常多见如阵发性心动过速、异位搏动、心房纤颤、心室扑动、停搏等。严重者心脏扩大，脉细数，颈静脉怒张，肝大和压痛，肺部啰音等；或面色苍白、四肢厥冷、皮肤发花、指（趾）发绀、血压下降等。

三、辅助检查

（一）实验室检查

1. 白细胞总数10.0×10^9 ～ 20.0×10^9/L之间，中性粒细胞偏高。血沉、抗链"O"大多数正常。

2. 血清肌酸磷酸激酶、乳酸脱氢酶及其同工酶、谷草转氨酶在病程早期可增高。超氧化歧化酶急性期降低。

3. 若从心包、心肌或心内膜分离到病毒，或用免疫荧光抗体检查找到心肌中有特异的病毒抗原，电镜检查心肌发现有病毒颗粒，可以确定诊断；咽洗液、粪便、血液、心包液中分离出病毒，同时结合恢复期血清中同型病毒中和抗体滴度较第1份血清升高或下降4倍以上，则有助于病原诊断。

4. 补体结合抗体的测定以及用分子杂交法或聚合酶链反应检测心肌细胞内的病毒核酸也有助于病原诊断。部分病毒性心肌炎患者可有抗心肌抗体出现，一般于短期内恢复，如持续提高，表示心肌炎病变处于活动期。

（二）心电图检查

心电图在急性期有多变与易变的特点，对可疑病例应反复检查，以助诊断。其主要变化为ST-T改变，各种心律失常和传导阻滞。恢复期以各种类型的期前收缩为多见。少数为慢性期病儿可有房室肥厚的改变。

（三）X线检查

心影正常或不同程度的增大，多数为轻度增大。若反复迁延不愈或合并心力衰竭，心脏扩大明显。

后者可见心搏动减弱，伴肺瘀血、肺水肿或胸腔少量积液。有心包炎时，有积液征。

（四）心内膜心肌活检

心导管法心内膜心肌活检，在成人患者中早已开展，小儿患者仅是近年才有报道，为心肌炎诊断提供了病理学依据。据报道：原因不明的心律失常、充血性心力衰竭患者，经心内膜心肌活检证明约 40% 为心肌炎；临床表现和组织学相关性较差。原因是 EMB 取材很小且局限，以及取材时不一定是最佳机会；心内膜心肌活检本身可导致心肌细胞收缩，而出现一些病理性伪迹。因此，对于心内膜心肌活检活检病理无心肌炎表现者不一定代表心脏无心肌炎，此时临床医师不能忽视临床诊断。此项检查一般医院尚难开展，不作为常规检查项目。

四、诊断与鉴别诊断

（一）诊断要点

1. 病原学诊断依据

（1）确诊指标：自患儿心内膜、心肌、心包（活检、病理）或心包穿刺液检查，发现以下之一者可确诊心肌炎由病毒引起。①分离到病毒。②用病毒核酸探针查到病毒核酸。③特异性病毒抗体阳性。

（2）参考依据：有以下之一者结合临床表现可考虑心肌炎系病毒引起。①自患儿粪便、咽拭子或血液中分离到病毒，且恢复期血清同抗体滴度较第一份血清升高或降低 4 倍以上。②病程早期患儿血中特异性 IgM 抗体阳性。③用病毒核酸探针自患儿血中查到病毒核酸。

2. 临床诊断依据

（1）心功能不全、心源性休克或心脑综合征。

（2）心脏扩大（X 线、超声心动图检查具有表现之一）。

（3）心电图改变以 R 波为主的 2 个或 2 个以上主要导联（Ⅰ、Ⅱ、aVF、V5）的 ST-T 改变持续 4 天以上伴动态变化，窦房传导阻滞，房室传导阻滞，完全性右或左束支阻滞，成联律、多形、多源、成对或并行性期前收缩，非房室结及房室折返引起的异位性心动过速，低电压（新生儿除外）及异常 Q 波。

（4）CK-MB 升高或心肌肌钙蛋白（cTnI 或 cTnT）阳性。

3. 确诊依据

（1）具备临床诊断依据 2 项，可临床诊断为心肌炎。发病同时或发病前 1～3 周有病毒感染的证据支持诊断者。

（2）同时具备病原学确诊依据之一，可确诊为病毒性心肌炎，具备病原学参考依据之一，可临床诊断为病毒性心肌炎。

（3）凡不具备确诊依据，应给予必要的治疗或随诊，根据病情变化，确诊或除外心肌炎。

（4）应除外风湿性心肌炎、中毒性心肌炎、先天性心脏病、结缔组织病以及代谢性疾病的心肌损害、甲状腺功能亢进症、原发性心肌病、原发性心内膜弹力纤维增生症、先天性房室传导阻滞、心脏自主神经功能异常、β 受体功能亢进及药物引起的心电图改变。

4. 临床分期

（1）急性期：新发病，症状及检查阳性发现明显且多变，一般病程在半年以内。

（2）迁延期：临床症状反复出现，客观检查指标迁延不愈，病程多在半年以上。

（3）慢性期：进行性心脏增大，反复心力衰竭或心律失常，病情时轻时重，病程在 1 年以上。

（二）鉴别诊断

在考虑九省市心肌炎协作组制订的心肌炎诊断标准时，应首先除外其他疾患，包括风湿性心肌炎、中毒性心肌炎、结核性心包炎、先天性心脏病、结缔组织病或代谢性疾病或代谢性疾病的心肌损害（包括维生素 B1 缺乏症）、原发性心肌病、先天性房室传导阻滞、高原性心脏病、克山病、川崎病、良性期前收缩和神经功能紊乱、电解质紊乱及药物等引起的心电图改变。

五、治疗、预防、预后

本症尚无特殊治疗。应结合患儿病情采取有效的综合措施，可使大部患儿痊愈或好转。

（一）一般治疗

1. 休息

急性期至少应卧床休息至热退 3 ~ 4 周，有心功能不全或心脏扩大者，更应强调绝对卧床休息，以减轻心脏负荷及减少心肌耗氧量。

2. 抗生素

虽对引起心肌炎的病毒无直接作用，但因细菌感染是病毒性心肌炎的重要条件因子，故在开始治疗时，均主张适当使用抗生素。一般应用青霉素肌内注射 1 ~ 2 周，以清除链球菌和其他敏感细菌。

3. 保护心肌

大剂量维生素 C，具有增加冠状血管血流量、心肌糖原、心肌收缩力、改善心功能、清除自由基、修复心肌损伤的作用。剂量为 100 ~ 200 mg/（kg·d），溶于 10% ~ 25% 葡萄糖液 10 ~ 30 mL 内静脉注射，每日 1 次，15 ~ 30 天为一疗程；抢救心源性休克时，第一日可用 3 ~ 4 次。

至于极化液、能量合剂及 ATP 等均因难进入心肌细胞内，故疗效差，近年来多推荐：①辅酶 Q_{10} 1 mg/（kg·d），口服，可连用 1 ~ 3 个月。② 1，6– 二磷酸果糖 0.7 ~ 1.6 mL/kg 静脉注射，最大量不超过 2.5 mL/kg（75 mg/mL），静脉注射速度 10 mL/min，每日 1 次，10 ~ 15 日为一疗程。

（二）激素治疗

肾上腺皮质激素可用于抢救危重病例及其他治疗无效的病例。口服泼尼松 1 ~ 1.5 mg/（kg·d），用 3 ~ 4 周，症状缓解后逐渐减量停药。对反复发作或病情迁延者，依据近年来对本病发病机制研究的进展，可考虑较长期的激素治疗，疗程不少于半年，对于急重抢救病例可采用大剂量，如地塞米松 0.3 ~ 0.6 mg/（kg·d），或氢化可的松 15 ~ 20 mg/（kg·d），静脉滴注。

（三）免疫治疗

动物及临床研究均发现丙种球蛋白对心肌有保护作用。从 1990 年开始，在美国波士顿及洛杉矶儿童医院已将静脉注射丙种球蛋白作为病毒性心肌炎治疗的常规用药。

（四）抗病毒治疗

动物试验中联合应用三氮唑核苷和干扰素可提高生存率，目前欧洲正在进行干扰素治疗心肌炎的临床试验，其疗效尚待确定。环孢霉素 A、环磷酰胺目前尚无肯定疗效。

（五）控制心力衰竭

心肌炎患者对洋地黄耐受性差，易出现中毒而发生心律失常，故应选用快速作用的洋地黄制剂如毛花苷丙（西地兰）或地高辛。病重者用地高辛静脉滴注，一般病例用地高辛口服，饱和量用常规的 1/2 ~ 2/3 量，心力衰竭不重，发展不快者，可用每日口服维持量法。利尿剂应早用和少用，同时注意补钾，否则易导致心律失常。注意供氧，保持安静。若烦躁不安，可给镇静剂。发生急性左心功能不全时，除短期内并用毛花苷丙（西地兰）、利尿剂、镇静剂、氧气吸入外，应给予血管扩张剂如酚妥拉明 0.5 ~ 1 mg/kg 加入 10% 葡萄糖液 50 ~ 100 mL 内快速静脉滴注。紧急情况下，可先用半量以 10% 葡萄糖液稀释静脉缓慢注射，然后将其余半量静脉滴注。

（六）抢救心源性休克

镇静、吸氧、大剂量维生素 C、扩容、激素、升压药、改善心功能及心肌代谢等。

近年来，应用血管扩张剂硝普钠取得良好疗效，常用剂量 5 ~ 10 mg，溶于 5% 葡萄糖 100 mL 中，开始 0.2 μg/（kg·min）滴注，以后每隔 5 min 增加 0.1 μg/kg，直到获得疗效或血压降低，最大剂量不超过每分钟 4 ~ 5 μg/kg。

（七）纠正严重心律失常

心律失常的纠正在于心肌病变的吸收或修复。一般轻度心律失常如期前收缩、I 度房室传导阻滞等，多不用药物纠正，而主要是针对心肌炎本身进行综合治疗。若发生严重心律失常如快速心律失常、严重传导阻滞都应迅速及时纠正，否则威胁生命。

六、护理

（一）护理诊断

1. 活动无耐力：与心肌功能受损，组织器官供血不足有关。
2. 舒适的改变——胸闷：与心肌炎症有关。
3. 潜在并发症——心力衰竭、心律失常、心源性休克。

（二）护理目标

1. 患儿活动量得到适当控制休息得到保证。
2. 患儿胸闷缓解或消失。
3. 患儿无并发症发生或有并发症时能被及时发现和适当处理。

（三）护理措施

1. 休息

（1）急性期卧床休息至热退后 3～4 周，以后根据心功能恢复情况逐渐增加活动量。

（2）有心功能不全者或心脏扩大者应绝对卧床休息。

（3）总的休息时间不少于 3～6 个月。

（4）创造良好的休息环境，合理安排患儿的休息时间。保证患儿的睡眠时间。

（5）主动提供服务，满足患儿的生活需要。

2. 胸闷的观察与护理

（1）观察患儿的胸闷情况，注意诱发和缓解因素，必要时给予吸氧。

（2）遵医嘱给予心肌营养药，促进心肌恢复正常。

（3）保证休息，减少活动。

（4）控制输液速度和输液总量，减轻心肌负担。

3. 并发症的观察与护理

（1）密切注意心率、心律、呼吸、血压和面色改变，有心力衰竭时给予吸氧、镇静、强心等处理，应用洋地黄制剂时要密切观察患儿有无洋地黄中毒表现，如出现新的心律失常、心动过缓等。

（2）注意有无心律失常的发生，警惕危险性心律失常的发生，如频发室早、多源室早、Ⅱ度以上房室传导阻滞房颤、室颤等。一旦发生，需及时通知医生并给予相应处理。如高度房室传导阻滞者给异丙肾上腺素和阿托品提升心率。

（3）警惕心源性休克，注意血压、脉搏、尿量、面色等变化，一旦出现心源性休克，立即取平卧位，配合医生给予大剂量维生素 C 或肾上腺皮质激素治疗。

（四）康复与健康指导

1. 讲解病毒性心肌炎的病因、病理、发病机制、临床特点及诊断、治疗措施。
2. 强调休息的重要性，指导患儿控制活动量，建立合理的休息制度。
3. 讲解本病的预防知识，如预防上呼吸道感染和肠道感染等。
4. 有高度房室传导阻滞者讲解安装心脏起搏器的必要性。

七、展望

近年来，由于对心肌炎的病原学进一步了解和诊断方法的改进，心肌炎已成为常见心脏病之一，对人类健康构成了不同程度的威胁，因而对此病的诊治研究也正日益受到重视。其中，胸闷、心悸常可提示心脏波及，心脏扩大、心律失常或心力衰竭为心脏明显受损的表现，心电图 ST-T 改变与异位心律或传导阻滞反映心肌病变的存在。但对于怀疑为病毒性心肌炎的患者，提倡进行心脏活检以行病理学检查。

但分离病毒检查或特异性荧光抗体检查存在以下几个问题：

1. 患者不宜接受。

2. 炎性组织在心肌中呈灶状分布，由于活检标本小而致病灶标本不一定取到。

3. 提取 RNA 的质量和检测方法的敏感性不同。

4. 心脏上有病毒存在，而血液中不一定有抗原或抗体检出；心脏上无病毒存在，而心脏中有抗原或抗体检出；即使二者构成阳性反应也不足以证实有病毒性心肌炎存在；只有当感染某种病毒并引起相应的心脏损害时，心脏和血液检查呈阳性反应才有意义。在检查血液中抗原或抗体时，也会因检测试剂、检查方法、操作技术的不同而使结果迥异。

因此，病毒性心肌炎的确诊相当困难。由于抗病毒药物的疗效不显著，目前建议采用中西医结合疗法。有人用黄芪、牛磺酸及一般抗心律失常等药物为主的中西医结合方法治疗病毒感染性心肌炎，取得了比较满意的效果，如中药黄芪除具有抗病毒、调节免疫、保护心肌的作用，还可拮抗病毒感染心肌细胞对 L 型钙通道的增加，抑制内向钠钙交换电流，改善部分心电活动，清除氧自由基，而广泛应用于临床。牛磺酸是心肌游离氨基酸的重要成分，也可通过抑制病毒复制，抑制病毒感染心肌细胞引起的钙电流增加，使受感染而降低的最大钙电流膜电压及外向钾电流趋于正常，使心肌细胞钙内流减少，在病毒性心肌炎动物模型及临床病毒性心肌炎患者中，具有保护心肌、改善临床症状等作用。

第十章　消毒供应中心护理

第一节　供应室的工作内容

供应室是医院各种病菌污染物最集中的场所，同时又是各种无菌物品的供应基地，所供物品的灭菌质量关系到每一名病人的诊治，是最容易造成医院感染的媒介之一。因此供应室是控制医院感染的关键部门，它除了承担全院各项工作所需的器械、用具等供应任务外，还集中了物品的回收、清洗、消毒、灭菌、保管、发放等任务。从现代感染控制的角度看，它是医院的心脏。

（一）物品回收、初步处理

供应室固定专人、专车回收医院各部门的用品。回收后的物品初步处理分三类：①送物车回本室后先行清洗、消毒然后送入专用存放间备用；②送出供应室或各科室未使用的器械包等物品，不可再放回无菌间，应重新灭菌处理；③病房使用后的污染物品，在固定专用的房间内拆包、分类，并选用适宜有效的方法浸泡消毒，然后送入洗涤室。

（二）物品洗涤

进入人体无菌组织或腔隙的各种诊疗器械，使用后会附着大量的有机物，这些有机物若不彻底清洁干净，可在器械表面形成生物被膜，将微生物包裹其中，阻止消毒灭菌因子的穿透，引起灭菌失败。物品洗涤应分类进行，洗涤过程包括去污、去热源、去洗涤剂、精洗四个环节。每一步均要认真操作，达到要求。要求玻璃类物品光亮透明不挂水珠、无划痕；金属器械光亮清洁、无锈、无污、无血迹；橡胶类表面光滑、管腔通畅、弹性良好。

（三）灭菌

灭菌是供应室工作的重点，消毒员要严守操作规程，每日灭菌前对灭菌器进行常规检查和卫生清洁。根据各类待灭菌物品的特点和灭菌要求选用不同的灭菌方法，一般治疗包、金属器械、敷料首选压力蒸汽灭菌，油剂、粉剂、膏剂采用干热灭菌，不耐热的物品如介入导管、内镜、精密仪器、植入物等选用环氧乙烷气体灭菌。各类物品灭菌合格率应达100%。

（四）无菌物品的储存和发放

灭菌物品需摆放在距地图20 cm、距天花板50 cm，距墙壁超过5 cm的储物架上，储物架应每日擦拭。无菌物品存放间应每日湿式清扫，室内空气按规定消毒。工作人员每日检查无菌物品的有效期，存放有序。无菌室的物品应由专人发放。

（五）一次性使用物品的管理

一定严把采购、使用和回收消毒处理三个环节质量关，并认真包装各标志及省级以上卫生部门颁发的"生产许可证""卫生许可证""产品准销证"，对每批号输液器、注射器、头皮针等按卫生部规定抽样热源检测，合格后方可进行发放。使用过的一次性器具要严格实行以旧换新制度，认真清点，高效消毒剂浸泡消毒后分类进行毁形处理，达到无害化。

第二节　清洁、消毒与灭菌

医院内的清洁、消毒、灭菌工作是通过物理或化学的方法，以清除或消灭医疗器械、护理用具、人体皮肤黏膜、病房环境的病原微生物，预防与控制医院感染的发生与传播。切实搞好此项工作，则为防止医院感染提供了重要的技术保证。此项工作的贯彻与落实既需要思想的高度重视，同时还有其较强的技术性。

一、清洁的概念

清洁是指用物理方法清除物体表面的一切污垢及部分微生物。常用的清洁方法有水洗、机械去污和去污剂去污。常用于家具、地板、餐具、杂物等的处理，或物品在消毒、灭菌前的准备。

在医院多用于手术器械、各种导管、负压吸引装置、注射用具、服药用具、护理用具、各种敷料以及桌面、床面、地面、墙壁等的清洁。常用的清洁方法如流动水浸泡冲洗、机械震动冲洗及去污剂刷洗洗涤等，物体表面清洁时可用湿抹布擦拭，有实验证明，用清水湿抹布和用高效消毒剂擦拭桌面、床面等，经细菌学检测两者无显著性差异，若用洗涤剂擦拭，则效果更佳。这就说明清洁虽不能杀灭细菌，但可去除部分细菌。因此，清洁在预防医院感染中显示着很重要的作用，应认真做好。

二、消毒的概念

消毒是指利用物理或化学方法，清除或杀灭传播媒介上的病原微生物，使之达到无害化的程度。消毒针对的是病原微生物，而不是所有的微生物。并且，只要求将有害微生物减少到无害的程度，而不是要将所有微生物完全杀灭。如对环境的预防消毒、饮水、餐具和食物的消毒等。

影响消毒效果的主要因素有：①强度和时间，一般强度越大，时间越长，消毒、灭菌效果就越好。②病原微生物污染的速度（种类和数量），数量多时则易形成机械保护作用，耐力强的病原微生物也随之增多，因此，污染愈重，消毒愈困难，要达到消毒目的，必须延长消毒时间和选用相应的消毒剂，如含氯消毒剂等。③温度、湿度和酸碱度，在物理和化学消毒中均受温度的影响，一般温度愈高消毒效果愈好。有时消毒本身必须具备一定的温度方能达到消毒的效果，如紫外线照射时，灯管输出的强度随温度降低而减弱；空气中的相对湿度对某些方法的消毒效果有一定影响，如用于粉消毒剂喷洒地面时，可因相对湿度增高，消毒剂被潮解而充分发挥作用。紫外线照射时相对湿度增高，可影响穿透力，降低消毒效果。④ pH 值，pH 值的变化可严重影响消毒剂的作用，如含氯消毒剂溶液的 pH 值向酸性转换时，杀菌作用随之增强；若溶液向碱性转换时，其杀菌作用随之降低。新洁尔灭、消毒净等在碱性溶液中消毒作用较大，pH3 时杀菌所用剂量比 pH8 时大 10 倍左右。煤酚皂等酚类制剂，在酸性溶液中消毒效果较好。⑤穿透力，不同消毒因素的穿透力各不相同，湿热穿透较干热空透力强。因此，消毒时要有足够的穿透时间和创造较好的穿透条件。⑥表面张力，表面张力低消毒剂，消毒效果好，如用乙醇配制的碘酊较用水配制的碘液表面张力低，消毒效果好。⑦有机物的黏附，蛋白质、油脂类有机物附着在病原微生物上，可影响消毒效果。另外，化学消毒还可受其他拮抗物质的影响，如新洁尔灭消毒剂可被硬水、肥皂、阴离子残留和蛋白质等污染降低或失去作用。根据消毒的性质，可分为疫源地消毒和预防性消毒。

三、灭菌的概念

灭菌是指利用物理或化学方法完全清除或杀灭传播媒介上的所有微生物，使之达到无菌的程度。这时灭菌的概念是绝对的，灭菌也可以认为是最彻底的"消毒"。在消毒管理办法中规定，伸入组织、器官的医疗用品必须达到灭菌，各种注射、穿刺、采血器具必须一用一灭菌。对手术器械、各种窥镜和药品敷料等物品，也要求灭菌。

四、做好消毒灭菌工作的措施

（一）提高消毒灭菌工作重要性的认识

消毒灭菌工作落实即可有效地切断医院感染的传播途径。确保此项工作的建立与贯彻执行，也是能否真正做好防止医院感染的重要环节。

（二）建立健全切实可行的技术性措施要求有关人员要明确以下几点：

1. 明确消毒的主要对象

如具体分析医院感染的途径，涉及的媒介物及感染病原微生物的种类。

2. 采取适宜的消毒方法

如根据消毒对象，选择一些简便、有效、不损坏物品、来源丰富及价格便宜的消毒方法，并指明达到的消毒水平。

3. 充分了解消毒措施的影响因素

如病原微生物的种类及污染程度，使用消毒因子的处理剂量、消毒时的温度、湿度、酸碱度、干扰物存在与否；消毒物品的穿透条件等。

4. 认真进行消毒质量的监控

确保消毒效果，避免消毒的失效，要及时检查与及时发现问题，采取相应的改进措施。

（三）熟悉常用的消毒方法

1. 用于医疗物品的消毒方法。

（1）热力灭菌法：包括压力蒸汽灭菌，预真空型压力蒸汽灭菌，低温甲醛——蒸汽消毒，煮沸消毒，巴氏消毒，干热灭菌，微波加热消毒器等。

（2）辐射消毒与灭菌：包括紫外线消毒、电离辐射灭菌等。

（3）化学消毒剂：常用的有含氯消毒剂、过氧乙酸、戊二醛、甲醛、环氧乙烷、乙醇、碘类消毒剂、醛类、洗必泰、新洁尔灭等。

2. 用于手和皮肤的消毒方法基本方法

有两类：物理消毒和使用皮肤消毒剂。

3. 用于医疗器械的消毒方法

消毒方式包括清洗、消毒、灭菌和焚烧。消毒方法以热力消毒最可取。但某些物品不能用热力消毒时，则必须用化学消毒。

此外，对医院污水和污物的消毒处理也应高度重视，采取切实可行的方法，如机械处理和生物处理等方式，以保证消毒处理的良好效果。

五、常用物理消毒灭菌法

（一）热力消毒灭菌法（heat disinfection sterilization）

利用热力破坏微生物的蛋白质、核酸、细胞壁和细胞膜，从而导致其郊亡。分干热法和湿热法两类。前者由空气导热，传热较慢；后者由空气和水蒸气导热，传热快，穿透力强。

1. 干热灭菌

（1）燃烧法：是一种简单、迅速、彻底的灭菌方法。

适用范围：常用于污染的废弃物、病理标本、带脓性分泌物的敷料和纸张等的处理，也适用于实验室接种环的消毒灭菌；某些金属器械、搪瓷类物品急用时也可采用燃烧法。

方法：对废弃物可直接在焚烧炉内焚毁；培养用的试管或烧瓶，当开启或关闭塞子时，将试管（瓶）口或塞子，在火焰上来回旋转 2 ~ 3 次，实验室接种环也如此法烧灼；金属器械在火焰上烧灼 20 s；搪瓷类容器可倒入少量 95% 乙醇，慢慢转动容器，使乙醇分布均匀，然后点火燃烧至熄灭。

注意事项：①远离易燃、易爆物品，如氧气、乙醚、汽油等；②在燃烧过程中不得添加乙醇，以免火焰上窜引起烧伤或火灾；③贵重器械及锐利刀剪，禁用此法灭菌，以免锋刃变钝或器械损伤。

（2）干烤法：用于热灭菌箱进行灭菌，其热力传播与穿透主要靠空气对流和介质的传导，灭菌效果可靠。

适用范围：用于高温下不损坏、不变质、不蒸发物品的灭菌，如玻璃器皿、油脂、粉剂和金属制品等的灭菌。干烤灭菌所需的温度与时间，应根据消毒灭菌的物品及烤箱的类型来确定。

注意事项：①物品干热灭菌前应洗净，以免造成灭菌失败或污物炭化；玻璃器皿灭菌前除应洗净外还应干燥；②灭菌时物品勿与烤箱箱底及四壁接触；③灭菌后要待温度降到40以下再开箱，以防止炸裂；④物品包装不宜过大，装箱不超过箱高的2/3。

2. 湿热消毒灭菌法

主要是通过凝固病原体的蛋白质而达到杀死该微生物的目的。湿热的杀菌力比干热强，因为湿热可使菌体含水量增加，从而使蛋白质易于被热力所凝固，加速微生物的死亡。

（1）煮沸消毒法：煮沸消毒法经济、方便，效果亦比较可靠，在家庭和一些基层医疗单位仍不失为一种常用的消毒方法。煮沸消毒的杀菌力比较强，适用于耐热耐湿物品的消毒处理。一般用于餐具、食物、棉织物、金属和玻璃、陶瓷器皿的消毒处理。在水温达100%时，细菌繁殖体几乎立即死亡，通常水沸腾后，再煮5～15分钟，可达消毒目的。细菌芽孢耐热能力较强，有些芽孢需要煮沸数小时才能够杀灭。大气压对水的沸点影响较大，不同海拔地区，水的沸点有差异。高原地区水的沸点较低，因此煮沸消毒时间相应延长。在水中加入1%～2%的碳酸氢钠，可以提高沸点。对于不耐100℃的物品，在水中加入少量增效剂，如0.2%甲醛或0.01%升汞，经80×处理60分钟，也可达到消毒灭菌作用。煮沸消毒法不能用于外科器械的灭菌。

方法：

①煮沸前将物品彻底刷洗干净。不应留有血污、痰迹、脓液、分泌物与排泄物等。

②玻璃类器材用纱布包好，首先放入冷水或温水中，然后加热，待水沸后开始计时，煮沸15～30分钟。

③橡胶类物品用纱布包裹，待水沸后放入，煮沸5～10分钟。

④金属及搪瓷类待水沸后放入，煮沸10～15分钟。如加入碳酸氢钠配成1%～2%的浓度时，可提高沸点达105℃，可促进芽孢死亡，增强杀菌作用，且能防锈。

⑤锐利器材，如刀、剪等，在急需情况下，可用棉花将刃面包裹后放入沸水中煮沸3～5分钟即可。接触肝炎的刀剪等器械，应煮沸30分钟。

⑥煮沸消毒达到预定时间后，用无菌持物钳将物品取出，放置无菌容器内，并保持无菌状态。

注意事项：

①煮沸时物品应先清洗后煮沸，水量自始至终应淹没所有物品，消毒物品的放置不宜过多，一般不应超过消毒容器的3/4。有轴节的器械及带盖的容器应打开，使其内面完全与水接触。相同大小的碗、盆不能重叠，必须隔开。

②消毒时间从水煮沸后开始计算。煮沸过程中不能再加入新物品，必须加入时，则应在第二次水沸后开始计时。

③一般的细菌在100℃沸水中保持5～10分钟即可死亡，如疑有芽孢菌污染的器械物品则应煮沸1～3小时方能达灭菌目的。

④消毒完毕后应及时取出，放入无菌容内，注意防止再污染消毒物品。最好是放掉煮沸消毒器中的废水，利用其余热自动将消毒物品烘干。

（2）流通蒸气消毒：又称常压蒸气消毒法，它是在1个大气压下，用100℃左右的水蒸气进行消毒。此方法常用于食品和一些不耐高热的物品。流通蒸气消毒的作用时间应从水沸腾后有蒸气冒出时算起，维持10～15 min，可杀灭细菌繁殖体，不能杀死芽孢。消毒物品包装不宜过大过紧，宜垂直置放，吸入物品不要浸湿放入。

（3）高压蒸气灭菌法：是医院使用量普遍、效果最可靠的一种首选灭菌方法。优点是穿透力强、能达物品深部，灭菌效果可靠，能杀灭所有的微生物。无味，无毒性。高压蒸气灭菌法是利用高温和高压而灭菌的，其压力可达 103.43 kPa，温度达 121.3℃，经 15～30 分钟可达灭菌目的。凡属耐高温、不怕潮湿的物品均可采用此法灭菌，如各种布类、敷料、金属器械、玻璃器械、搪瓷用品等，均可采用此法灭菌。

方法：

①手提式高压蒸气灭菌器：加水 2000 mL 至隔层器内，放入需灭菌物品，将盖旋紧，锅下加热，开排气门排尽冷空气。继续加热，待压力表升至 15 磅／平方英寸（103.4 kPa），温度 121.3℃时，调节热源，维持衡压 15～30 分钟后，进行排气，待压力降至"0"时，将盖慢慢打开，蒸气散尽后取出已灭菌物品。

②大型高压蒸气灭菌器：关闭所有开关，将需灭菌的物品放入锅腔内，开启蒸气。当压力表指针上升至 10 磅／平方英寸（6.9 kPa）时，打开放气开关，排尽锅内冷空气，当压力表指针返回"0"时，关闭放气开关，继续加热，使压力上升至 15 磅／平方英寸（103.4 kPa），温度达 121.3℃时，即可开始计算灭菌时间。15～30 分钟后停止供热，并打开放气开关。待压力表指针回指"0"处后，再慢慢开启锅门，蒸气散尽后，取出无菌物品。

注意事项：

①详细检查高压灭菌器各部件性能是否完好：灭菌时不得随意离开，应注意防止事故。

②物品不宜包装过紧、过大，以免妨碍蒸气流通；但过松易被污染。

③装锅不宜过满，要留有空隙，否则达不到灭菌目的。

④贵重仪器、绝缘塑料类，不能高压灭菌。一般尖刃器械不宜加热灭菌，以免损坏刃部。

⑤瓶内液体灭菌，应把瓶口扎紧，瓶内液体不可装满，应留有一定空隙。

⑥橡皮类物品应涂擦少量滑石粉，装锅时不使受压，以防发生粘连。

效果监测是评价压力灭菌器运转是否正常，消毒效果是否达标的手段。

①物理监测：用 150℃或 200℃的留点温度计。使用前将温度计汞柱甩至 50℃以下，放入待灭菌的物品包内，灭菌后检视其读数是否达到灭菌温度。

②化学监测：利用化学指示剂在一定温度、时间、饱和蒸汽的条件下变色的特点，观察判断灭菌效果。常用化学指示胶带法，如 3M 胶带，使用时将其粘贴于待灭菌物品外；也可选用指示卡，如 132 指示卡，将其放在标准实验包的中央部位：经一个灭菌周期后，将指示带（卡）的颜色及性状与标准合格色块比较以判断灭菌质量是否合格。

③生物监测：是最可靠的监测法。利用对热耐受力较强的非致病性嗜热脂肪杆菌芽孢为检测菌株，制成菌纸片，将封入纸袋内的菌纸片放在标准实验包的中央，经一个灭菌周期后，用无菌镊取出菌纸片，放入培养基中，置 56℃温箱中培养 48 h 至 7 天，观察培养基颜色变化，如保持原色泽不变，为灭菌合格。

（二）光照消毒法（辐射消毒）

主要利用用紫外线的杀菌作用，使菌体蛋白质发生光解、变性而致细菌死亡。对杆菌杀菌力强，对球菌较弱，对真菌则更弱，生长期的细菌对辐射敏感，对芽孢敏感性差。

1. 日光暴晒法

由于日光具有热、干燥和紫外线的作用，有一定的杀菌力。常用于床垫、毛毯、衣服、书籍等物品的消毒。将物品放在直射阳光下暴晒 6 h，定时翻动，使物品各面均能受到日光照射。

2. 紫外线消毒法

紫外线属电磁波辐射，其波长在 328～210 nm（3 280～2 100）之间，一般认为其最大杀菌作用的波长为 365 nm。紫外线照射能量较低，不足以引起被照射物体原子的电离，仅产生激发作用。具有杀菌作用的紫外线主要作用于 DNA，使一条 DNA 链上的相邻胸腺嘧啶链结合形成特殊连接的二聚体，从而使微生物 DNA 失去转换能力而死亡。此外，紫外线通过空气，使空气中氧游离（破坏氧分子键）而产生臭氧。紫外线对细菌、病毒、真菌等微生物甚至部分芽孢均有杀灭作用。但是由于它的穿透力差，在空气中的穿透力会受尘埃颗粒与湿度的影响；在水中穿透力受水深和水中杂质的影响：紫外线不能穿透固体（加重叠的纸张、布类等）：玻璃中的氧化铁可阻挡紫外线，所以紫外线仅能杀灭直接照射到的微生物，因此在采用紫外线消毒时必须使消毒的部位充分暴露于紫外线的直接照射下。

紫外线一般多用于室内空气和室内物品的表面消毒。用于空气消毒，有效距离不超过2 m，照射时间30 ~ 60分钟；消毒物品时，在25 ~ 60 cm距离下，照射20 ~ 30分钟。从灯亮5 ~ 7分钟后开始计时（灯管需要预热，使空气的氧电离产生臭氧，需一定时间）。

注意事项：

（1）紫外线对人的眼睛和皮肤均有强烈的刺激，直接照射30 s就有反应。因此，应注意眼睛及皮肤的保护，卧床病人要戴黑眼镜或用纱布遮盖，嘱病人不直视紫外线灯源，身体用被单遮盖，以免引起眼炎及皮肤红斑。

（2）由于紫外线的穿透性差，故被消毒的物品不可有任何遮蔽，应摊开或挂起，经常翻动，使之在直光下照射。

（3）照射前，房间内应保持清洁干燥，空气中不应有灰尘或水雾。因紫外线易被灰尘微粒吸收，停止走动，减少尘埃飞扬。

（4）紫外线灯管要保持清洁透亮，灯管表面应经常用酒精棉球轻轻擦拭，除去灰尘与油垢，以免降低灯管的照射强度。灯管要轻拿轻放，关灯后不应立即再开，需冷却3 ~ 4分钟后再开，可以连续使用4 h，但通气散热要好，以保护灯管寿命。

（5）灯管使用期限不能超过4 000 h，应建立使用时间登记卡，达到规定时间的3/4即应更换新管。

（6）对紫外线效果要经常进行鉴定，定期进行空气培养，以检查杀菌效果。

3. 电离辐射灭菌法

电离辐射灭菌是利用γ射线、伦琴射线和其他电子辐射能穿透物品，杀死其中微生物的低温灭菌法。其作用机理主要是通过干扰微生物的DNA合成，破坏细胞膜，引起酶系统的紊乱而导致微生物的死亡。电离辐射灭菌法的优点是穿透力强，消毒均匀彻底，不受包装限制，保持物品干燥，灭菌速度快，效果可靠；适用于不耐热物品的灭菌。但目前的基本费用仍然较昂贵，需要经过培训的技术人员进行操作管理，多在大规模的工厂使用。

电离辐射灭菌已在世界范围内广泛应用。其研究和使用的领域除了对医药品、食物的处理外，还应用于污水、化妆品、动物饲料及一些日常生活用品。由于其费用较高，我国目前还未能普及。

（三）微波照射灭菌法

微波是一种可穿透布、纸、玻璃、塑料、陶瓷等物质的高频电磁波。其作用原理是利用在电磁波的高频电场中有机物极性分子的高速运动引起相互摩擦，使温度迅速升高的热效应及其他非热效应作用达到消毒效果。其优点是作用时间短、方便。微波消毒多用于食品、餐具、药杯等小型物品的消毒，但对于干燥物品需要先湿化处理。微波不能用于金属物品或金属容器的消毒。

六、化学消毒灭菌法

化学消毒灭菌法是利用化学药物杀灭病原微生物的方法。凡不适用于热力消毒灭菌和不怕湿的物品都可以选用化学消毒灭菌法，如对病人的皮肤、黏膜、排泄物及周围环境、光学仪器，金属锐器和某些塑料制品的消毒。

（一）化学消毒灭菌的原理

化学消毒灭菌法是利用化学药物渗透到菌体内，使菌体蛋白凝固变性，酶蛋白失去活性，而致微生物代谢障碍，或破坏细菌细胞膜的结构，改变其通透性，使细胞破裂、溶解，从而达到消毒灭菌的作用。

（二）化学消毒剂的选择

化学消毒剂的种类繁多，应根据消毒对象、要达到的消毒水平以及可能影响消毒效果的因素选择最适宜、最有效的消毒剂。不同的消毒剂效力不同。

1. 高效

能杀灭一切微生物包括芽孢。如醛类、过氧乙酸、环氧乙烷、过氧化氢、含溴消毒剂等。

2. 中效

杀灭细菌繁殖体、结核杆菌、真菌、病毒,但不能杀灭芽孢。如醇类、碘类、含氯类和氯己定、苯扎溴铵、酚类。

3. 低效

灭细菌繁殖体、部分真菌、亲脂性病毒,但不能杀灭结核杆菌、亲水性病毒和芽孢。如氯己定、酚类、苯扎溴铵。

高浓度的碘、含氯消毒剂属高效消毒剂,低浓度的属中效消毒剂。

(三)理想的化学消毒剂应具备下列条件

化学消毒剂种类繁多,理想的化学消毒灭菌剂应具备以下条件:杀菌谱广;有效浓度低;作用速度快;性质稳定;作用时间长;易溶于水;可在低温下使用;不易受有机物、酸、碱及其他物理、化学因素的影响;无刺激性、腐蚀性、不引起过敏反应;无色、无味、无臭,而且使用后易于除去残留药物;毒性低,不易燃烧、爆炸,使用无危险性;用法简便,价格低廉。

目前已有的化学消毒剂中,尚无一种完全符合上述条件。要达到安全可靠的消毒灭菌效果,应根据消毒对象、要达到的消毒水平以及可能影响消毒效果的因素选择最适宜、最有效的消毒剂。此外,使用中应严格遵循化学消毒剂的使用原则。

(四)化学消毒灭菌使用原则

1. 根据物品的性能及微生物污染的情况,选择合适的化学消毒剂。

2. 严格掌握消毒剂的有效浓度和浸泡时间。

3. 被浸泡的物品必须洗净擦干,浸泡于消毒溶液之中,盖及轴节打开,管腔内充满消毒液,以确保消毒效果。

4. 挥发性的消毒液应加盖保存,定期更换或测量比重等。

5. 经浸泡消毒的物品,使用前应用无菌等渗盐水冲洗,避免消毒液刺激组织。

(五)化学消毒灭菌的使用方法

1. 浸泡法

将消毒物品浸泡于消毒液内。浸泡时间的长短根据物品和消毒液性质、浓度来决定。

2. 喷雾法

借助喷雾器将化学消毒剂均匀喷洒,使消毒剂产生微粒气雾弥散进行空气、物体表面的消毒。

3. 熏蒸法

利用消毒剂产生气体进行消毒。

4. 擦拭法

选用对人体无毒性或毒性低、杀菌广谱、易溶于水、穿透力强的化学消毒剂来擦拭墙壁、桌椅等。

5. 环氧乙烷气体密闭消毒法

利用灭菌剂气体,在密闭容器内进行消毒的方法,适用于不耐热、不耐潮的物品消毒。特别对不能耐受高湿热灭菌法的贵重医疗器械(呼吸器、雾化器、血压计、听诊器等)、化纤织物、书报、票证等,均无损耗和腐蚀等副作用。

(1)投药量为每立方米 0.4 ~ 0.8 kg,消毒效果和密闭时间、药物浓度以及温湿度有密切关系,灭菌所需时间 8 ~ 24 小时(随浓度而异),浓度越高,时间越短。湿度在 30% ~ 50% 时效果最佳。

(2)操作方法:①将装有环氧乙烷的钢瓶放入 40 ~ 50℃温水中,使其迅速气化。②用特制的丁基橡胶袋,袋壁有进气口,将备消毒物装入袋内,物品数量根据袋的大小决定,(一般不超过袋的 1/2),要留有空隙,折叠袋口,挤出袋中空气,扎紧袋口,将环氧乙烷钢瓶的玻璃管接于橡胶袋进气口,使气体迅速进入,并充满整个消毒袋(投药量应根据体积来计算)。将橡胶袋通气口关闭,于 20 ~ 30℃室温中放置 8 ~ 24 小时。

(3)注意事项:①环氧乙烷是一种化学性质活跃的环氧化合物,易燃烧、爆炸,应储存在阴凉通风无火源处,严禁放入电冰箱内(如瓶口漏气、气体逸出,遇马达的火花即可引起冰箱爆炸),也不可放在日光下曝晒，以防液体受热急骤气化，膨胀增压，引起爆炸，必须注意安全。②消毒时，应注意环境的温度与相对湿度。在低温季节，如用温水加热环氧乙烷钢瓶时，必须先开钢瓶开关，加温热水不可超过70℃。③每次消毒必须鉴定灭菌效果，可将毒性小、抗力强的枯草杆菌芽孢悬液接种于普通琼脂试管斜面上，随同需要消毒的物品一起置于消毒容器中，并作内外对照培养，结果阴性时，方能使用。④检测有无漏气，可用浸有硫代硫酸钠指示剂（取饱和硫代硫酸钠溶液9份加1%酚酞酒精指示剂1份摇匀）的滤纸片，贴于可疑部位，如有漏气，滤纸片即由白色变为粉红色。⑤环氧乙烷有一定的吸附作用，因此消毒后的物品，应放置在通风环境中，待气体散发后再使用，一般需要3～7天。⑥在环氧乙烷消毒的操作过程中，如有头昏、头痛等中毒症状时，应离开现场，至通风良好处休息。

（六）常用化学消毒剂

1. 环氧乙烷

属灭菌剂，其液体与气体均有杀菌作用，临床多采用其气体消毒。灭菌机制主要是通过对微生物蛋白质分子的烷基化作用，干扰酶的正常代谢而使微生物死亡。具有杀菌谱广、穿透力强、对物品损害小及灭菌效果可靠等优点。

环氧乙烷在低温下为无色透明液体，沸点10.8℃。在常温下为无色带有醚刺激性气味的气体，易燃、易爆，空气中浓度达3%以上即有爆炸危险。适用于不耐热的精密医疗器械和不宜用一般方法灭菌的物品，如电子仪器、光学仪器、医疗器械、书籍、文件、皮毛、棉、化纤、塑料制品、金属制品、橡胶制品、内镜、透析器和一次性使用的治疗用品等。由于环氧乙烷易燃、易爆并对人有毒，所以必须在密闭的环氧乙烷灭菌器内进行。常用的环氧乙烷灭菌器有3种。

（1）大型环氧乙烷灭菌器：其容量有数10 m^3，一般用于大量物品的灭菌，用药量为0.8～1.2 kg/m^3，在55～60℃温度的条件下作用时间为6 h。

（2）中型环氧乙烷灭菌器：容量有1～10 m^3，一般用于一次性诊疗用品的灭菌。可用纯环氧乙烷或环氧乙烷和二氧化碳混合气体。其灭菌条件一般为：浓度800～10 000 mg/L，温度55～60℃，相对湿度60%～80%，作用时间6 h。灭菌物品可用透过环氧乙烷的塑。料薄膜密闭包装。

（3）小型环氧乙烷灭菌器：多用于医疗卫生部门对少量医疗器械的灭菌，为了安全，通常采用环氧乙烷和二氧化碳混合气体。这种灭菌器的自动化程度高，自动抽真空、自动加药、自动调温度和相对湿度、自动控制灭菌时间。环氧乙烷气体灭菌用量为800 mg/L，消毒用量为450 mg/L，温度应在55～60℃，相对湿度60%～80%，作用时间6 h。

2. 臭氧

属高效消毒剂，是一种强氧化剂。其杀菌机制首先是直接氧化细胞壁，再逐渐作用到细胞外壳蛋白和脂多糖层，直至完全破坏细胞内各种成分，导致微生物死亡；臭氧还可以直接作用于细菌的细胞膜，使细胞壁和细胞膜的成分受损害，通透性发生改变，细胞内成分变性、溶解，导致细菌死亡；臭氧通过破坏核糖核酸（RNA）或脱氧核糖核酸（DNA）物质完成对病毒的灭活，还可破坏构成病毒衣壳的蛋白多肽链，使RNA和DNA受到破坏。是一种广谱杀菌剂。

臭氧在常温下为爆炸性气体，其密度为2.144 g/L（标准大气压，0℃）。臭氧稳定性极差，在常温下可自行分解为氧。所以臭氧不能贮备，只能边生产边使用。在医院，臭气可用于室内空气、物体表面和水等方面的消毒。

使用方法：

（1）空气消毒：根据房间大小选择相应功率的臭氧空气消毒机。封闭空间，人不在条件下进行开机消毒，臭氧浓度达到30 mg/m^3，作用15分钟。消毒后至少30分钟才能进入。

（2）物品表面消毒：臭氧对物品表面上污染的微生物有杀灭作用，但作用缓慢，用量为60 mg/m^3，相对湿度≥70%，消毒时间为60～120分钟。

（3）诊疗用水消毒：臭氧量0.5～1.5 mg/L，对于水质差的水，臭氧量应为3～6 mg/L，作用5～10分钟。

（4）医院污水的处理：按照医院床位建一个相应规模的臭氧处理系统，采用15～20 mg/L臭氧投入量，作用 10～15 分钟，即达消毒目的。

注意事项：

（1）臭氧对人有毒，其毒性主要来自对蛋白质和脂肪酸的氧化，从而损伤机体组织。所以臭氧消毒必须在人不在的条件下进行，消毒后 30 分钟才能进入。国家规定空气内臭氧含量最高允许浓度为 0.2 mg/m³。

（2）臭氧为强氧化剂，对多种物品有损坏，浓度越高对物品损害越重。对橡胶类制品的腐蚀性较大，对金属亦具有腐蚀性，使织物漂白褪色等。使用时应注意。

3. 戊二醛

属灭菌剂，杀菌机制主要靠两个活泼的醛基的烷基化作用，直接或间接作用于生物蛋白分子的不同基因，使其失去生物活性而导致微生物死亡。具有广谱、高效杀菌作用，对金属腐蚀性小、受有机物影响小等特点。实验证明 pH7.5～8.5 时其杀菌作用量强，但 pH9 时迅速聚合，杀菌作用丧失，灭菌浓度为 2%。常用剂型有：2% 碱性戊二醛，2% 强化酸性戊二醛和 2% 中性戊二醛。适用于耐湿不耐热医疗器械和精密仪器等的消毒与灭菌，如内镜、麻醉装置及塑料等浸泡消毒。

方法：

（1）灭菌：常用浸泡法，将待灭菌的医疗器械及物品清洗，晾干，然后没于 2% 戊二醛容器中，加盖浸泡 10 小时后无菌操作取出，用无菌水冲洗、擦干后使用。

（2）消毒：多用浸泡法，其步骤与灭菌方法相同，但作用时间 30 分钟即可。也可采用擦拭法消毒，即用 2% 戊二醛溶液擦拭物体表面，作用时间 30 分钟。

注意事项：

（1）去除残留物质：消毒灭菌后物品必须用无菌蒸馏水冲洗干净再用，切忌用生理盐水或其他含盐成分的水冲洗，否则产生腐蚀。

（2）保证足够的药物浓度与作用时间：使用浓度不得低于 2%，作用时间消毒不少于 20 分钟，灭菌不少于 360 分钟，否则达不到消毒与灭菌作用。

（3）注意防护：戊二醛属中等毒性物质，有刺激性和过敏性，接触高浓度溶液时应戴橡胶手套，防止溅入眼内或吸入呼吸道。

（4）注意防腐蚀：戊二醛对手术刀等碳钢制品有轻度腐蚀性，使用前应先碱化后再放入 0.5% 亚硝酸钠防锈，并注意戊二醛消毒液内不能混入生理盐水及其他杂质。

（5）防止过期使用：没经过碱化和未加防锈剂的 2% 戊二醛可储存 1 年，碱化和加入防锈剂的 2% 戊二醛连续使用不超过 2 周。一般情况下用于保有无菌器械可用 2 周，用于消毒或灭菌器械时，由于反复取放次数多，使用时限应根据具体情况，不可一概而论，但应在监测条件下使用。

4. 过氧乙酸

属灭菌剂，杀菌机制为氧化作用，可直接对细菌细胞壁的蛋白进行氧化，使细胞壁和细胞膜的通透性发生改变，破坏了细胞的内外物质交换的平衡，导致微生物死亡；破坏细菌的酶系统，当过氧乙酸分子进入细菌体内时，可直接作用于酶系统，干扰细菌的代谢，从而抑制细菌的生长繁殖；酸性作用，过氧乙酸的强酸性可改变细胞内 pH 值，影响细菌的正常代谢，酸性亦可直接损伤细菌。过氧乙酸具有杀菌广谱、高效、快速、低毒、对金属及纺织品有腐蚀性、受有机物影响大、稳定性差等特点，其浓度为 16%～20%（W/N）。适用于医院环境、皮肤及耐腐蚀物品的消毒与灭菌。

注意事项：

（1）过氧乙酸溶液不稳定，应贮存于通风阴凉处，一使用前应测定有效含量，原液浓度低于 12% 时禁止使用。

（2）稀释液临用前配制，使用时加盖。浸泡消毒作用毕，诊疗器械用无菌蒸馏水冲洗干净并擦干后使用。

（3）使用高浓度药液时，谨防溅到眼睛内或皮肤，一旦溅上及时用清水冲洗：消毒皮肤时，浓度不宜超过 0.2%，消毒黏膜时不宜超过 0.02%。

（4）过氧乙酸对金属有腐蚀性，对织物有漂白作用。所以金属制品与织物经浸泡消毒后，应及时用清水冲洗。

（5）不可用于地面消毒，过氧乙酸对大理石和水磨石及水泥地面有明显的损坏作用，切忌用其水溶液擦拭地面。

5. 过氧化氢

属灭菌剂。杀菌机制为氧化作用，过氧化氢的强氧化及其氧化性产物可直接氧化细菌外层结构，使细菌通透性屏障遭到破坏，细菌体内外物质平衡受到破坏导致细菌死亡；分解产物的作用，过氧化氢的分解产物如羟基（–OH）和活性［0］等自由基可直接与微生物蛋白质和核酸发生反应，使物质结构遭到破坏导致其死亡。过氧化氢具有杀菌谱广、高效、速效、无毒、刺激性小、腐蚀性低、受有机物影响大、纯品稳定性好、稀释液不稳定等特点。适用于丙烯酸树脂制成的外科埋植物、隐形眼镜，不耐热的塑料制品、餐具、服装、饮水、空气消毒和口腔含漱、外科伤口清洗等。

方法：

（1）浸泡法：将清洗、晾干的待消毒物品浸没于装有 3% 过氧化氢的容器中，加盖浸泡 30 分钟。

（2）擦拭法：对大件或其他不能用浸泡法消毒的物品采用擦拭法消毒。所用的药物浓度和作用时间参见浸泡法。

（3）喷雾法：可用 1.5% 溶液喷成气溶胶消毒房间；用量 20 mL/m³，密闭作用 30 分钟，可杀灭室内空气细菌繁体 99.9% 以上；采用 6% 过氧化氢水溶液喷雾，20 mL/m³ 用量，密闭作用 60 分钟，可杀灭室内空气和表面上的细菌芽孢 99.9% 以上。

（4）其他方法：3% 溶液清洗伤口，1% ~ 1.5% 溶液用于漱口，近年国外已有气体过氧化氢灭菌器，主要用于内镜及高分子材料的灭菌。

注意事项

（1）过氧化氢稀释液的稳定性差，需临用前配制。

（2）过氧化氢属于无毒类消毒剂，3% 以下浓度对皮肤无刺激性，1.5% 浓度对黏膜刺激性，高于以上浓度不可接触皮肤和黏膜。

（3）对金属有腐蚀性；对纺织物有漂白作用，故使用时应注意。

6. 含氯消毒剂

属高效消毒剂，包括有机含氯消毒剂和无机含氯消毒剂。有机含氯消毒剂如二氯异氰尿酸钠、三氯异氰尿酸钠及其他氯胺类消毒剂，无机含氯消毒剂主要有漂白粉、漂白粉精、次氯酸钠等。杀菌作用主要取决于次氯酸，与其有效氯含量呈正比，所以，此类消毒剂的使用浓度均按有效氯含量计算。杀菌机制包括次氯酸的氧化作用，首先是氧化细胞壁层成分，继而破坏细胞壁进入到细胞内继续氧化细胞内各种成分，使其丧失生物学活性；次氯酸的氯化作用、活性氯对蛋白质的氯化作用的特点，是氯与蛋白质可形成氮复合物，改变了蛋白质的性质，干扰细胞代谢而致微生物死亡；还有新生态氧的杀菌作用，次氯酸钠在水溶液中产生的次氯酸可分解出新生态氧，具有极强的氧化性，可与菌体成分包括病毒的核酸物质发生氧化作用而杀灭微生物。含氯消毒剂具有杀菌谱广、速效、低毒、对金属有腐蚀性、对纺织物有漂白作用、受有机物影响大、固体稳定而水剂不稳定等特点。常用含氯消毒剂有液氯、漂白粉、次氯酸钠、二氯异氰尿酸钠、三氯异氰尿酸钠等。目前用于消毒的含氯消毒剂有数十种之多，复方制剂不计其数。此类消毒剂适用于医疗器械、一次性医疗用品用后的初步消毒；污水、污物、便器、痰以及环境、疫源地消毒等。

方法：

（1）浸泡法：将待消毒物品放入装有含氯液的容器中，加盖。对一般细菌污染的物品，用含有效氯 250 ~ 500 mg/L 的消毒液浸泡 10 分钟以上；对肝炎病毒、结核杆菌和细菌芽孢污染物品的消毒，则用含有效氯 2 000 mg/L 的消毒液浸泡 30 分钟以上。

（2）擦拭法：对大件物品或其他不能用浸泡法消毒的物品用擦拭法消毒，所用药物浓度和作用时间参照浸泡法消毒。

（3）喷洒法：对一般污染的物品表面，用含有效氯 1 000 mg/L 的消毒液均匀喷洒（墙面 200 mL/m²，水泥地图 350 mL/m²，土质面 1 000 mL/m²），作用 30 分钟以上；对肝炎病毒和结核杆菌污染的表面消毒，用含有效氯 2 000 mg/L 的消毒液均匀喷洒（喷洒量同前），作用 60 分钟以上。

（4）干粉消毒法：对排泄物的消毒，用含氯消毒剂干粉加入排泄物中，其用量是排泄物的 1/5，略加搅拌后作用 2 ~ 6 小时，对医院污水的消毒，用干粉按有效氯 50 mg/L 的用量加入污水中搅拌均匀，作用 2 小时后排放。

注意事项：

（1）粉剂、泡腾片应于阴凉处。防潮、密封保存；因含氯消毒剂具有水剂稳定性差的特点，对水剂应于阴凉处避光、密闭保存。所需稀释应现配现用。

（2）对皮肤有刺激性，对纺织物有漂合作用，高浓度有腐蚀性，使用时应做好防护。因其对金属器械的消毒有腐蚀性，一般不用于器械消毒，必要时应加防锈剂。

（3）消毒餐具说应用清水冲洗，以除去残留氯。有机物和 pH 升高均降低其杀菌能力，故使用含氯消毒剂时污染程度高就要提高消毒液浓度。

7. 碘酊

属中效消毒剂，杀菌机制主要靠碘对蛋白质的沉淀作用和卤化作用。元素碘活泼、渗透性强，作用于菌体可直接使菌体蛋白发生改变，碘元素可使氨基酸链上某些基团发生卤化，从而使其失去生物活性。具有杀菌广谱、速效可着色等特点。适用于皮肤、伤口、水的消毒。

注意事项：

（1）碘对皮肤黏膜有刺激性，浓度过高时可灼伤皮肤起泡，轻则皮肤脱皮。所以应用 2% 碘溶液时一定要用乙醇脱碘。

（2）对碘过敏者不宜使用。新生儿慎用。碘在体内过量会引起中毒，一次口服 2 g 以上碘可引起中毒死亡。

（3）碘在室温下易升华，应贮存于密闭有色容器内。碘升华在空气中聚集，浓度大于 3 mg/m³ 即可引起不适，空气中碘的允许值为 1 mg/m³。

（4）有机物可降低其杀菌作用，消毒皮肤应先清洁。不宜与红汞同用，可产生碘化汞，腐蚀皮肤。

（5）碘不宜用于面部或黏膜消毒，碘在面部可产生色素沉着。

8. 碘附

碘附是碘与表面活性剂及增溶剂形成的不定型络合物，其实质上是一种含碘表面活性剂。其杀菌机制包括碘化作用，游离碘可直接与菌体蛋白以及细菌酶蛋白发生卤化反应，破坏蛋白的生物学活性而导致微生物死亡；破坏细胞外层结构，由于碘附的表面活性和乳化作用，一方面使碘附穿透性增强，另一方面乳化作用使细胞壁破坏，碘附大量进入细胞内；碘附破坏细菌胞膜的通透性屏障，致使胞内容物漏出、微生物死亡。碘附属中效消毒剂。具有杀菌谱广、速效、性能稳定、对皮肤黏膜刺激性小、不着色、对铜、铝、碳钢等金属有腐蚀性、受有机物影响大等特点。适用于皮肤、黏膜、伤口等的消毒。

方法：

（1）浸泡法：将消毒物品放入装有碘附溶液的容器中，加盖。对细菌繁殖体污染物品的消毒，用有效碘 250 mg/L 的消毒液浸泡 30 分钟；对卫生洗手的消毒，用含有效碘 500 mg/L 的消毒液浸泡 2 分钟；对外科洗手的消毒，用含有效碘 500 mg/L 的消毒液浸泡 3 分钟。

（2）擦拭法：对手术部位及注射部位的皮肤消毒，用含有效碘 500 mg/L 的消毒液擦拭 2 遍，作用 2 分钟；对口腔黏膜及创口黏膜创面的消毒，用含有效碘 500 mg/L 的消毒液擦拭，作用 3 ~ 5 分钟。

（3）冲洗法：对阴道黏膜及创口黏膜的消毒，用含有效碘 250 mg/L 的消毒液冲洗 3 ~ 5 分钟；对口腔黏膜的消毒，可用含有效碘 500 mg/L 的消毒液漱口冲洗；对眼黏膜的冲洗消毒，可用 100 mg/L 碘附溶液。

注意事项：

（1）应避光密闭保存，不宜贮存于高温下；若受热高于 40℃时，易分解放出碘蒸气而使之失效。

（2）对铜、铝、碳钢等二价金属有腐蚀性，不应做相应金属制品的消毒。

（3）有机物可降低碘附的杀菌作用。用于皮肤黏膜的消毒应先做好清洁卫生，再用碘附消毒。

（4）碘过敏者慎用。

9. 乙醇

属中效消毒剂，杀菌机制为使蛋白质变性，乙醇作用于细菌细胞首先起到脱水作用，乙醇分子进入蛋白质分子的肽链环节，使蛋白质发生变性沉淀；破坏细菌细胞壁，乙醇具有很强的渗透作用，使得细菌细胞破坏溶解；乙醇通过抑制细菌酶系统，特别是脱氢酶和氧化酶等，阻碍了正常的代谢而抑制细菌生长繁殖。乙醇具有杀菌作用快、无毒、对皮肤黏膜有刺激性、对金属无腐蚀性、受有机物影响大、易挥发、不稳定等特点。其杀菌浓度为 75%（按容量计）或 10%（按重量计）时最强。适用于手及皮肤、物体表面的消毒等。

注意事项：

（1）不宜用于外科器械灭菌用，因乙醇消毒达不到灭菌效果。

（2）注意使用浓度，一般勿超过 60% ~ 80%，乙醇浓度低于 60% 或高于 80% 不容易渗透到菌体内，消毒效果差。

（3）保存时应放在有盖容器内，以避免以效成分挥发。

10. 氯己定

即洗必泰，属低效消毒剂，杀菌机制为破坏细胞膜，氯己定分子可迅速吸附至菌体细胞膜上，导致细胞膜破坏，使氯己定分子渗入到菌体内，作用于细胞质成分，使其变性漏出；抑制细菌代谢酶系统，特别是脱氢酶和氧化酶，使其发生代谢障碍；直接凝聚细胞质子氯己定在高浓度条件下（1 000 μg/mL），可使细胞质聚集成块，使细胞质浓缩变性，导致细菌死亡。氯己定仅能杀灭细菌繁殖体和有限的真菌，对结核杆菌和细菌芽孢仅有抑制作用。此消毒剂具有对皮肤黏膜无刺激性、对金属和纺织物无腐蚀性、受有机物影响大、稳定性好等特点。适用于外科洗手消毒、手术部位皮肤消毒、黏膜消毒等。因其消毒作用不如碘附，故单药使用减少。常用有协同作用的复方制剂。

方法：

（1）浸泡法：将双手泡于装有 5 000 mg/L 氯己定乙醇（70%）溶液或 5 000 mg/L 葡萄糖酸盐氯己定水溶液的容器中，卫生洗手，浸泡 1 分钟；外科洗手，浸泡 3 分钟。

（2）擦拭法：手术部位及注射部位的皮肤消毒，用 5 000 mg/L 氯己定乙醇（75%）溶液局部擦拭 2 遍，作用 2 分钟；对伤口创面的消毒，用 5 mg/L 氯己定水溶液擦拭创面 2 ~ 3 遍，作用 2 分钟。外科洗手可用以上药液相同的浓度和作用时间。

（3）冲洗法：对阴道、膀胱或伤口黏膜创面的消毒，用 500 ~ 1 000 mg/L 氯己定水溶液冲洗，至冲洗液变清为止。

注意事项：

（1）氯己定勿与肥皂、洗衣粉等阴离子表面活性剂混合使用或前后使用，以避免减效。

（2）因属非灭菌剂，故不宜用于外科器械的浸泡灭菌。

（3）因有机物降低其消毒作用，故冲洗消毒时，若创面脓液多，应延长冲洗时间。

十、灭菌的质量控制

（一）影响灭菌效果的因素

1. 灭菌前器材的处理、包装、装载。

2. 灭菌设备的操作。

3. 灭菌过程中灭菌性能的变化。

4. 灭菌物品的保存。

5. 灭菌性能的维护及保养。

（二）医疗器材灭菌前的准备

1. 医疗器材的洗涤

（1）凡是需重复使用的器材灭菌前必须先清洗干净。

（2）清洗、去污后应以蒸馏水冲洗。

（3）所有的器材洗涤后都应拭干或晾干。

2. 灭菌物品的包装

（1）包装材料的选择。

①通透性良好的包装材料，使灭菌剂能充分透入包中。

②具有良好的离心力，使灭菌剂在灭菌完成后能驱离灭菌物品，不致残留于灭菌包中。

③能将灭菌物品完全包住。

④自外表能很容易地知道包内的东西是否已灭菌。

⑤能阻隔微生物、灰尘、湿气等。

⑥触摸、搬运中不易造成撕裂或破孔。

⑦在不同压力及湿气下仍能保持包装之完整。

⑧灭菌物品很容易取出，不至。于污染。

⑨合乎经济原则。

（2）灭菌包之大小不可超过 30 cm × 30 cm × 50 cm，重量不得超过 5 kg。

（3）盆子、托盘及金属用品不得混在包裹内灭菌，以免影响包布蒸气的渗透及阻碍包布的干燥过程。

（4）盆与盆之间须以布巾隔开，以促使蒸气能完全透过所有的表面。

（5）凡属布类用物，其质料宜采用易吸水的细棉布，每次灭菌前都应洗涤干净，保持布质的弹性，使蒸气能完全渗透，才能达到灭菌之效果。

（6）如用纸袋包装应保证密闭性。

（三）灭菌过程物品的装载

1. 物品的放置应保持适当间隔。

2. 物品的装载应避免与锅壁的上方及左右两侧接触。

3. 易于留住水分的物品应放在灭菌锅内的边缘，避免水分凝聚。

（四）灭菌器的操作

1. 灭菌器的操作人员应接受在职训练。

2. 控制操作按制造厂商的说明，以确保正确操作灭菌设备。

（五）灭菌效果的监测

1. 机械性测试法

灭菌器的装置中都有记录温度的图表、压力表、真空计等，可指示温度、时间、压力是否达到标准，但此种方法仅能指出设备本身的机械性状况，而不能显示灭菌效果。

2. 化学性测试法

是根据化学反应，在经过灭菌过程后呈现出颜色的变化，使肉眼立刻能区别是否经过灭菌，并能监测灭菌器在整个灭菌过程中是否正常。基础护理

（1）包装外化学指示胶带：凡须灭菌之物品，包外贴上指示胶带，灭菌后以颜色的变化来区别，但它无法对是否达到灭菌的效果提供可靠指示。灭菌前蒸气灭菌指示带为米色，气体灭菌指示带为绿色。灭菌后都有黑色斜条纹显现。

（2）包装内化学作用指示剂：它用采检测灭菌之三大要素：温度、湿度及灭菌循环时间。常用的内用指示剂有：

①温度测试指示剂：每日第一锅（空锅）作测试，灭菌后观察温度指示剂颜色的变化，以测定灭菌包内的温度及时间是否正确达到标准。

②真空灭菌器残余空气测试：蒸气灭菌的功能，取决于所有灭菌物品的表面是否完全与饱和蒸汽接

触，为了检查灭菌器内是否还有空气残存，必须在每天第一锅的情况下作残余空气测试，以评估蒸气灭菌器排除余气及蒸气接触的情形。

以上两种内用化学指示剂都是测试蒸气灭菌用的。

3．生物性测试法

（1）含细菌芽孢纸条：将含有细菌芽孢的纸条包装在纸袋内，经过灭菌完成，连同一份未经灭菌的含细菌芽孢纸条（作对照用），送到感染控制科，由专业人员来执行培养。

（2）内含培养基的生物测试：与上述相同，但纸条装在一小塑料管中，塑料管内含有一装上培养基的玻璃瓶，灭菌后，使玻璃瓶捏碎，培养基与细菌芽孢的纸条接触，然后将塑料管放入专用的培养容器中，以固定的温度培养（蒸气灭菌 56℃，环氧乙烷灭菌 37℃），经 24 h 至 48 h，观察颜色的变化，来判定灭菌的效果。此法可以由灭菌操作人员自行测试，非常安全面方便。

（3）抽样培养

①经过灭菌的物品：在灭菌装载架的不同地点抽样，将灭菌包直接送感染控制科的检验室，由专业人员执行培养，以评估灭菌效果。

②购入的无菌医疗用品：必须先作抽样的生物培养，确定灭菌效果良好，才可供各单位使用。

4．执行灭菌性能测试的注意事项

（1）化学包内指示剂及生物指示剂必须放在测试包的最中央，或蒸气不易渗透的地方。

（2）测试包的大小为 30 cm×30 cm×50 cm，重量应在 4.5 ~ 5.5 kg 之间，包内必须使用纯棉的布巾，并经过洗涤，使蒸气易于穿透。

（3）测试包应平行放置在灭菌器最难灭菌的地方。蒸气灭菌器最难灭菌处是在灭菌器的前下方，靠近锅门排水管的上方。

（4）每一蒸气灭菌器每天须作化学包内测试，每周至少作一次生物培养测试。

（5）灭菌器故障修理之后，评估灭菌效果须以生物测试为依据。

（6）选用各种测试剂应考虑其可靠性、安全性及经济性。

（7）包内测试剂的判定人员应接受充分的训练，完全了解整个测试系统，才能做出正确的判定。

（8）各种性能的测试结果都应详细记录并保存。

（六）灭菌物品的储存

1．储存的环境

储存区应设在灭菌区之旁，最好是单独、封闭的地区。温度应保持在 18 ~ 22℃之间，相对湿度应保持在 35% ~ 75% 之间。无菌储存区应保持正气压。执行清洁工作应避免激起灰尘的飞扬。储存区内的储存架及运送车应保持干净。进入储存区的工作人员应更换规定的服装、口罩、鞋套、帽子。所有储存的物品应离地图 20 cm、天花板 46 cm、墙 5 cm。

2．储存的注意事项

物品的储存应避免挤压、扭曲或包装破损，否则须重新灭菌。物品须归类且标明物品名称，使用次数较多的物品应放在易取之处。物品的放置应按灭菌有效日期的先后次序排列，先灭菌者先使用，以免造成过期而需重复灭菌。已灭菌的物品，切勿与未灭菌的物品混合放置。灭菌器内取出的物品若呈潮湿状态，则为非完全灭菌，不可进入无菌储存区内。

（七）灭菌储存有效期的认定

1．灭菌物品储存时间的长短

因环境、包装材料及方法而异，决定安全储存有效期限的长短，必须经过细菌培养为依据。灭菌物品的有效期认定如下：

（1）一般常用的灭菌物品，灭菌有效期订为一周，即灭菌日加 7 天。

（2）使用次数较少的器材，经灭菌后，用塑料袋予以密封为防尘，此灭菌包有效期订为一个月。

（3）医疗用消毒纸袋密封的器材，灭菌有效期订为一年。（一般为环氧乙烷灭菌后的物品）。

2. 每一灭菌包都应注明保存有效日期

在此期限内可以安全使用。

3. 不常用的物品

可以用塑料袋做保护性包裹，注意已灭菌物品在封入塑料外包之前必须加以冷却及干燥。

（八）无菌物品的使用

1. 使用前的注意事项

使用前应检视灭菌的有效日期，如过期则不得使用。在打开无菌包装前必须彻底检查是否完整无缺，如怀疑污染则不得使用，若视为已污染须重新灭菌才可使用，无菌包装物品打开或使用后，不可再封起储存。

2. 使用时保持无菌的原则

（1）无菌物品不可接触到非无菌物品。

（2）无菌物品要完全保持干燥。

（3）手或未经消毒的物品不可跨越无菌区，且无菌区的边缘应视为污染区。

（4）无菌物应尽量少暴露于空气中。

（5）不可面对无菌物品咳嗽及交谈。

（6）无菌物品的放置一定要保持在规定的范围内（即腰部以上、肩以下）。

（7）工作时应面对无菌区，且不可在两无菌区之间穿梭通过。

（8）无菌覆盖物放上后不可再行移动。

（9）无菌包掉到地上应视为已污染。

（10）若怀疑物品的无菌性时，则需将物品重新灭菌。

第十一章　手术室基础护理

第一节　手术室护理文件书写

一、护理文件书写的原则

1. 病历书写应当客观、真实、准确、及时、完整，内容主要求详略得当，条理清晰，用词恰当。根据医嘱和护理常规的要求进行记录。

2. 护理病历书写应当使用蓝（黑）墨水或碳素墨水笔，体温单中脉搏用红墨水笔书写，医嘱单中药物皮试阳性、手术护理记录单中药物过敏用红墨水笔书写。需复写的资料可用蓝或黑色的圆珠笔书写。

3. 病历书写应当使用中文和医学术语。通用的外文缩写和无正式中文译名的症状、体征、疾病名称等可以使用外文。

4. 病历书写应当文字工整、字迹清晰、表述准确、语句通顺、标点正确、眉栏齐全。书写过程中出现错字时，应当用双线横画在错字上，不得采用刮、粘、涂等方法掩盖或去除原来的字迹。

5. 应当按照规定的内容书写，并由相应护士签署全名。实习护士、试用期护士书写的病历，应当经过在本医疗机构合法执业的护士审阅、修改并签名。进修护士经护理部、科室考核合格报护理部备案后可独立书写护理病历，考核不合格者应当经过在本医疗机构合法执业的带教护士审阅、修改并签名。

6. 护理人员有审查修改下级护理人员书写的病历的责任。修改时，应当注明修改日期、修改人员签名，并保持原记录清楚可辨。

7. 救急危患者，未能及时书写护理病历的，有关护士应当在抢救结束后 6 h 内据实补记，并加以注明。

8. 描述应突出重点、简明扼要，各项记录内容与时间相对应，能反映护理问题和护理效果。

二、手术护理记录

手术护理记录是指巡回护士对手术患者手术护理情况及术中所用器械、敷料的记录，应当在手术结束后即时完成。

1. 包括术前查对、手术及麻醉时间、麻醉方式、手术成员、卧位、使用物品、无菌包监测、手术特殊情况的观察及护理、术中所用器械和敷料数量的清点核对、病人出室前状况及出室后去向、器械护士和巡回护士签名等。

2. 方法：根据项目要求选择填写、图示或叙述。手术特殊情况的观察及护理栏：记录时每次首行空 2 个字，从第 2 行起顶格书写。

3. 记录要求：填写完整、清楚、不漏项。药物过敏用蓝（黑）墨水笔书写，用红墨水笔书写"阳性"（＋）。手术特殊情况的观察及护理栏：记录术前访视情况、患者的特殊要求、术中特殊情况的观察及护理、术后带回病房的液体等内容。器械护士和巡回护士在手术结束前对手术器械和敷料进行清点，器械、敷料的数量与手术前不相符时，应要求手术医师不得缝合，如手术医师拒绝，护士应注明并由手术医师签名。

第二节　常用麻醉方法及用药

一、局部麻醉

局部麻醉也称部位麻醉，是指将局部麻醉药应用于身体局部，使机体某一部位的感觉神经传导功能暂时被阻滞，运动神经传导保持完好或者同时有程度不等的被阻滞状态。局部麻醉是各科手术治疗时采用量多的一种简而易行的麻醉方式。

局部麻醉的优点在于简单易行，安全性大，并发症少，对病人的生理功能影响小。一般是比较安全可靠的，但也常因用药量过大、药物浓度过高、药物误入血管内等因素造成医疗过失。如大量麻醉药误注射入血管内，常可引起全身麻醉药中毒的反应。所以，术者在进行深部穿刺注射时，都要做回吸动作，目的就是避免药物误入血管。如果麻醉药进入血液循环过量，引进全身中毒反应，其临床症状常是血液循环系统衰竭或中枢神经系统的刺激现象，出现恶心呕吐、头疼、头昏、休克等症状，急救不及时可导致患者死亡。因此，局部麻醉操作时，要注意机体内神经末梢、神经干、神经丛、动静脉血管的走行方向及分布上的解剖关系，熟练地掌握操作技术，这是避免麻醉过失的基本要求。对因误用其他药物代替麻醉药，误用高浓度、大剂量的麻醉药，或在短时间内使用标准浓度麻醉药数量过大等发生中毒症状和其他不良后果时，应根据对患者造成危害的程度及事故发生的具体情节综合判断过失的性质。

（一）表面麻醉

将渗透性强的局麻药与局部黏膜接触，穿透黏膜作用于神经末梢而产生的局部麻醉作用。

1. 眼部滴入法表面麻醉。
2. 鼻腔黏膜棉片浸药填敷法表面麻醉。
3. 咽喉、气管及支气管内喷雾法表面麻醉。
4. 环甲膜穿刺注药法表面麻醉。
5. 尿道内灌入法表面麻醉。

（二）局部浸润麻醉

沿手术切口线分层注射局部麻醉药，阻滞组织中的神经末梢。适用于体表手术、内镜手术和介入性检查的麻醉。

（三）区域阻滞麻醉

围绕手术区四周和底部注射局麻药，以阻滞进入手术区的神经干和神经末梢。适用于门诊小手术以及健康情况差的虚弱病人或高龄病人。

（四）静脉局部麻醉

是指在肢体上结扎止血带后，静脉注入局部麻醉药，使止血带远端肢体得到麻醉的方法。由于受止血带结扎时间的限制，只能用于四肢肘或膝以下的 1 ~ 1.5 h 之内的短小手术。

（五）神经及神经丛阻滞

神经阻滞也称传导阻滞或传导麻醉，是将局部麻醉药注射至神经干（丛）旁，暂时阻滞神经的传导功能，达到手术无痛的方法。

1. 颈神经丛阻滞

适用于颈部浅表和较深部位的手术，如甲状腺大部分切除术及颈部组织清除手术。可分为颈浅丛神经阻滞和颈深丛神经阻滞。

2. 臂神经丛阻滞

可适用于上肢及肩关节手术或上肢关节复位术。

常用的臂神经丛阻滞方法有肌间沟阻滞法、腋路阻滞法、锁骨上阻滞法和锁骨下血管旁阻滞法。

3. 喉上神经阻滞

主要用于咽、喉部手术及疼痛治疗。

喉上神经阻滞方法有喉侧位入路阻滞法和正中入路阻滞法。

4. 指神经阻滞

用于手指手术和单个手指再造手术，也可用于臂丛阻滞不全时的辅助阻滞。

（六）局部麻醉的药物选择

1. 临床上常用的表面麻醉药有 2% ~ 4% 利多卡因、0.5% ~ 1% 丁卡因。

2. 如手术需要快速阻断外周神经，可以用 1% ~ 2% 利多卡因或 1% ~ 2% 丙胺卡因。

3. 单纯的术后镇痛，用 0.25% ~ 0.5% 布比卡因（丁哌卡因）即可，其作用时间较长。

4. 如神经丛阻滞需要大剂量药物或多个神经阻滞，可使用左旋布比卡因或者罗哌卡因（可以减少局部麻醉药的中毒）。

5. 连续给药应选用毒性较小的药物，如罗哌卡因和左旋布比卡因，辅以芬太尼或可乐定可增加阻滞的效果。

二、椎管内阻滞麻醉

（一）蛛网膜下腔阻滞

将局部麻醉药注入脑脊液中，局部麻醉药可随脑脊液流动扩散。

1. 高位脊麻

脊神经阻滞平面在胸 4 至胸 10 之间，适用于中腹部和下腹部手术。

2. 低位脊麻

脊神经阻滞平面在胸 10 以下，适用于盆腔和下肢手术。

3. 鞍麻

阻滞范围局限于会阴及臀部，适用于肛门、会阴部手术。

4. 单侧腰麻

阻滞作用只限于（或主要限于）一侧下肢，适用于单侧下肢手术。

蛛网膜下腔阻滞常用麻醉药有：

（1）普鲁卡因。成人用量 100 ~ 150 mg，最高剂量是 200 mg，鞍区麻醉用 50 ~ 100 mg，小儿可按年龄和脊柱长度酌减，常用的浓度为 5%，麻醉起效时间 1 ~ 5 min，麻醉维持时间仅 45 ~ 90 min，适用于短小手术。配置方法：普鲁卡因 150 mg，溶解于 5% 葡萄糖溶液或脑脊液 2.7 mL 中，再加 0.1% 肾上腺素 0.3 mL。

（2）丁卡因。常用剂量为 10 ~ 15 mg，最高剂量 20 mg，常用的浓度为 0.33%，麻醉起效时间 5 ~ 10 min，20 min 后阻滞平面才固定，麻醉维持时间则较长，为 2 ~ 3 h。配置方法：1% 丁卡因 1 mL，加 10% 的葡萄糖及 3% 麻黄碱各 1 mL，配置成 1 ∶ 1 ∶ 1 溶液。

（3）利多卡因。一般用量 100 mg，最高剂量 120 mg，常用的浓度为 2% ~ 3%，麻醉起效时间为 1 ~ 3 min，麻醉维持时间为 75 ~ 150 min。配置方法：加用 5% 或 10% 葡萄糖液 0.5 mL 即可配成重比重液。

（4）布比卡因。布比卡因为目前蛛网膜下腔阻滞最常用药物，常用剂量为 8 ~ 12 mg，最多不超过 20 mg，浓度为 0.5 ~ 0.75%，诱导时间需 5 ~ 10 min，可维持 2 ~ 2.5 h。配置方法：用 10% 葡萄糖液配成重比重溶液。

（二）硬脊膜外阻滞

将局部麻醉药注入硬膜外间隙、阻滞脊神经根，使其支配区域产生暂时性麻痹。

1. 高位硬膜外阻滞

穿刺部位在 C_5 ~ T_6 之间，阻滞颈部及上胸段脊神经，适用于甲状腺、上肢或胸壁手术。

2. 中位硬膜外阻滞

穿刺部位在 T_6 ~ T_{12} 之间，常用于腹部手术。

3. 低位硬膜外阻滞

穿刺部位在腰部各棘突间隙,用于下肢及盆腔手术。

4. 骶管阻滞

经骶裂孔进行穿刺,阻滞骶神经,适用于肛门、会阴部手术。

硬膜外阻滞常用麻醉药有:

(1)利多卡因。作用快,潜伏期短(5 ~ 12 min),穿透弥散力强,阻滞完善,常用 1% ~ 2% 的溶液,作用持续时间为 1 ~ 5 h,成年人一次最大用量为 400 mg。但久用后易出现快速耐药性。

(2)丁卡因。常用浓度为 0.25% ~ 0.33%,用药后 10 ~ 15 min 痛觉减退,需 20 ~ 30 min 麻醉完全,作用维持时间为 3 ~ 4 h,一次最大用量为 60 mg。

(3)布比卡因。常用浓度为 0.5% ~ 0.75%,注药后 4 ~ 10 min 起效,15 ~ 30 min 麻醉完全,可维持麻醉 4 ~ 7 h。肌松弛效果只有在使用 0.75% 溶液时才满意。

三、全身麻醉

全身麻醉简称全麻。麻醉的给药途经有两种:一是由呼吸道吸入给药,可随呼吸进入体内,使中枢神经系统呈暂时性的抑制,从而达到全身麻醉的效果:二是静脉内注射给药、肌肉注射给药及肛道灌注给药。

(一)吸入麻醉

吸入麻醉是全身麻醉的主要方法,其麻醉深浅与药物在脑组织中的分压有关。当麻醉药在体内排出或在体内代谢后,病人逐渐恢复清醒,且不留任何后遗症。

吸入麻醉药在体内代谢、分解少,大部分以原形从肺排出体外,因此吸入麻醉容易控制,比较安全有效,是麻醉中最常用的一种方法。

吸入麻醉可分为开放吸入法、半开放法、半紧闭法和紧闭法四类。

常用的麻醉药:

1. 氧化亚氮(N_2O)。有向闭合空腔内积聚的特性,肠梗阻患者需注意。单纯应用 50% ~ 70% 浓度的 N_2O 时,易出现兴奋等现象,并有骨髓机能抑制和轻度右心功能抑制现象。

2. 氟烷。在橡胶内溶解度高,使肝血流量减少。

3. 安氟醚。高浓度(3% ~ 4%)吸入伴过度通气时,可出现肌肉痉挛性收缩。

4. 异氟体内代谢率为 0.17%,为氟烷的 1%、安氟醚的 10%。对肝血流。无明显影响。

5. 七氟醚。体内代谢率为 2.9%。对肝功能影响尚不肯定。与钠石灰起反应,其分解产物在半紧闭麻醉下对人体无明显影响。

全身麻醉常见的医疗过失有以下几种:①全麻用药量过大,麻醉过深,造成不可逆性的复苏。例如某县医院麻醉师为一子宫全切除术患者用乙醚开放点滴麻醉,用药量过大,手术仅 2 h,用乙醚 5 瓶,麻醉已进入第Ⅲ期即外科麻醉期或手术期,仍不断滴药,手术未完就造成患者因麻醉过深、用药量过大而死亡。

(二)静脉麻醉

静脉麻醉的优点是诱导迅速,无诱导期兴奋,不污染手术室,麻醉苏醒期也较平稳:缺点为麻醉深度不易调节,容易产生快速耐药,无肌松作用,长时间用药后可产生体内蓄积和苏醒延迟。

1. 硫喷妥钠静脉麻醉

硫喷妥钠静脉麻醉由于其具有使用方法简便,操作管理方便,无燃烧和爆炸的危险,且作用迅速等优点,过去一直用于临床麻醉。

(1)单次注入法:常用于短小手术或全麻诱导。一般选用 2.5% 硫喷妥钠溶液。硫喷妥钠溶液应新鲜配制,每 0.5 g 硫喷妥钠用蒸馏水或生理盐水稀释至 20 mL 即可。硫喷妥钠静脉麻醉剂量为成年人 2.5 ~ 4.5 mg/kg,儿童为 5 ~ 6 mg/kg。

(2)分次注入法:常用于时间短的浅表手术,如脓肿切开引流等。用 2.5% 硫喷妥钠静脉麻醉,首次量 3 ~ 5 mL，同时观察病人呼吸、血压和脉搏的变化以及病人的反应，随后酌情给予 5 ~ 10 mL。待病人意识消失，睫毛无反射，钳夹皮肤疼痛反应不明显，即Ⅲ期 1 级，此时可开始手术。进入麻醉状态后每间隔 2 ~ 3 min，注药 1 ~ 2 mL。成年人总剂量为 0.5 g，最大剂量 0.75 ~ 1.0 g。

（3）连续滴入法：可用于局麻和椎管内麻醉时的辅助麻醉，或用于破伤风或其他痉挛性疾病时缓慢强直性惊厥或痉挛。方法为用 0.1% ~ 0.5% 的 2.5% 硫喷妥钠溶液按 20 ~ 100 滴 /min 的速度静脉滴注。其缺点是易因蓄积过量而中毒。

2. 氯胺酮麻醉

氯胺酮麻醉的适应证较广，用于各种体表手术、短小手术和诊断性检查，气管内插管的麻醉诱导，辅助麻醉，基础麻醉，用于老年或危重病人，可保持呼吸和循环的稳定。

（1）肌肉注射法：多用于小儿手术的麻醉，首次剂量为 4 ~ 6 mg/kg，对于一周岁内的婴儿，可加大剂量至 10 mg/kg。给药后 1 ~ 5 min 即可出现麻醉作用，维持 15 ~ 25 min，随后的追加量为首次剂量的 1/3 ~ 1/2。

（2）静脉注射法：适用于成年人的短时间手术，首次剂量为 1 ~ 2 mg/kg，注射速度不宜过快，约 1 min 注完，注药后 1 ~ 2 min 出现麻醉效果，可维持 5 ~ 15 min。追加量为首次剂量的 1/2 或全量，总量不宜超过 6 mg/kg。

（3）静脉滴注法：适用于时间较长而不需要肌松弛的手术。临床上常将氯胺酮加入到 5% 的葡萄糖溶液中，配置成 0.1% 的溶液。一般先静脉注射氯胺酮 2 mg/kg 作为诱导，然后静脉滴注 0.1% 的氯胺酮溶液，滴速为 40 ~ 60 滴 /min，随后可减慢至 10 滴 /min 左右。

3. 羟丁酸钠静脉麻醉

羟丁酸钠是一种毒性很低的催眠性静脉麻醉药，主要作为麻醉诱导和维持时的辅助用药。其特点是对呼吸、循环和肝肾功能影响小，作用时效较长，是临床上常用的静脉麻醉药。

（1）术前用药：羟丁酸钠具有副交感神经兴奋作用，麻醉中常有流涎，故麻醉前须给足抗胆碱药，如阿托品，以减少唾液分泌和心动过缓。

（2）麻醉诱导：成人剂量为 50 ~ 80 mg/kg，小儿可用至 100 mg/kg，静注速度应为 1 g/min。静脉注射后 3 ~ 5 min 病人嗜睡，约 10 min 入睡，20 ~ 30 min 作用完全。麻醉后下颌松弛，配合其他静脉麻醉诱导药或咽喉表面喷雾麻醉可行气管内插管术。

（3）麻醉维持：多与其他静脉麻醉药复合应用，才可达到完善的麻醉效果。羟丁酸钠的作用时间可维持 60 ~ 90 min，故每间隔 1 ~ 2 h 需追加用药，成人追加剂量为 1 ~ 2 g。

4. 咪达唑仑静脉麻醉

咪达唑仑也称速眠安，具有水溶性和半衰期短的特点，可用于麻醉前用药、麻醉诱导以及麻醉维持。

（1）麻醉诱导：主要适用于不宜使用硫喷妥钠或其他静脉麻醉药诱导的病人，由于其对循环功能的影响轻微，特别适用于危重及休克病人的麻醉诱导。剂为 0.1 ~ 0.4 mg/kg，依病人的年龄、体格情况及术前用药的情况而定。一般主张小剂量，成人一次用量常为 5 ~ 7.5 mg，老年大剂量减少。

（2）麻醉维持：由于咪达唑仑本身无镇痛作用，故常与其他镇痛药或其他麻醉方法复合使用，以维持麻醉。维持剂量常为诱导剂量的 1/4 ~ 1/3。

5. 依托咪酯静脉麻醉

依托咪酯又称乙咪酯，是一种催眠性静脉麻醉药，其特点是起效快，催眠作用强，维持时间短，苏醒快。

（1）麻醉诱导：可作为一般病人全麻诱导的麻醉用药，亦可用作休克或心功能受损病人的麻醉诱导。成人剂量为 0.1 ~ 0.4 mg/kg。

（2）麻醉维持：单纯静脉依托咪酯麻醉仅适用于短小手术麻醉。长时间手术时，需与其他静脉麻醉药或吸入麻醉药或其他麻醉方法复合使用，方可满足需要。成人剂量仍为 0.1 ~ 0.4 mg/kg。

6. 异丙酚静脉麻醉

异丙酚是一种新的快效、短效静脉麻醉药。其特点是起效快，诱导平稳，持续时间短，苏醒快而完全，且无肌肉不自主运动、咳嗽及呃逆等。但对心血管系统和呼吸系统有一定程度的抑制作用，一般不需特殊处理，短时间即可恢复，或缓慢注药也可起到预防作用。

（1）麻醉诱导：用于麻醉诱导的平均剂量为 2 mg/kg，如麻醉前加用其他麻醉性镇痛药，可适当减少用量。注药时应严格观察病人反应，遇有心血管或呼吸抑制，应减慢注药速度。

（2）麻醉维持：可采用连续静脉滴注或单次静脉注射的方法。根据病人的反应，连续静脉滴注的用量为 50 ～ 150 Lg/（kg·min），如用于辅助其他麻醉方法的镇静，剂量为 25 ～ 75 Lg/（kg·min）。单次静脉注射用量为 2 mg/kg，每 4 ～ 5 min 追加一次。

7. 芬太尼静脉麻醉

芬太尼是苯基哌啶类药，具有强效镇痛的作用，毒性低，对循环影响轻微，起效快，时效短，容易抑制，术后自主呼吸恢复迅速。

（1）麻醉诱导：一般与其他静脉麻醉诱导药复合应用。亦可单独使用芬太尼进行麻醉诱导，如心血管手术病人的麻醉。剂量为 10 ～ 20 μg/kg，亦可酌用较小剂量。

（2）麻醉维持：多作为吸入麻醉时的辅助用药，剂量为 1 ～ 5 μg/kg。还可用于神经安定镇痛麻醉，与氟哌利多按 1：50 的比例混合，组成氟芬合剂。单纯大剂量芬太尼静脉麻醉常用于心血管手术的麻醉，具有麻醉效果好，循环稳定，延长舒张期灌注时间等优点。芬太尼的剂量为 50 ～ 100 μg/kg。

第三节　局部麻醉的护理

一、麻醉前的护理配合

（一）了解病情

择期手术患者术前一天进行访视，询问病史，做必要的体格检查，仔细核对化验情况，明确诊断、采取术式及术前医嘱；急诊手术患者接到手术通知单后，医护人员应尽快对患者进行访视，以对患者有一个全面了解。

（二）心理护理

多数患者对手术有恐惧心理，怕手术疼痛、出血，怕手术有危险和产生不良后果等。心理学证明，焦虑和恐惧能造成一定的应激反应，安慰可减轻焦虑和手术后的疼痛。医护人员必须耐心、亲切地和患者交谈，说清手术的目的与方法，消除其恐惧心理，增强其对手术的信心，使其能以良好的精神状态主动配合手术及护理工作，取得满意的手术和麻醉效果。

（三）了解治疗情况

了解择期手术患者的全身情况，对营养不良、贫血、水电解质和酸碱平衡紊乱等情况，在病情允许时，应手术前积极治疗，争取有所改善，以提高患者对手术及麻醉的耐受性。

（四）胃肠道护理

除急诊手术外，应嘱患者手术前 8 ～ 12 h 禁食，4 ～ 8 h 禁饮，以防麻醉或手术过程中呕吐，引起窒息或吸入性肺炎。

（五）接患者入手术室

认真核对病室、床位、姓名、性别、年龄、手术部位、手术方法，同时检查患者术前准备是否完善，如术前用药（名称、用量、方法），禁食水情况，备皮、备血情况等。

（六）术前准备

认真准备并详细检查常规设备、监测仪器和所需药品，做好入手术室后患者的心理护理，以便使其适应手术室环境，进行有针对性的生命体征监测，建立有效的静脉通路。

二、麻醉中的护理配合

（一）监测生命体征

收缩压（SBP）、舒张压（DBP）、心率（HR）、呼吸（R）、体温（T）、脉搏、血氧饱和度 SpO_2、心电图（ECG）等。

（二）配制麻醉药液

注意剂量（浓度、容量），可采取单一品种局麻药，亦可采取互有补益的局麻药配合使用，注意不能超过 2 种麻醉药各自极量的 1/2。如无高血压，可常规应用 1∶20 万肾上腺素，与台上护士认真核对所配制的药液的剂量，并报告手术医生。

（三）定时询问患者情况

如甲状腺手术，了解发音情况，防止双侧喉返神经阻滞引起的呼吸抑制；局麻药用量较大者防止抑制性局麻药中毒。

（四）麻醉中并发症的原因及处理

1. 寒战

患者精神紧张；局麻药进入血液中，对中枢神经产生影响：室内温度低及消毒皮肤使散热增加。

处理：应用镇静药物安定 5 ~ 10 mg 静滴，镇痛药物芬太尼 0.05 ~ 0.1 mg 静滴，并注意给患者保温及提高室内温度。

2. 血压升高

患者精神紧张；手术疼痛刺激；输液过快；局麻药毒性反应。

处理：吸氧 2 ~ 3 L/min，提高机体对麻醉药的耐受性，给安定 5 ~ 10 mg 静滴，调解输液速度。

3. 血压下降

出血过多，多有代偿性心率增快；迷走神经兴奋性增强，如牵拉阑尾、压迫颈静脉窦，多有心率减慢。

处理：快速补液，停止刺激及压迫，如心率减慢者应用阿托品 0.3 ~ 0.5 mg 静滴，如为局麻药中毒，给予吸氧、镇静、对症处理。

4. 变态反应

局麻药代谢中间产物与体内蛋白结合，形成抗原或半抗原，刺激机体产生抗体。

处理：应用地塞米松 4 ~ 8 mg 静滴，安定 5 ~ 10 mg 静滴。

5. 多言、烦躁、肌肉痉挛、抽搐

主要为局麻药中毒引起。

处理：多言、烦躁多为轻、中度中毒，及时停药、吸氧、镇静就可缓解；肌肉痉挛、抽搐为重度中毒，应用安定不缓解者可用硫喷妥钠 1 ~ 2 mg/kg 静滴，或应用司可林肌松后气管插管控制或辅助呼吸。

6. 高敏反应

应用小剂量局麻药即发生毒性反应者，应疑为高敏反应者。一旦发生立即停药，并积极治疗。

7. 毒性反应

血中局麻药浓度骤升可致中枢和心血管毒性。

（1）中枢毒性按程度依次表现为：舌或口唇麻木、头痛头晕、耳鸣、视力模糊、眼球震颤、言语不清、肌肉抽搐、语无伦次、意识不清、惊厥、昏迷、呼吸停止。

（2）心血管毒性表现：心肌收缩力降低、传导速度减慢、外周血管扩张。

关键在于预防：注射局麻药前须反复进行"回抽实验"，证实无气、无血、无脑脊液后方可注射，局麻后保持观察。

处理：一旦发生上述不良反应，应有效供氧，维持呼吸、循环，对症处理；必要时行气管插管控制呼吸。

三、麻醉后的护理配合

1. 手术完成后，送患者安全返回病房，注意将术前所带物品完全返回，注意保持输液通畅，再次向家属及患者交代注意事项和并发症，做好交班手续。

2. 术后随访，如有并发症存在要及时处理，并做好术后随访记录。

第四节　麻醉恢复期的护理

一、苏醒过程的管理和病人的转送

体位变化对循环影响很大，尤其在血容量不足时，故在转运前应补足容量，轻柔缓慢地搬动病人。转运过程中确保静脉、动脉、气管中的各种导管的妥善固定，防止脱出。有呕吐可能者应将其头侧倾。

全麻未醒状态者，应在辅助呼吸的状态下转送。

一般病人，可在呼吸空气状态下转送。

心脏及大手术、危重病人，应在吸入纯氧，循环、呼吸等生命体征监测下转送。

二、拔管条件

1. 意识及肌力恢复，根据指令可睁眼、开口、舌外伸、握手等，上肢可抬高 10 s 以上。

2. 自主呼吸恢复良好，无呼吸困难的表现。

（1）潮气量 > 5 mL/kg；

（2）肺活量 > 15 mL/kg；

（3）呼吸频率 15 次 /min 左右；

（4）最大吸气负压 – 25 cmH$_2$O；

（5）二氧化碳分压 < 6 kPa（45 mmHg）；

（6）氧气分压 > 8 kPa（60 mmHg）（吸气时），氧气分压 > 40 kPa（300 mmHg）（吸纯氧时）。

3. 咽喉反射恢复。

4. 鼻腔、口腔及气管内无分泌物。

三、麻醉恢复室的工作

（一）体位的护理

全麻病人术后进入恢复室，因病人尚未清醒，全部取仰卧位，并且头稍低。目的在于保持气道通畅，避免导管扭曲。待病人自主呼吸好，交换量足够，清醒，拔出导管后，应分别采取以下体位。

1. 头颈部手术

将病人头部转向健侧，以使口腔内分泌物流出，保证气道通畅。如行颅脑手术的病人，待病人稳定，反射恢复，应尽早将头部抬高 15°～30°，有助于颅内压的降低。

2. 胸腔手术

病人一般采取仰卧，头偏向一侧，待反射恢复后，生命体征平稳，取半卧位，以利于呼吸和胸腔引流。但如果行硬膜外留置镇痛管的病人，应去枕平卧 6 h 后再取半卧位，以预防颅压减低而致的头痛。

3. 腹部手术

病人清醒后取半斜坡卧位，使髋关节屈曲，以减少对腹部缝合线的张力和疼痛，并有助于病人呼吸，但病人如留置硬膜外管做镇痛，也应术后去枕平卧 6 h。

（二）呼吸道的管理

1. 病人进入恢复室后

应注意导管通畅。密切观察病人的血氧饱和度及其他生命体征的监测，如发现血氧饱和度低于 90，应立即检查螺旋管与导管连接是否已松脱，导管气囊是否漏气以致导管滑出呼吸道，导管是否被分泌物堵塞，氧气压力是否不足，应一一排除。

2. 掌握拔导管的指征

病人在麻醉恢复期间，应密切观察病人的反应、每分钟通气量、潮气量等。

（1）头颈部手术的病人已完全清醒，每分钟通气量足够和已达到满意的潮气量，吸干净导管和口腔分泌物，然后胀肺拔出气管导管，面罩吸氧。由于头颈部手术的病人拔管后易出现痉挛和舌后坠，拔管前应准备好鼻咽通气管或口咽通气管、插管用物等。

（2）胸腔手术的病人通常放置双腔管，双腔管刺激性较大。一般病人未清醒，但有效通气量和潮气量已达要求，吸痰胀肺后就拔出气管导管，然后高流量面罩给氧。

（3）腹部手术的病人麻醉恢复期较快，待病人清醒后，有效通气量和潮气量已足够，吸干净导管、口腔痰液就可以拔出导管，面罩吸氧。维持循环功能的稳定。对恢复期病人，保持心率为 80 ～ 100 次 /min，如果出现窦性心律超过 120 次 /min 或出现非窦性心律和室性早搏，应及时汇报医生，找出原因并予以处理。根据中心静脉压和动脉血压，调整输液速度和容量。

（4）准确记录液体的出入量。头颈部手术和腹部手术的病人伤口多数留置引流管，病人进入恢复室后，应及时接上负压吸引瓶，密切观察伤口的出血情况。胸腔手术的病人应注意观察引流管是否通畅，引流液的颜色和量。如果引流液的量超过 100 mL/h，应通知医生，警惕手术野的出血，同时应注意观察病人的尿量，尿量不得少于 50 mL/h，如果尿量少应调整输液速度并报告医生。

（5）神志的观察。恢复期由于某些麻醉药的残留，病人表现为躁动、兴奋、谵妄和梦幻现象，因此应加强防护措施，加置床栏，扣上床边的安全带，必要时按医嘱静注得普利麻、芬太尼或咪唑安定等。

（三）生命体征的观察和评价

1. 呼吸系统

（1）观察呼吸次数及胸腹部呼吸动度，以判断吸呼比、呼吸深浅是否合适，有无三凹征表现。

（2）肺部听诊，判断气管导管的位置是否合适，有无肺不张、肺气肿及分泌物。

（3）脉搏、血氧饱和度是否正常。

（4）气管内插管时呼吸监护仪的 CO_2 曲线的判断，必要时做血气分析。

2. 循环系统

（1）根据血压、中心静脉压、肺动脉压判断循环血量、心功能和 SvO_2（静脉血氧饱和度）的改变。

（2）脉搏、心率，包括强弱及有无受呼吸的影响。

（3）心电图监护，鉴别心律失常和诊断心肌缺血。

（4）末梢循环，压甲床—苍白—放松—再灌注红润，1 s 内为正常，延长则表现末梢循环不良。

（5）尿量。

3. 中枢神经系统

包括意识、瞳孔大小，对光反射、疼痛的感知，体温。

（四）伤口疼痛的护理

手术结束后，由于麻醉药迅速排出体外，残留在身体的药物效应低于镇痛阈值，因此病人清醒时多有痛感。如果有留置硬膜外导管的病人，按医嘱予以硬外管加注布比卡因或利多卡因，没有留置硬膜外导管的病人，按医嘱予以杜冷丁、吗啡或芬太尼等肌注，由于这三种药物均有不同程度的呼吸抑制作用，应注意观察病人的呼吸节律与幅度，预防发生呼吸抑制。

（五）维持患者正常体温

术后容易发生低温或高温。术后低体温可致全麻苏醒延迟、心律失常、寒战及肺部并发症。控制室温在 24 ～ 26℃，相对湿度为 50% ～ 60%。冬季用电热毯或热水瓶 / 袋保温，热水袋不超过 50℃，以免烫伤病人；用输液恒温器对输入液体及血液进行加温，以维持患者正常体温。对高热患者，尽可能减少衣服。采用温水擦浴、醇浴、冰敷大血管处等物理降温法，输入凉的液体，必要时用药物降温，降温时应避免寒战。如有大汗需及时更换衣服。

四、病人回病房的条件

神经系统：意识恢复：肌力恢复；可根据指令睁眼、开口、握手，

呼吸系统：已拔除气管内插管；通气量足够；呼吸频率正常；无呼吸道梗阻（如舌后坠、分泌物等）；肺听诊无异常：根据指令可以深呼吸、咳嗽。

循环系统：血压和心率正常、稳定；心电图示无心肌缺血、心律失常表现。

其他：无明显血容量不足的表现；血气分析结果正常；体温在正常范围。

第十二章

护理管理

第一节　门诊护理管理

一、门诊护士服务规范

（一）护士仪表

1. 护士仪表端庄文雅，淡妆上岗，给人以亲切、纯洁、文明的形象。
2. 工作衣帽干净、整洁，勤换洗，正确佩戴胸牌（左上方）。
3. 头发保持清洁、整齐，短发前不遮眉，后不过领，长发者需盘起。
4. 保持手部清洁，不留长指甲，不涂指甲油。
5. 穿护理部、门诊部统一发放的白色鞋子和肤色袜子，并保持鞋子、袜子清洁无破损，不穿高跟鞋、响声鞋。
6. 饰物：上班期间除项链、耳钉外，不佩戴其他首饰。
7. 外出期间着便装，不穿工作服进食堂就餐或出入其他公共场所。

（二）文明服务规范

1. 仪表端庄、整洁，符合医院职业要求，挂胸牌上岗。准时到岗，不擅离工作岗位，不聚堆聊天，专心工作。
2. 接待患者态度亲切，服务热心。有问必答，首句普通话，首问负责制，主动服务，语言规范。
3. 预检护士熟悉普通、专科、专家门诊出诊时间，为患者提供正确的预检服务。
4. 巡回护士站立服务，根据就诊患者人数，及时进行引导和疏导服务，并保持两次候诊秩序良好。
5. 对政策照顾对象，按政策要求予以照顾就诊。
6. 对老、弱、残、孕等行动不便患者提供迎诊服务及搀扶服务和陪诊服务。
7. 各楼层免费提供饮用水和一次性水杯，并实行其他便民服务措施。
8. 发现问题主动联系相关部门，尽可能为患者提供方便，帮助解决问题，不推卸责任，不推诿患者，构建和谐医患关系。
9. 尊重患者的人格与权利，尊重其隐私，保守医密。
10. 注重自我修养，树立为患者服务意识，展现良好的医德、医风和精益求精的职业风范。
11. 开展健康教育，以不同形式：讲座、咨询等。
12. 接待患者和服务对象时，使用礼貌用语，语言坦诚亲切，带有安慰性的讨论，电话热线等，为患者提供健康教育服务。

（三）护士礼貌用语

1. 护士与人交谈时要保持稳定情绪和平和心态，做到自然大方。
2. 牢记和熟练运用服务用语"十声九字"，不对患者使用"四语"。①"十声"：问候声、欢迎声、致谢声、征询声、应答声、称赞声、祝贺声、道歉声、送别声。②"九字"：您好、欢迎、谢谢、对不起。

③ "四语"：蔑视语、烦躁语、否定语、斗气语。

二、门诊护理工作质量标准

1. 护士岗位要求：仪表端庄，挂胸牌上岗，准时到岗，不擅离岗位。

2. 对患者态度亲切，服务热情，不生硬、不推诿。

3. 主动服务，语言规范，有问必答，首句普通话，首问负责制，无患者投诉。

4. 患者就诊服务流程为预检、挂号、候诊、就诊。

5. 预检护士挂号前 10 min 开始预检。护士熟悉普通、专科、专家门诊时间。正确分诊，做到"一问、二看、三检查、四分诊、五请示、六登记"。对传染病患者及时分诊隔离。

6. 巡回护士站立服务，根据就诊人数，及时进行疏导，并根据工作安排，进行健康教育。

7. 候诊区环境整洁，就诊秩序良好，有两次候诊流程。

8. 各诊室内环境整洁，秩序良好，单人诊室内一医一患；多人诊室内诊台、诊察床有遮隔设施、诊察床单位整洁，患者使用后及时更换。

9. 治疗室清洁、整洁，物品放置有序，标识清楚，严格按《医院消毒隔离质量标准》工作。医用垃圾分类正确。

10. 各楼层有"便民服务措施"，对政策照顾对象按政策照顾就诊。对病重、老、弱、残、孕和行动不便者提供迎诊服务、陪诊服务和搀扶服务。免费提供饮用水和一次性水杯。

三、门诊预检分诊管理

1. 预检护士由资深护士担任，同时具有高度的责任心。严格遵守卫生管理法律、法规和有关规定，认真执行临床技术操作规范以及有关工作制度。

2. 患者来院就诊，预检护士严格按照"一看、二问、三检查、四分诊、五请示、六登记"原则，正确分诊。

3. 根据《中华人民共和国传染病防治法》有关规定，预检护士对来就诊患者预先进行有关传染病方面的甄别、检查与分流。发现传染病或疑似传染病患者，通知专科医师到场鉴别，排除者到相应普通科就诊；疑似者发放口罩、隔离衣等保护用具，专人护送到特定门诊，并对接诊区进行消毒处理。由特定门诊预检护士按要求通知医务处、防保科、门诊办公室，并做好传染病登记工作。

4. 如遇患者病情突变急需抢救时，预检护士立即联系医师就地抢救；同时联系急诊，待病情许可，由专人护送至急诊。

5. 遇突发事件，预检护士立即通知医务处、护理部、门诊办公室，按相关流程启动应急预案。

四、发热门诊管理

1. 在门诊部和急诊室设立预检分诊处，在醒目处悬挂清晰的发热预检标识。急诊室预检工作实行 24 h 值班制，做好患者信息登记。经预检查出的发热患者，由预检处的工作人员陪送到发热门诊。

2. 发热门诊相对独立，并有明显标识，配有专用诊室、留观室、抢救设施、治疗室、放射线摄片机、检验室、厕所。

3. 发热门诊设有双通道，工作人员和患者从不同路径出入发热门诊。有明确的清洁、半污染和污染区划分，设置有效屏障，安装非接触式洗手装置。

4. 医师和护士须经过专业培训，合格后方可上岗。

5. 医务人员须准时上岗，24 h 均按排班表落实。不擅自离岗，不以任何理由延误开诊。如确有特殊情况，必须提前一天向医务部及门诊部请假，由医务部安排其他人员。

6. 坚持首诊负责制，对每个发热患者必须首先进行详细的流行病学资料收集及认真检查，根据流行病学资料、症状和体征、实验室检查和肺部影像学检查综合判断进行临床诊断，避免漏诊。

7. 严格执行疫情报告制度，一旦出现可疑患者，在第一时间内进行隔离观察、治疗（一人一室一消毒），并立即向医务科报告。遇有疑难病症，及时会诊，以免延误病情。

8. 确诊或疑似病例，必须立即按程序上报，6 h 内报当地疾病控制中心，并同时填写传染病疫情报告卡，不得延误或漏报。

9. 严格执行交接班制度，并做好患者信息登记以及转运交接记录。

10. 医务人员在岗时做好个人防护，接触患者（含疑似患者）后，及时更换全套防护物品。

11. 进入发热门诊就诊患者应在医务人员指导下做好相应防护。

12. 诊室保证通风良好和独立的空调系统，每天常规进行空气消毒、定时消毒地面、物品表面。患者离去后立即进行终末消毒处理。

13. 医务人员防护、设备消毒、污染物品处理等，按卫生部统一文件执行。

五、肠道门诊管理

1. 认真学习《中华人民共和国传染病防治法》及有关肠道传染病业务知识，按要求完成培训。

2. 认真填写门诊日志。对前来就诊的腹泻患者建立肠道门诊卡，并逐例按腹泻患者专册登记项目要求登记，每天核对。专卡、专册、登记册保存 3 年。

3. 做好肠道传染病的登记工作。按规定时间向防保科报出传染病报告卡，并做好交接记录。疑似或确诊甲类传染病立即电话报告防保科。

4. 每月填写"肠道门诊月报表"交防保科、卫生防疫站，并留存一份。

5. 肠道门诊对就诊患者认真询问腹泻病史、流行病史及进行必须体征、粪常规检查，做到"有泻必采，有样必检"。对 6 种可疑对象进行霍乱弧菌培养。对确诊或疑似细菌性痢疾患者及重点职业（幼托儿童保育员、饮食从业人员、水上作业人员、与粪便接触从业人员）腹泻患者需进行细菌性痢疾培养。

6. 发现食物中毒、集体性腹泻（3 例以上，含 3 例）病例立即电话报告卫生防疫站和卫生监督所。

7. 加强肠道门诊日常消毒隔离工作，严格按"消毒隔离规范""肠道门诊医院感染管理制度"执行，防止医院内感染发生。对患者呕吐物、粪便和"检后标本"，以及被污染物品、场所及废弃物应立即进行相应消毒隔离处理。对重症腹泻患者立即隔离，防止疾病蔓延、扩散。

六、门诊换药室、治疗室管理

1. 换药室、治疗室的布局合理，清洁区、污染区分区明确，标志清楚。

2. 环境清洁、干燥，有专用清洁工具，每天 2 次清洁地面。如有脓、血、体液污染，及时用 2 000 mg/L 含氯消毒液擦拭消毒。

3. 护士按各自岗位职责工作，无关人员不得入内。

4. 严格执行无菌技术操作规程，每次操作前后洗手。各种治疗、护理及换药操作按清洁伤口、感染伤口分区进行，无菌物品必须一人一用，换药时要戴手套。

5. 无菌物品按消毒日期前后顺序使用，摆放整齐，有效期为 2 周，梅雨季节为 1 周。使用后的器械、换药用具等物品，统一送供应室处理。置于无菌罐中的消毒物品（棉球、纱布等）一经打开，使用时间最长不超过 24 h，提倡使用小包装。疑似过期或污染的无菌物品需重新消毒，不得使用。

6. 治疗车上物品应摆放有序，上层为清洁区、下层为污染区。车上应备有快速手消毒液或消毒手套。

7. 破伤风、气性坏疽、铜绿假单胞菌、传染性等特殊伤口应在特殊感染换药室进行。使用一次性换药器具。换药后敷料及换药器具放入带有警示标识的双层黄色垃圾袋，换药室进行紫外线空气消毒，地面用 2 000 mg/L 含氯消毒液擦拭。

8. 污染敷料和使用过的一次性医疗废弃物丢入黄色垃圾袋，由专人收取、处理并交接登记。

9. 换药室、治疗室每天紫外线进行空气消毒，做好记录。

10. 每天开窗通风，保持空气流通。

七、入院处管理

入院处是医院的一个特殊窗口，是住院患者必经的中间环节，与医院其他部门有着纵横交错的联系。为确保患者的合法权利，提高院处的服务质量，制订下列管理规范。

（一）常规工作规范

1. 每天上班即与各病区办公室护士或护士长联系当日出院情况，了解床位调整，确定收治床位。按流程为已有确定床位的患者办理全套入院手续。

2. 接受患者入院登记，填写入院须知（兼入院通知单）并交给患者。对于要办理特殊手续患者作重点指导。

3. 普通患者住院采取预约制，按照时间先后顺序处理；在入院通知单上告知住院需等待以及办理入院时所需要携带的相关证件和日常生活必需品；对急诊或有紧急需求患者，优先安排入院。

4. 按照当天床位情况，尽早安排。及时通知患者入院，使患者有较充裕的准备时间。

5. 热情接待登记患者，如无床位，做好解释工作，帮助患者了解入院手续。

6. 热情接待患者的查询（来电、来人），耐心听取患者倾诉。对患者及家属提出的疑问耐心解释，做到有问必答。

7. 加强与各科医师及病区护士联系，根据登记患者的男女比例及时调整床位。

8. 每天整理各科入院登记卡，对于登记时间较长的入院登记卡要定期处理、清理。

（二）办理登记流程

1. 患者首先在门诊或急诊挂号、就诊。

2. 医师评估患者疾病后，对于符合收治标准的患者开具入院登记卡，入院处按相关规定安排入院。

3. 核对医师在入院登记卡上填写的基本信息、科别、疾病诊断、医师签名、入院前相关内容告知等。项目无遗漏，由患者或其家属签名确认，并在入院卡上填写联系电话。

4. 入院处工作人员收下住院卡，认真填写入院须知（兼入院通知单），交给患者，并告知患者相关内容：等候入院电话通知，办理入院手续时带好相关证件、预付款、物品。

（三）办理入院流程

1. 患者接到电话通知后，持入院通知单到入院处办理入院手续，同时出示门诊就医磁卡（医保卡）、门诊病历本，患者本人必须到院。

2. 入院处收回入院通知单，电脑登录患者信息（姓名、性别、诊断及病区等），复印患者本次入院的门诊病历，并置于住院病历中。

3. 患者到财务窗口交住院预付款，并正确填写入院凭证上的基本信息（姓名、现住址、联系电话、联系人姓名等）。

4. 患者须出示身份证（医保卡）、入院登记卡、入院凭证，由工作人员电脑输入上述详细信息并打印病案首页、床头卡及腕带。

5. 完成入院登记手续，按照相关规定使患者安全进入病区。如行动不便、病情较重或沟通困难，由入院处工作人员护送至病区，并与病区护士做好交接手续。

八、特需门诊管理

特需门诊是医院为满足患者特殊需求而开设的门诊。除了具备普通门诊的功能之外，更着重于为患者提供优质的一条龙服务，减少就诊中间环节，缩短候诊时间。挂号、就诊、交费、取药等环节均有专人指引、陪伴，过程相对快捷、方便，为患者提供更温馨、舒适的就诊服务。

（一）严格的专家准入条件

特需门诊专家应是副高级以上卫生技术职称并经医院聘任的有长期临床工作经验的医师。医院建立专家准入制，由门诊办公室和所属科室双重审核，根据专业特长、学术成就、科研成果及同行认可，确认专家资格，方可准入。

（二）特需门诊的规范管理

1. 环境管理

特需门诊要有较好的环境，候诊时应有较大的空间。环境布置要人性化，候诊室有鲜花、盆景、软硬候诊椅、饮水机、一次性水杯、中央空调，并设有健康教育栏和多媒体健康宣教；专家介绍栏展出专家照片、简历，公开专家技术职称、专业特长及诊治范围，有利于患者择医，为患者创造一个温馨的就医环境。

2. 诊室管理

开设独立的、符合有关规定的诊室，严格一医一患，制订具体的接诊时间，由专人负责各诊室的管理。

3. 挂号管理

特需门诊的挂号由电脑统一进行，登记姓名、性别、年龄、地址、就诊时间、科别等，防止专家号被倒卖，损害患者利益。同时，开展实名制预约挂号服务，可以定人、定时，使患者有计划就诊。

4. 专家管理

（1）要求专家保证出诊时间，请假需提前3个工作日。严格执行工作制度及医疗质量控制标准，做到首诊负责制，合理检查与用药，杜绝人情方、大处方。对就诊人数实行定额管理，以保证特需门诊的诊疗质量。

（2）对违反相应规定的医务人员严肃处理，以保证患者权利。

5. 护理人员管理

仪表端庄、举止优美；资深护士业务能力强，具有全科知识，准确分诊；及时解决各类问题，发现和化解矛盾，合理安排就诊，保证就诊的有序进行，

九、门诊患者及家属健康教育规划

门诊健康教育是通过有计划、有组织、有系统的信息传播和行为干预，促使患者及家属自觉地采纳有益于健康的行为和生活方式，消除或减轻影响健康的危险因素，预防疾病、促进健康、提高生活质量。

（一）门诊健康教育的目的

通过健康教育稳定患者情绪，维持良好医疗程序。同时让患者获得卫生保健知识，树立健康观念，自愿采纳有利于健康的行为和生活方式。

（二）门诊健康教育的服务对象

门诊患者及家属。

（三）门诊健康教育的策略

1. 因人、因病实施健康教育，并将健康教育伴随医疗活动的全过程。在就诊过程中，护士随时与患者进行交谈，针对不同需求，进行必要而简短的解释、说明、指导、安慰。

2. 健康教育内容精炼、形式多样，具有针对性和普遍性。

（四）门诊健康教育的形式

1. 语言教育方法

健康咨询、专题讲座、小组座谈。

2. 文字教育方法

卫生标语、卫生传单、卫生小册子、卫生报刊、卫生墙报、卫生专栏、卫生宣传画。

3. 形象化教育方法

图片、照片、标本、模型、示范、演示等。

4. 电化教育方法

广播、投影、多媒体等。

（五）门诊健康教育的方法

1. 接诊教育

在分诊过程中通过与患者交流，了解心理、识别病情的轻重缓急，安排患者就诊科室。

2. 候诊教育

护士对候诊患者进行健康知识宣教，设置固定的健康教育课程，内容以常见病、多发病、流行病的防治知识为主，形式多样、内容精炼、语言通俗易懂。通过健康教育安定患者情绪，向患者及家属传播卫生科学常识及自我保健措施。

第二节　病区护理管理

一、病区的设置和布局

每个病区设有病室、危重病室、抢救室、治疗室、护士办公室、医生办公室、配膳室、盥洗室、浴室、库房、洗涤间、厕所及医护休息室和示教室等。有条件时应设置学习室、娱乐室、会客室和健身室。

二、病区的环境管理

医院的物理环境有以下几方面。

（一）空间

为了保证患者有适当的活动空间，以及方便治疗和护理，病床之间的距离不得少于 1 m。床与床之间应有围帘，必要时进行遮挡，保护患者隐私。

（二）室温

一般来说，保持 18℃ ~ 20℃ 的室温较为适宜。新生儿及老年人，维持室温在 22℃ ~ 24℃ 为宜。

（三）湿度

湿度为空气中含水分的程度，一般指相对湿度。病室湿度一般以 50% ~ 60% 为宜。湿度过高或过低时，均对患者不利。

（四）光线

病室采光分为自然光源及人工光源两种。充足的光线有利于观察患者、进行诊疗和护理工作。普通病室除有吊灯外，还应有床头灯、地灯装置，既能保证患者自用和夜间巡视时进行工作，又不影响患者的睡眠。此外，还应备有一定数量的鹅颈灯，以适应不同角度的照明，为特殊诊疗提供方便。

（五）音响

是指声音存在的情况。根据世界卫生组织（WHO）规定噪声的标准，白天医院较为理想的噪声强度应维持在 35 ~ 45 dB。护理人员在说话、行走和工作时尽量做到"四轻"，同时要向患者及家属宣传保持病室安静的重要性，共同为患者创造一个良好的休养环境。在杜绝噪声的同时，也应避免绝对的寂静。

（六）通风

通风换气可使室内空气与外界空气交换，增加氧含量，降低二氧化碳在空气中的浓度，以保持室内空气新鲜，通风还能调节室内的温度和湿度，刺激皮肤血液循环，促进汗液的蒸发和热的散失，增加患者的舒适感。一般情况下，开窗通风 30 min 即可达到置换室内空气的目的。通风时注意保护遮挡患者，避免直接吹风导致感冒，冬季通风时要注意保暖。

（七）装饰

病室布置应以简洁美观为主，有条件的医院可以根据各病室的不同需求来设计和配备不同颜色，并应用各式图画、各种颜色的窗帘、被单等来布置病室，这样不仅使人感觉身心舒适，还可产生特殊的治疗效果。一般病室上方墙壁可涂白色，下方可涂浅蓝色。病室的走廊可适当摆放一些绿色植物、花卉盆景等以美化病室环境，增添生机。

医院是社会的一个组成部分，也是就诊患者集中的场所。患者住院后对接触的人员、院规、陈设、声音及气味等会感到陌生和不习惯，以致产生一些不良的心理反应。所以，认真评估患者心理、社会方面的需求并予以满足，帮助患者建立和维持良好的人际关系，消除其不良的心理反应，使其尽快适应医院的社会文化环境是护士的基本职责之一。

医院常见不安全因素包括：物理性损伤、化学性损伤、生物性损伤、心理性损伤、医源性损伤等，护士需随时对威胁患者安全的环境保持警觉，并及时给予妥善处理。

第三节 护理人员的培训

一、护理人员培训的目的与功能

（一）护理人员培训的目的

1. 角色转变需要

帮助护理人员了解医院宗旨、文化、价值观和发展目标，增进护理人员对组织的认同感和归属感。尽快适应角色。

2. 满足工作需要

学校教育主要是完成基础教育和基本专业技术教育，毕业时所拥有的仅仅为基础理论知识与技能操作方法。进入医院护理岗位后将从事的工作大多数则是专业性较强的理论知识与技能，所以必须对他们进行相应的培训。

3. 适应发展需要

随着社会、经济、医学科学技术和教育的发展，只有通过接受培训，才能顺应发展的需要，不断转变观念，更新知识，提高技能，发展能力。

4. 提升素质需要

培训可以促使具有不同价值观、信念、工作习惯的护理人员，按照社会、市场、岗位及管理的要求，形成统一、团结、和谐的工作团队和饱满的精神状态，提升护理人员整体素质，提高工作效率，创造优质护理服务质量。

（二）护理人员培训的功能

1. 掌握工作基本方法：通过培训，使新上岗的护理人员或调到新岗位的护理人员尽快进入工作角色，掌握工作基本方法，履行角色职责。

2. 理解护理工作宗旨：通过培训，帮助护理人员理解组织和护理工作的宗旨、价值观和发展目标，提高和增进护理人员对组织的认同感和归属感。

3. 改善护理工作态度：通过培训，强化护理人员的职业素质，为创造优质护理服务质量奠定基础。

4. 制订职业生涯规划：通过培训，协助护理人员结合自身特点制订职业生涯发展规划，使护理人员在完成各项护理工作的同时有意识地关注自身的发展，自觉地提高个人素质，最大限度地发展个人潜能。

在注重对个体培训的同时，有计划地进行护理人力资源团队的建设，以利于护理工作的顺利开展，有效优化护理质量，保障护理人力资源的可持续发展。

二、护理人员培训的程序

目前的护理人员培训程序一般由三个阶段组成：培训前准备阶段、培训中实施阶段和培训后评价阶段。

（一）培训前准备阶段

主要是进行培训需求分析、培训前测试和确立培训目标。培训需求分析是从医院发展、工作岗位需求及护理人员个人要求三个方面考虑。培训需求分析是确立培训目标、制订培训计划和评价培训效果的依据。

（二）培训中实施阶段

在确定培训需求的基础上，培训者要根据目标制订出相应的培训计划。培训计划包括培训内容、时间安排、培训方法、学习形式、培训制度、受训人员和培训人员及必要的经费预算等内容。培训内容的选择应体现学习目标，既要考虑培训的系统性，也要考虑培训的可行性、适宜性。培训人员的选择要注重资格（教师本身的专业性）和责任心。培训方法与学习形式的选择应根据培训的目标、医院条件和岗位需求综合考虑。

（三）培训后评价阶段

培训评价是保证培训效果的重要一环，其主要包括四个步骤。

1. 确立评价目标

以目标为基础确立评价标准。标准应具体、可操作、符合培训计划。

2. 控制培训过程

控制培训过程是指培训过程中不断根据目标、标准和受训者的特点，矫正培训方法和控制培训进程。培训过程中注意观察，及时了解培训情况，及时获得培训过程中的信息，矫正偏差，保证培训取得预期效果。

3. 评价培训效果

包括培训效果的评价和培训经费使用的审核两个方面，常用的评价方法如下。

（1）书面评估表评价课堂理论培训效果。

（2）小组讨论形式评价，让受训者讲述学习收获和对培训的建议。

（3）相关试卷测试及技能考核。

（4）岗位实际工作考核，观察受训者在工作中使用新知识、新技能的情况。

（5）问卷调查，通过问卷比较受训者培训前后的工作表现。

培训经费使用的审核包括：培训费用支出的有效性、可控性及合理性。

4. 迁移评价效果

迁移评价效果是指把培训的效果应用于临床护理工作中，促进临床护理工作的优质化。

三、护理人员培训的形式和方法

（一）培训形式

1. 岗前培训

岗前培训是使新员工熟悉组织，适应环境和岗位的过程。对刚进入工作单位的护士来说，最重要的是学会如何去做自己的工作以及保持与自己角色相适应的行为方式。岗前培训能帮助新护士放弃自己与组织要求不相适应的理念、价值观和行为方式，以便尽快地适应新组织的要求、工作准则和工作方法。岗前培训首先要使新护士在和谐的气氛中融入工作环境，为以后的工作打下良好的基础。其次，要使护士了解医院的组织文化、经营思想和发展目标，帮助护士熟悉胜任工作的必要知识技能和职业道德规范，了解医院和护理系统的有关政策、规章制度和运转程序，熟悉岗位职责和工作环境。

2. 脱产培训

脱产培训是根据医院护理工作的实际需要选派不同层次的护理骨干，集中时间离开工作岗位，到专门的学校、研究机构或其他培训机构进行学习或接受教育。这种培训可以系统地学习相关理论，因此，对提高培训人员的素质和专业能力具有积极影响。脱产培训包括短期或长期脱产学习、学历教育和新技能培训等形式。

3. 在职培训

在职培训是指护理人员边工作边接受指导、教育的学习过程。这种培训方法多采用导师制，即由高年资护士向低年资护士传送知识和技能的过程。这种指导关系不仅体现在操作技能方面，同时，在价值观的形成、人际关系的建立以及合作精神培养等方面都具有指导意义。

培训的安排有集中式、分散式、集中与分散相结合三种。集中式是由护理部统一安排所有新护士参加护理部组织的培训；分散式则由各临床科室护士长组织相应的临床师资，对进入本科室的新护士进行针对性的专科培训。集中与分散相结合则兼有上述两种形式。

（二）培训的方法

1. 讲授法：是一种以教师讲解为主的知识传授方法。通过教学人员的讲解可帮助学员理解有一定难度的知识。并且可同时对数量较多的护理人员进行培训。讲授法培训也可以结合案例分析进行讨论。可用于职业道德、规章制度、专科护理技术、护士礼仪等培训。

2. 演示法：是借助实物和教具，通过操作示范，使学员了解某项操作的完成步骤的一种教学方法。如心肺复苏术；呼吸机、监护仪、输液泵的使用等内容。演示法能激发学习者的学习兴趣，有利于加深对学习内容的理解。也可通过运用光盘、录像带、幻灯片等教具介绍医院的发展情况、医院环境、组织规模等，进行护士职业道德、行为规范、基础护理操作技术等教育。

3. 案例分析法：是通过观察和分析，让学员针对案例提出问题并找出解决问题方法的一种教学方法。案例分析法可以培养学员观察问题、分析问题和解决护理问题的实际能力。

4. 讨论法：是一种通过学员之间的讨论来加深对知识的理解、掌握和应用，并能解决疑难问题的培训方法。讨论法有利于知识和经验的交流，促使受训者积极思考，从而锻炼和培养实际工作能力。

5. 研讨会：是以学员感兴趣的题目为主，进行有特色的演讲，并发放相关材料，引导学习者讨论的培训方法。研讨会需要合适的场地，对参会人员数量和时间也有一定要求，这些因素都限制了研讨会的举行。适宜于在学校、研究机构或其他培训机构进行。

6. 其他方法：视听和多媒体教学法、角色扮演等方法均可选择性地运用于护理人员的培训教育。计算机网络技术的发展、远程教育手段等技术的应用，为提高护理人员的培训质量提供了更加广阔的前景。

（三）培训的内容

1. 公共部分：由护理部制订培训计划并组织实施，一般为1～2周。包括医院简介、医院环境、医院组织体系、有关规章制度、职业道德、护士礼仪与行为要求、有关法律法规及护理纠纷的防范、基本护理技术、急救技术（如心肺复苏）、院内感染预防、护理文书书写等，有些医院还组织新护士的授帽仪式。

2. 专科部分：由各临床科室分别制订计划并逐项落实，普通科室为3～4周，ICU、CCU、急诊科一般为6～8周。包括熟悉本科室环境、人员结构、各类人员职责、各班工作要求、质量控制标准等，以及本科室常见病和常见急症的主要临床表现、治疗（救治）原则及护理措施、主要专科检查和特殊诊疗技术的临床应用及主要护理措施（如各种造影检查、心电监护、呼吸机的应用）等。

（四）培训的考核

1. 公共部分由护理部统一组织安排，分为理论和技能两部分，理论部分包括有关规章制度、职业道德、护士礼仪与行为要求、有关法律法规及护理纠纷的防范、护理文书书写等内容；技能部分为主要基础护理操作技术、护士礼仪及语言的考核。

2. 专科部分由各专科护士长组织有关临床师资负责，以理论考试为主，包括护士的职责、各班工作要求、本科室常见病和常见急症的临床表现、治疗（救治）原则及护理措施、专科主要检查和特殊诊疗技术的临床应用及护理（如各种造影检查、心电监护、呼吸机的应用）等。

（五）护士的继续护理学教育

继续护理学教育是继护士的规范化培训之后，以学习新理论、新知识、新技术和新方法为主的一种终生性护理学教育。主要内容包括学术会议、专题讲座、调研考察报告、护理疑难病例讨论会、技术操作示教、专题培训班等，一般以短期和业余学习为主。

参考文献

［1］毛红云，李红波. 临床常见疾病的护理常规与健康教育［M］. 武汉：华中科技大学出版社，2017.

［2］程利. 临床护理技能实训教程［M］. 北京：科学出版社，2017.

［3］王洪飞. 内科护理［M］. 北京：科学出版社，2017.

［4］于卫华. 护理常规［M］. 合肥：中国科学技术大学出版社，2017.

［5］黄如训. 神经系统疾病临床诊断基础［M］. 北京：人民卫生出版社，2015 浙江大学出版社，2016.

［6］李文华，秦小旭. 护理人际沟通［M］. 江苏：江苏大学出版社，2017.

［7］郭丽. 基础护理学［M］. 济南：山东科学技术出版社，2015.

［8］晏志勇，邓香兰. 护理心理学［M］. 西安：西安交通大学出版社，2017.

［9］李云芳. 临床护理技能学［M］. 北京：人民卫生出版社，2017.

［10］金立军. 健康评估［M］. 北京：北京大学医学出版社，2017.

［11］郭起浩，洪震. 神经心理评估［M］. 上海：上海科学技术出版社，2016.

［12］李冬华，宁惠娟，张继丹. 护理学基础实用指导［M］. 北京：原子能出版社，2016.

［13］彭南海，黄迎春. 肠外与肠内营养护理学［M］. 南京：东南大学出版社，2016.

［14］马常兰，许红. 妇产科护理学实训指导［M］. 武汉：华中科技大学出版社，2016.

［15］徐燕，周兰姝. 现代护理学［M］. 北京：人民军医出版社，2015.

［16］陈双春. 护理学基础［M］. 西安：第四军医大学出版社，2015.

［17］陈洪进. 外科护理学［M］. 济南：山东科学技术出版社，2015.

［18］郭丽. 基础护理学［M］. 济南：山东科学技术出版社，2015.

［19］朱丹，周力. 手术室护理学、北京：人民卫生出版社，2013.

［20］魏革，刘苏君. 手术室护理学［M］. 3版. 北京：人民军医出版社，2014.

［21］何丽，高建萍. 手术室护理规范化培训系列教程［M］. 北京：人民军医出版社，2014.

［22］白厚军. 儿科护理学［M］. 济南：山东科学技术出版社，2015.

［23］董为伟. 神经系统与全身性疾病［M］. 北京：科学出版社，2015.

［24］闫剑群. 中枢神经系统与感觉器官［M］. 北京：人民卫生出版社，2015.

［25］刘允建. 内科护理学［M］. 济南：山东科学技术出版社，2015.